JN189495

メディカルスタッフのための**血管内治療シリーズ**

メディカテ ②

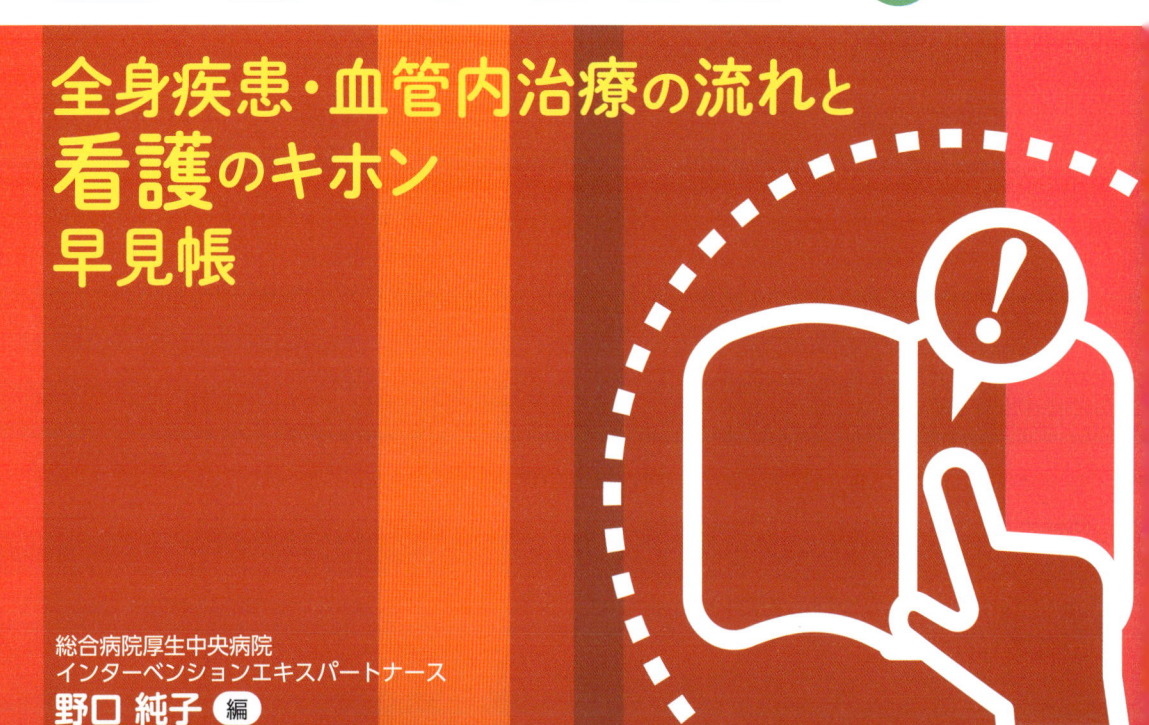

全身疾患・血管内治療の流れと
看護のキホン
早見帳

総合病院厚生中央病院
インターベンションエキスパートナース
野口 純子 編

MC メディカ出版

はじめに

　IVR（画像下治療）は、局所麻酔でありながら、全身麻酔で行われる外科的治療に匹敵する治療効果が得られるばかりか、全身麻酔による侵襲もなく、また、傷口も数ミリであることから、低侵襲治療として発展してきました。その過程では、診断装置の高性能化や、デバイス（機器）の開発、改良に伴い、頭から足先まで、小児から高齢者までと対象の幅も広がり、従来は外科的治療しか行われなかった疾患に対しても治療ができるようになりました。特に血管内からアプローチをするIVR（血管内治療）の分野では、目覚ましい発展を遂げています。しかし一方では、治療内容が高度になり、かつ長時間にも及ぶことから、全身麻酔で行う手技も増えてきました。

　このように日々進化をしていくIVRを担う看護師をはじめとした医療スタッフも、医師から指示をされたことだけをするのではなく、常に、患者さんにとって最善の治療を提供するために専門性が求められるのは当然のことだと考えます。

　しかし、実際はどうでしょうか？　看護師を例にとって考えますと、人手不足により何らかの業務と兼務であったり、施設の人員配置により、たまにしかIVRに入ることができない体制をとっていたりと、IVRの経験を積みたくてもなかなか積めないのが現状ではないでしょうか？

　知識や経験に乏しいと、医師の介助をすることに精一杯で、患者さんのことに目を向けられなかったり、思うように看護ができず、ひいてはIVRを担当することがストレスで、つまらないものになってしまいかねません。また、医師の指示の根拠がわからないことで、間違いが指摘できずに思わぬ事故を起こしてしまう可能性もあります。

　本書は、初心者の方を始め、たまにしかIVRにつかない方にも、一目で要点がわかるようになっています。また、要点の後のページには、その根拠がわかる解説もついています。急に担当をすることになった場合などには、要点にさーっと目を通し、あとから、ゆっくり振り返りもかねてじっくり読んでいただき根拠を理解していただけたらと思います。私自身、本書の校正の過程で、しばらく担当していない手技に対し「あー、そうだった。こういう観察が必要だった」と思い返したり、なかなか経験する機会のない手技に対しては「こういう、ポイントがあるのだな。結構奥が深い手技なんだな」と新しい知見を得る事ができました。

　ぜひ、みなさんが自信を持って、よい医療を提供するために、ご活用いただければ幸いです。

　みなさんが担当した患者さんが、笑顔で社会に帰れますように！

総合病院厚生中央病院 インターベンションエキスパートナース

野口 純子

メディカルスタッフのための**血管内治療シリーズ**

メディカテ②

全身疾患・血管内治療の流れと看護のキホン早見帳

CONTENTS

総合病院厚生中央病院
インターベンションエキスパートナース
野口 純子 （編）

1章　これだけおさえる! 看護のキホン

本書では用語を次のように統一しております。
- SpO₂/経皮的動脈血酸素飽和度/酸素飽和度→SpO₂
- エコー/超音波検査→エコー
- シャント/短絡路→シャント
- ドレープ/覆布/滅菌布→ドレープ
- プローブ/プローベ→プローブ
- ヘパリン加生理食塩水/ヘパ生/ヘパリン生食→ヘパリン加生理食塩水
- （ベッド・車椅子・ストレッチャーなどへの）移乗/移動→移乗
- 血管造影/血管撮影→血管造影
- 血管造影室/アンギオ室/検査室/処置室/造影室/IVR室/カテ室→血管造影室
- 検査台/処置台/カテ台→検査台
- 検査着/術衣→検査着
- 造影剤/ヨード造影剤→造影剤
- 脳血管造影/アンギオグラフィー/脳血管撮影→脳血管造影
- （圧迫）枕子/（圧迫）止血綿/アンギオ綿→枕子
- 末梢静脈ルート/血管確保/静脈ライン/ルート/点滴ルート→末梢静脈ルート
- X線透視/放射線透視→X線透視
- 被曝/被ばく/ひばく→被曝
- モニター/生体監視モニター→モニター
- ヘパリン/ヘパリンナトリウム→ヘパリン
- 臨床工学技士/ME/CE→臨床工学技士
- 炭酸ガス造影/二酸化炭素造影→炭酸ガス造影
- プラーク突出/プロトリュージョン→プラーク突出

これだけおさえる! 看護のキホン

1-1 何で見る？ モダリティーの特徴

モダリティーの特徴 キホン早見帳

モダリティー（modality）とは**画像診断装置**のことである。IVR（interventional radiology：画像下治療）は画像診断装置の画像で体の中を見ながら治療を進めるため、使用するモダリティーの特徴を理解しておくことが大切である。モダリティーは単一あるいは組み合わせて用いられる。主に使用するモダリティーは①**X線透視装置** ②**超音波（エコー）装置** ③**CT装置** ④**MRI装置**の4つである。

①X線透視装置

本書に挙げられているIVR全てにおいて使用される装置。X線を使用し、体の中を透かした画像を見ながら、針やカテーテルなどを進めていく。

②超音波（エコー）装置

経皮的に針を刺して行うIVRではほぼ使用する装置。放射線被曝がないのが特徴である。

③CT装置

X線を使用し、身体の断面を撮影する装置。

④MRI装置

X線は使用しない。強い磁石と電磁波を使用し、体内の状態を画像にする装置。強い磁場で行われ金属の持ち込みはできないため、特殊な機材が必要となる。IVRで使用するMRIはトンネルタイプではなく、オープンタイプである。

①X線透視装置

1. X線透視装置とは？

X線を使用し、体の中を透かした（透視）画像を**リアルタイム**で見ることができるため、**針・ガイドワイヤー・カテーテルなどの進み方**を確認することができる装置です。

血管撮影時には血管が見やすくなるよう**DSA**（digital subtraction angiography：デジタル減算血管造影）機能を用います **（図1）**。

ほかにも、**ロードマップ**（あらかじめ血管造影した画像を、透視画像に重ねることで血管の走行を見やすくする機能）などの画像支援機能があり、IVRを行いやすいように工夫されています。近年、CT画像と同様の像が得られる**コーンビームCT**も普及しています。

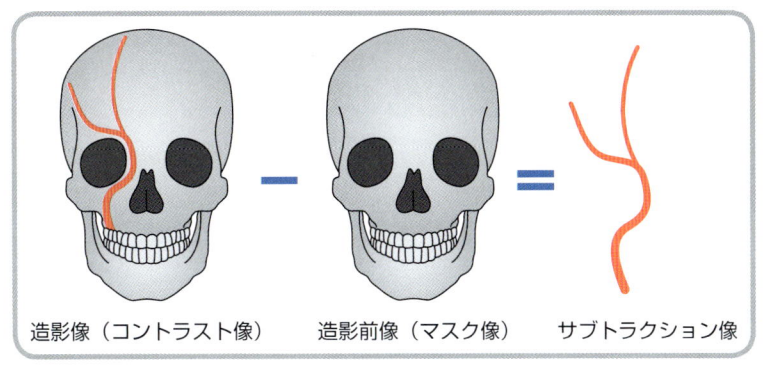

造影像（コントラスト像）　　造影前像（マスク像）　　サブトラクション像

図1 DSA

DSAとは簡単にいうと「骨と血管が写っている画像」から「骨」を引いて、血管を見やすくした画像である。

2．アンダーチューブタイプとオーバーチューブタイプ

　X線透視装置には、X線が出る管球が検査台の**下方**に位置した機器（**アンダーチューブタイプ**）と、X線が出る管球が検査台の**上方**に位置した機器（**オーバーチューブタイプ**）があります。

②超音波（ultrasonography；US）装置

　探触子（**プローブ**）から人体に**超音波**（人に聴こえない周波数の音）を発射し、臓器や組織に反射してできた波を受信し、波形や画像として表示します。**臓器の形態**や**病変**を把握できる検査です。X線を使用しないため、**放射線被曝がありません**。

③CT（computed tomography）装置

　X線で人体を走査（スキャン）し、コンピュータで**断層画像**を構成します。

　走査（スキャン）とは、対象をなぞって対象物の線（面）の情報を得ることです。対象物質の情報を得たり、対象の持つ情報を再生することをいいます。

　IVRにおけるCTの主な役割として、**①病変そのものの検出 ②生検針などを病変に誘導する画像ガイド ③手技によって生じた合併症の有無や程度の確認**があります。

④MRI（magnetic resonance imaging）装置

　オープンMRIは、マグネットを上下に配置することで**側面を開放**した形状をしているため、**閉所恐怖症の患者**でも利用できる装置です。手技がしやすくリアルタイムに近い画像を描出する撮影法を採用しています。

　金属でできた用具の使用が制限されるため、**チタン**でできた器具など特殊な手術器具も必要となり、**材料費が高価**になります。

検査名の解説

2章以降の各論ではさまざまな検査名が出てきます。以下で簡単に説明します。

▊ 術前検査

IVRの治療前に行う画像診断検査を簡単に解説します。

①CT

CT検査は、造影剤を使用しない単純CTと造影剤を使用する造影CTがあります。

1. MDCT（multi detector-row CT：マルチスライスCT）

→多列の検出器があるCT装置のことです。情報量の多い写真が撮れるので、3D-CT（三次元CT画像）が作成できます。

2. CTA（CT angiography：CTアンギオグラフィー）・3D-CTA

→造影剤を使用してMDCTで撮影し画像処理することで、血管の三次元画像が作成できます。

→血管の狭窄や閉塞、動脈瘤の検出、石灰化病変の評価ができます。

3. 冠動脈CT（coronary CT angiography）

→造影CTで心臓を撮影し、コンピュータ処理で冠動脈の部分を再構築し、狭窄の有無を判定します。

4. CTP（CT perfusion：CTパーフュージョン）

→造影剤を使用します。

→脳の、ある特定の水平断を繰り返し撮影して、脳の血流量、脳血液量、平均通過時間の算出により急性期の脳梗塞の検出ができます。

②MRI

1. MRA（MR angiography：MRアンギオグラフィー）

→造影剤を使用せずに血流を画像化する手法で、閉塞・狭窄した血管を観察することが可能です。

2. T1強調画像（T1W1）

→形態的な変化がわかります。

3. T2強調画像（T2W1）

→浮腫や腫瘍など病巣検出に優れています。

→微小な脳梗塞を確認できます。ただし超急性病変は検出できません。

4. T2*強調画像（T2*W1）

→微小出血の検出に有効です。

5. 拡散強調画像（DWI）

→組織内の水分子の拡散を画像化したもの。悪性腫瘍の検出や脳梗塞の超急性期診断において有効です。

6. 水抑制画像（FLAIR）

→脳表や側脳室の近くにあるT2強調画像（水を抑制した画像）においての高信号病変（梗塞など）の検出に有効です。

7. 拡散係数画像（ADC）

→DWIとともに脳梗塞の急性期診断に有効です。

8. 動脈スピンラベル法（ASL）

→造影剤を使用せずに脳血流量を求める撮像方法です。

③超音波検査

1. 心エコー

・経胸壁心エコー

→Mモードにより僧帽弁・心室中隔・左室後壁などの心臓内組織の運動を時間的に記録します。

→ドプラ法により心臓内血流の速さと方向を描出します。

・経食道心エコー（trans-esophageal echo；TEE）

→食道内に内視鏡スコープのような超音波経食道プローブを挿入して、食道内腔から走査する方法。左房内血栓や僧房弁の情報が得られます。

2. 経頭蓋骨（的）超音波ドプラ法（trans cranial doppler method；TCD）

→頭蓋骨を通して、超音波ドプラ効果を利用して脳内血管の血流を観測します。

3. 血管エコー

→特定の部位の血管の状態を観察します。狭窄度や流速を評価することもできます。

　・下肢静脈エコー

　・頚動脈エコー

④核医学検査（SPECT）

1. 脳血流シンチグラフィー

→ダイアモックス®（アセタゾラミド）を負荷して行います。脳循環予備能を評価します。

2. 心筋シンチグラフィー

→タリウム製剤とテクネシウム製剤があります。負荷（運動または薬剤）をかけることにより心筋の血流分布が描出されます。虚血性心疾患や心筋梗塞の診断に有用です。

■ IVRを支援する画像機器

①IVUS（血管内超音波検査）

→カテーテルの先に付いた超音波のプローブを用いて、血管内部の様子や血管壁の厚さ内部の石灰化などを描出します（PCI・PPI・CAS施行時に使用します）。

②OCT（光干渉断層法）

→カテーテル内に設置されたプローブから近赤外線を出して描出します。IVUSと比較し石灰化や血栓などの評価に優れています（PCI時に使用します）。

③3Dマッピングシステム

→センサー付きのカテーテルにより心腔内の三次元位置情報が得られます。電位の速い遅いが可視化できます。

→日本で現在使用されている3DマッピングシステムはCARTO®（カルト）とEnSite™（エンサイト）の2種類があります（カテーテルアブレーション時に使用します）。

【 引用・参考文献 】

1) 市田隆雄. "X線装置". IVRマニュアル. 第2版. 東京, 医学書院, 2011, 356-63.
2) 増田裕ほか. "非侵襲的画像診断（CT・MRI・超音波）". 前掲書1). 6-9.
3) 坂本哲也ほか編. 救急用語辞典. 改訂第2版. 東京, ぱーそん書房, 2017, 1380p.
4) 市川博雄. 症状・経過観察に役立つ脳卒中の画像のみかた. 東京, 医学書院, 2014, 14-9.
5) 飯沼一浩ほか監. 医用画像辞典. 東京, 日経メディカル開発, 1999, 458p.
6) 医用放射線辞典編集委員会編. 医用放射線辞典. 第5版. 東京, 共立出版, 2013, 782p.

（野口純子）

1-2 モダリティーの知識を深める！被曝のキホン

IVRの放射線被曝のキホン早見帳

①X線を用いるモダリティーでは「放射線被曝」を意識する

→IVRによる被曝には患者が受ける**医療被曝**と、医療従事者が受ける**職業被曝**がある。

②医療被曝（患者が受ける被曝）は、皮膚障害に注意する

→長時間の同一部位の透視や、頻回の撮影では、時に脱毛や皮膚紅斑、皮膚潰瘍をきたすことがある。

③職業被曝（IVRに携わる医療従事者の被曝）は、なるべく少なくするよう防護をする

→職業被曝を少なくするための防護方法として「**距離**」「**遮蔽**」「**時間**」の3原則を意識し、自分が受けた被曝線量を測定する。

①X線を用いるモダリティーでは「放射線被曝」を意識する

X線を用いるモダリティー（X線撮影装置、CT装置）で行うIVRでは、**放射線被曝**に注意する必要があります。IVRを受ける**患者**の被曝を**医療被曝**といい、IVRに携わる**医療従事者**が受ける被曝を**職業被曝**といいます。

②医療被曝（患者が受ける被曝）は、皮膚障害に注意する

IVRを受ける**患者の被曝（医療被曝）は直接的な規制はありません**。それは、被曝によるリスクよりも、その医療行為（IVR）を受けることの方が利益（ベネフィット）をもたらすために、医療行為（IVR）が正当化されているからです。

しかし、正当化されているからといって、何でもかんでも許されるわけではなく、**できる限り被曝を抑えるようにする必要があります**（最適化：**表1**参照）。

表1 放射線被曝を伴う行為で満たされるべき3原則

①行為の正当化	被曝を伴う行為は、放射線による損害を上回る十分な利益が得られるものでなければ実施してはならない。
②防護の最適化	経済的・社会的な要因を考慮に入れたうえで、合理的に達成できる限り被曝を低く保たなければならない。
③線量限度	個人が全ての線源から受ける総被曝線量（医療被曝を除く）を線量限度以下に抑えなければならない。

放射線被曝が伴う行為では、以上の3原則が満たされなければならない。

表2	被曝防護の3原則とIVRでできること

距離	通常、放射線発生装置から2m離れると、ほとんど被曝しない。2mを意識するために、血管造影室にマーキングをするとわかりやすい。距離を意識した血管造影室のレイアウトを工夫する。
遮蔽	プロテクターや、ネックガード、防護メガネなどを装着する。また、IVR中に行う作業はできるだけ防護つい立てのなかでできるよう工夫する。装置により散乱線の分布が違うため、放射線がどこから出ているのかを意識して看護を行う。
時間	X線発生中か否かを意識して看護にあたる。例えば、患者への声掛けは透視をしていないときに行うなどの工夫が必要である。

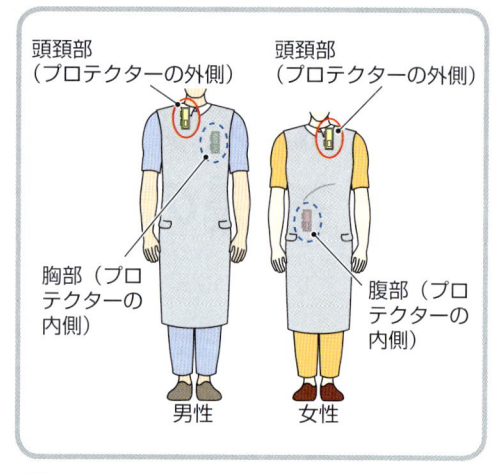

図1 放射線測定用具の装着位置

　昨今IVRが複雑な病変へ応用されることにより、**長時間、同じ部位**に透視されるケースや、**繰り返し**行われる撮影では、時に**脱毛**や**皮膚紅斑**、**皮膚潰瘍**に注意が必要で、**一定量（1Gy）を超える被曝**が生じた場合には、IVR看護師は、病棟や外来の看護師と連携し、**皮膚障害の早期発見や適切な対応**が必要です。

③職業被曝（IVRに携わる医療従事者の被曝）は、なるべく少なくするよう防護をする

1. 被曝防護の3原則

　IVRに携わる**医療従事者が受ける被曝（職業被曝）**は、X線透視や撮影時に、**患者の身体から跳ね返された放射線（散乱線）**が原因となることが多いです。被曝をした医療従事者には被曝によるメリットが何もないので、被曝線量は**できるだけ低減**する必要があります。

　そのためには、正しく放射線を理解し、防護し、自分の受けた被曝線量を把握する必要があります。

　被曝防護の3原則は **「距離」「遮蔽」「時間」** で、IVRでできることを**表2**に示します。

2. 放射線測定用具の使用

　被曝線量を把握するために、IVRに携わる医療従事者は**放射線測定用具**（フィルムバッジなど）を装着します。装着部位は**プロテクター外側の頭頚部**と**プロテクターの内側**で、**男性は胸部、女性は腹部**に装着します。また、**プロテクター外側用と内側用のフィルムバッジは決まっている**ので、間違った部位に装着しないようにします（**図1**）。

引用・参考文献

1）才田壽一．"放射線被ばくと防護、放射線障害への対処"．IVR看護ナビゲーション．東京，医学書院，2010，30-3．
2）丸山隆司．"職業被ばくと医療被ばく"．ナースのための放射線医療．東京，朝倉書店，2002，23-31．

（野口純子）

どこから入る？ アクセス部位

アクセス部位 キホン早見帳

アクセス部位とは、IVRを行うにあたりカテーテルなどのデバイスを体内に入れるスタート地点のことをいう。

アクセス部位は大きく分けて2つある。

①外部から直接つながっている管腔臓器がある場合

気管・消化管・尿管など、**外部から直接つながっている管**を利用して治療を行う。治療のモダリティーは主に内視鏡を用いて行われる。

②外部に直接つながっている管腔臓器がない場合

外部に直接つながっている管腔臓器を利用できない場合は、皮膚から**途中の組織を貫く**必要がある。本書で取り扱っている手技は、すべて**②の手技**で行われている。

②は、**血管系**か**血管系以外（非血管系）**に分けることができる。また血管系は**経動脈的ルート、経静脈的ルート**に分かれる**（図1）**。

本書で掲載しているIVRは、**血管系IVR（血管内治療）**に限られるので、今後の解説では、血管系のIVRを中心にしていく。

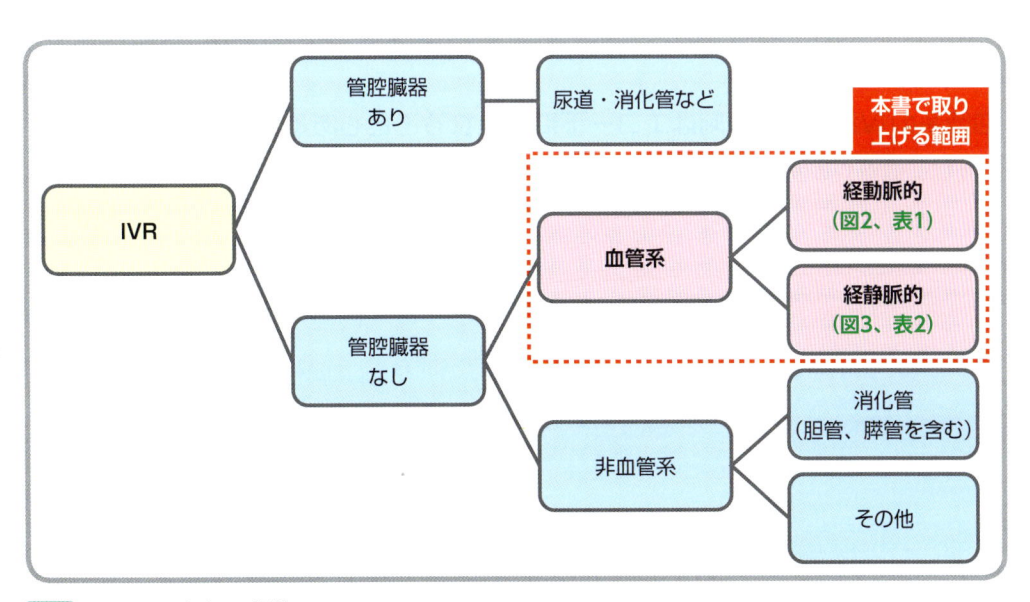

図1 IVRのアクセス部位

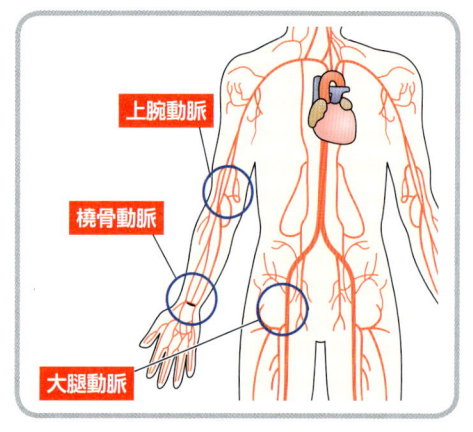

図2 IVRで頻繁に用いられるアプローチ動脈

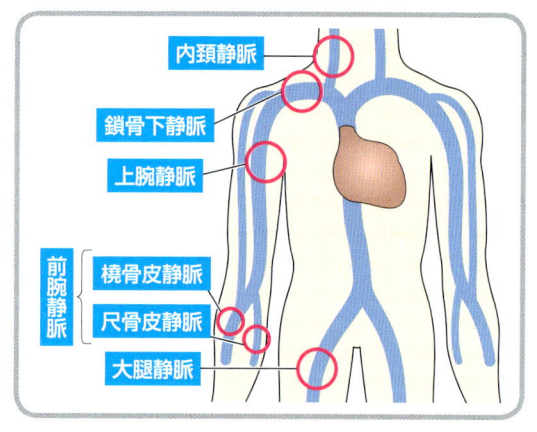

図3 IVRで頻繁に用いられるアプローチ静脈

①経動脈的アプローチにおける穿刺部位と特徴

経皮的に動脈が確保でき、なおかつ止血もできることが必須条件であることから、比較的**浅部**を通っていて、**ある程度の太さがある動脈**が選択されます。IVRで頻繁に使用される部位は、**大腿動脈、上腕動脈、橈骨動脈**です（**図2**）。それぞれのアプローチ動脈の利点と欠点を**表1**に示します。なお、心臓カテーテルを遠位橈骨動脈で行っている施設もあります。

②経静脈的アプローチにおける穿刺部位と特徴

体表面から触知できる静脈の穿刺は容易ですが、**深部にある静脈穿刺**には**末梢からの造影下**に行うか、**超音波誘導下穿刺**が必要です。

IVRで頻繁に使用される部位は、**鎖骨下静脈、大腿静脈、内頚静脈、前腕静脈（橈骨皮静脈・尺骨皮静脈）、上腕静脈**です（**図3**）。それぞれのアプローチ静脈について、**表2**に利点と欠点を示します。

③血管系のIVRでも、穿刺はエコー下に行われることもある

見えない血管や周囲の状態を可視化するために、血管系のIVRでも穿刺はエコー下に行われることがあります。

表1 各アプローチ動脈の利点と欠点

	大腿動脈	上腕動脈	橈骨動脈
穿刺難易度	容易	・比較的容易 ・解剖学的に亜型（通常の動脈分岐とは異なるもの）が多い	・時に困難（スパズムが起きやすい） ・解剖学的に亜型が多い
神経障害	まれ	時に生じる（正中神経）	まれ
出血性合併症	・出血に伴う合併症が比較的多く、時に重篤化する場合もある ・後腹膜出血は死亡事故になりうる	比較的多い	まれ
その他合併症	・コレステロール肺塞栓のリスクがある ・動静脈瘻や仮性動脈瘤	動静脈瘻や仮性動脈瘤	・動脈閉塞の頻度が高い ・まれに母指球筋の萎縮
使用可能なカテーテルサイズ	カットダウンを行う場合には10Fr.以上も可能	一般的に7Fr.が限界	一般的に6Fr.が限界
止血	・通常止血は用手的に行われる ・止血器具もしばしば使用される	・通常は止血用具を用いた圧迫止血を行う ・圧迫固定時に上肢の伸展に伴う苦痛	止血用具を用いた圧迫止血が行える（止血が容易）
術後安静	術後安静臥床が必要	術後安静臥床は不要	術後安静臥床は不要
穿刺時看護	プライバシーの保護	穿刺部肘部が伸展するように工夫が必要。正中神経損傷を予防するために、上肢をやや回外するようにする	穿刺部が伸展するように工夫が必要。動脈攣縮が生じれば穿刺を断念しなくてはならないこともある

表2 各アプローチ静脈の利点と欠点

	鎖骨下静脈	大腿静脈	内頚静脈	前腕静脈	上腕静脈
合併症全般	・穿刺時の合併症が重篤化する場合がある ・死亡例も報告されている	留置時の合併症はほとんどない	鎖骨下静脈穿刺時と同様の合併症がみられる	合併症はほとんどない	合併症はほとんどない
気胸の可能性	あり	なし	あり	なし	なし
動脈誤穿刺	血胸をきたす可能性あり	局所の血腫形成	血胸をきたす可能性あり	局所の血腫形成	局所の血腫形成
止血	困難	簡単	簡単	簡単	簡単

引用・参考文献

1) 森田荘二郎. 「CVポートの管理と合併症を早期発見・予防するポイント」セミナーテキスト. 愛知, 日総研, 2018, 196p.
2) 石田浩之. "左心カテーテル検査・準備編". 第12回血管撮影技術基礎教育セミナーテキスト. 東京, 循環器画像技術研究会, 2018, 1-32.

（野口純子）

3-0 何をする？IVRでどんな治療を行うか

IVRの治療法 キホン早見帳

　IVRを行う目的を達成するために、具体的にどのような治療をするか、大きく分けて「開く」「閉じる」「埋めこむ」の方法がある。

①開く「拡張術」「血栓回収術」
→狭窄もしくは閉塞した血管内や管腔内を広げて、内腔を開存する治療である。

②閉じる「塞栓術」
→動脈瘤や静脈瘤など、そのままにしておくと破裂する可能性のある血管や、腫瘍に栄養を与えている血管などを塞ぐ治療である。

③埋め込む
→CVポート、動注リザーバー、ペースメーカーなどのデバイスを埋め込む治療である。

④その他の治療
→その他の治療として、不整脈に対して不要な伝導路を焼くアブレーションや、先天性心疾患や心臓大血管の構造的疾患に対する治療にも、IVRが応用されるようになった。

①開く「拡張術」「血栓回収術」

　狭窄もしくは閉塞した血管内や管腔内を広げ、あるいは開くために、**風船（バルーン）**を使用した「**バルーン拡張術**」や、**金属の筒（ステント）**を入れる「**ステント留置術**」などがあります。

1．バルーン

　バルーンの種類には、膨らみ方の違いで、コンプライアントバルーン、ノンコンプライアントバルーン、セミコンプライアントバルーンがあります。コンプライアントとは、バルーンカテーテルに圧をかけたときに、バルーンが「**どれぐらい素直に膨らむか**」という意味であり、現在頻用されているバルーンのコンプライアントは大きく**セミコンプライアント**と**ノンコンプライアント**の2タイプに分かれます（**表1**）。

　また、バルーンの**サイズ・有効長**もさまざまあり、**病変に適したサイズ**のものが選ばれます。循環器領域では、薬が塗布された**薬剤コーテッドバルーン**（drug-coated balloon；**DEB**）もあります。また、病変部の血管壁に切れ目を入れて広がりをよくする目的で、通常のバルーンに

表1 コンプライアント別のバルーンの特徴

種類	特徴
セミコンプライアントバルーン	・バルーンに圧をかけると、比較的膨らみやすい。一気に膨らまないので、血管損傷を防げる ・比較的軟らかい素材でできているため、血管内の通過性が高い ・経皮的冠動脈インターベンション（PCI）ではステント留置前の「前拡張（プレ）」で使われることが多い
ノンコンプライアントバルーン	・比較的固い素材でできている ・バルーンに高圧をかけても一定の大きさ以上には膨らまない。つまり狭窄がきつい症例、または石灰化したような血管が硬い病変に対しての高耐圧性を持つ製品である ・優れた拡張力を持ち、確実に病変部を拡張させることができる ・PCIでは、ステント留置後の「後拡張（ポスト）」で使われることが多い ・ステントを血管壁に圧着させる役割を担っている

カッター刃のようなものが付いた**カッティングバルーン**もあります。

2. ステント

ステントは、展開のタイプでの分類として、ステント自身の力で展開する**自己拡張型**と、バルーンによって展開する**バルーン拡張型**があります。

冠動脈で使用されるステントでは、金属だけでできた**ベアメタルステント**（bare metal stent；**BMS**）と、再狭窄を防ぐ薬剤が塗布され、ステントを入れた後に薬剤が溶け出す**薬剤溶出型ステント**（drug-eluting stent；**DES**）があります。

ステントもサイズがさまざまあり、**病変に適したサイズ**を選びます。

3. その他の器具

このほかに**冠動脈**の領域では、**動脈硬化が強く**、**石灰が沈着**していることで狭窄している病変に対しては、硬い成分を破砕し微粒子にすることで内腔を広げる**ロータブレーター**などがあります。

血栓で閉塞した血管は、血栓を取ることで再開通を試みます。シリンジで血栓を吸引して取り除く**血栓吸引**や、脳梗塞の超急性期では、血栓を掃除機のように吸引して回収する器具（**Penumbra™システム**）や、ステント型血栓回収デバイス（**ステントリトリーバー**）などがあります。

②閉じる「塞栓術」

血管を閉じる・塞ぐために用いられる物質には、血流を**一時的に止めるもの**と、**永久的に止めるもの**があります（**表2、3**）。

脳血管内治療で使用される**コイル**は、サイズ・形状などが多岐にわたります。

表2 一時的塞栓物質

種類	塞栓時間	特徴	主な用途
ゼラチンスポンジ	1〜4週間	1または2mmの大きさ、あるいは適当な大きさに切り分ける	腫瘍、外傷性出血、動脈性消化管出血　など
リピオドール®（ヨード化ケシ油脂肪酸エチルエステル：油性造影剤）	塞栓は不完全	比重1.270〜1.292	肝細胞がん NBCA使用時に透視下で可視するため混合して使用
微小デンプン球 degradable starch microsphere；DSM	半減期は20〜35分	1粒の大きさは平均45μmで、血液中のアミラーゼで分解される	転移性肝がん
自己凝血塊	数時間から2日間、血栓溶解のため不確実	患者の血液を凝固させて用いる	動脈性消化管出血

表3 永久塞栓物質

種類	形状・種類・作用機序	特徴	主な用途
金属コイル	・直径0.016と0.035インチのものがある ・離脱可能型やファイバー付きのものなど、多種多様のサイズや形状のものがある	・X線透視で見える ・カテーテル先端近傍で塞栓する ・血流遮断には複数個のコイルが必要になる	・血流改変 ・動脈瘤 ・外傷性出血 ・動脈性出血　など
プラグ	・形状記憶合金のナイチノール製でメッシュ状の自己拡張型プラグ ・ねじ式離脱が可能	・少ない個数で高流量かつ広径の血管を確実に塞栓可能である ・カテーテル内に再収納し留置位置の修正が可能である	・血流改変 ・出血 ・動静脈瘻（AVF）など
NBCA（N-butyl-2-cyanoacrylate）	シアノアクリレート系の接着剤。血液中や生理食塩水中の陽イオンと反応して硬化する	リピオドール®と混合することにより、硬化を遅らせ、X線透視での視認性を得る	・動静脈奇形（AVM） ・外傷性出血 ・動脈性消化管出血 ・動脈瘤　など
Onyx™	非接着性ポリマーで、血液に触れると徐々に固形化が進む	数分単位で透視下にゆっくり注入しながら血管腔を充填する	脳動静脈奇形（AVM）
マイクロスフィア（ビーズ）	表面平滑で一定の範囲に粒子径が揃った球状塞栓物質	・粒子径に応じて塞栓レベルを調整できる ・肝細胞がんでは抗がん剤を吸着させ徐放する、薬剤溶出性ビーズを用いる	・肝細胞がん ・多血性腫瘍 ・子宮筋腫 ・動静脈奇形（AVM）　など
無水エタノール	エタノールの血管スパズム（痙攣）、血管内皮傷害、血球破壊、タンパク凝固の作用により血管を塞栓する	・希釈されると作用は減弱する ・注入時に痛みあり ・アルコール中毒に注意が必要	・腎腫瘍 ・末梢血管奇形 ・術前門脈塞栓術（PTPE）
モノエタノールアミンオレイン酸塩（EO）	界面活性作用により血管内皮傷害を与え、血栓を形成する	・ヨード造影剤（I）と混合して（EOIの状態で）用いる ・溶血対策として人ハプトグロビンを投与する	・胃静脈瘤 ・血管奇形　など

以下に局所麻酔下で行われるIVRの大まかな手技を以下に記します。

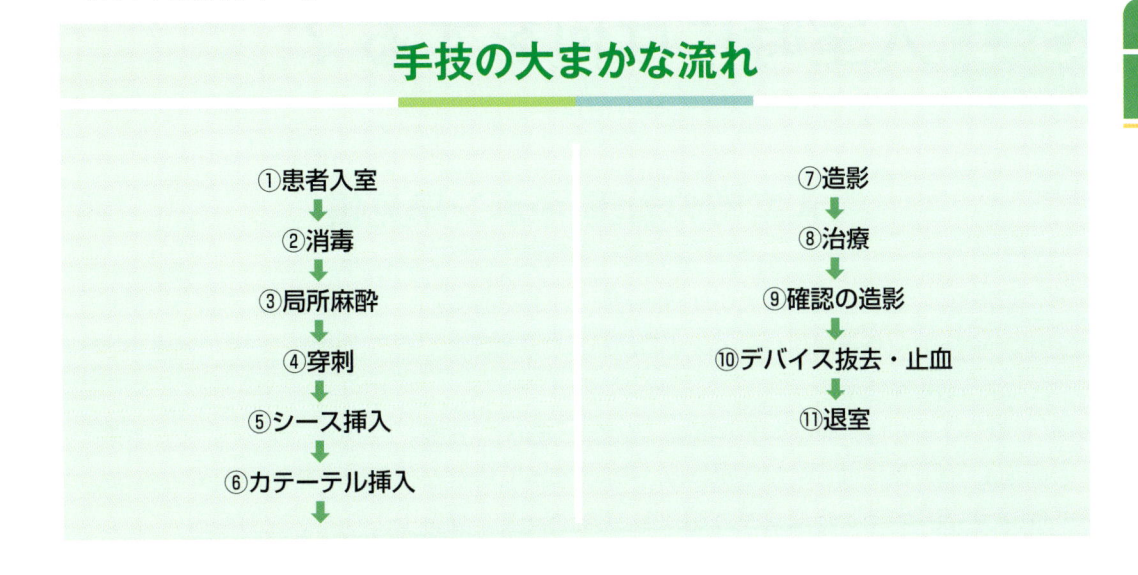

手技の大まかな流れ

①患者入室
↓
②消毒
↓
③局所麻酔
↓
④穿刺
↓
⑤シース挿入
↓
⑥カテーテル挿入
↓

⑦造影
↓
⑧治療
↓
⑨確認の造影
↓
⑩デバイス抜去・止血
↓
⑪退室

　具体的な治療の特徴や看護は2～4章で述べますが、1章3-1～6（p.22～36）では、局所麻酔下で行われる血管系IVRの共通項を主に、**意義**、**安全**（リスクマネジメント、異常の早期発見）、**安楽**（患者の身体への負担を軽減すること）、**安心**（患者の不安が軽減するような心のケア）を中心に流れに沿った形で述べていきます。

❰ 引用・参考文献 ❱

1）井本勝治ほか．"血管系IVRの基本"．インターベンションエキスパートナース講習会テキスト．第3版．埼玉，日本インターベンショナルラジオロジー学会，2014，6-14．
2）芦田弘毅．製品分野別、医療材料の整理：第1回PCI編．イザイ．24，2014，25-9．
3）荒井保明ほか編．塞栓物質を使いこなす．東京，メジカルビュー社，2016，232p．
4）日本インターベンショナルラジオロジー学会編．血管塞栓術に用いる無水エタノールのガイドライン2016．http://www.jsir.or.jp/guide_line/etanoru/（閲覧日2019年6月8日）
5）日本インターベンショナルラジオロジー学会編．血管塞栓術に用いるゼラチンスポンジのガイドライン2013．http://www.jsir.or.jp/guide_line/zsponji/（閲覧日2019年6月8日）

（野口純子）

3-1 入室時には何をする？

入室時の看護 キホン早見帳

　入室時は、患者と出会う大切な時間である。患者が安心して治療に臨めるよう、短時間でラポール（信頼関係）を形成するかかわりを意識的に行う。また、安全に治療ができるよう環境を整える。

　1章3-1～6は、やるべき看護を「**安全**」「**安心**」「**安楽**」について述べていく。本来看護は、体が楽になったから安心し、それが安全につながったり、安全に行うことで安心したりとそれぞれが関連づいている。したがって、便宜上このような分類をしていると了承していただきたい。

　「**安全**」には、看護師に特に注意してほしいこと、注意を怠ることで事故が起きる危険性があることを主に書いている。

　「**安心**」では、患者の不安が軽減するようなメンタルケアについて述べている。

　「**安楽**」では、患者の身体が楽になるために行うケアについて述べている。

■ 安全

①患者間違えなどの医療事故を起こさないために、確認行動を遂行する

　確認行動には、**患者に名乗ってもらう、同意書の確認、病棟看護師からの申し送りでわからないことは確認する、タイムアウト**などがあります。

　タイムアウトの内容は、WHO（世界保健機関）が発行した「安全な手術のためのガイドライン2009」に掲載されている「**手術安全チェックリスト**」に挙げられています。タイムアウトは「**皮膚切開前にチームメンバー全員（看護師、医師、その他の医療スタッフ）が以下について口頭で確認する**」とされ、具体的な手順、確認内容は**表1**の通りです。

②検査台へ移乗する

　IVRの検査台は狭く高さがあるので、移乗時は**転倒・転落**に注意します。ひとたび転落事故が起こると、**骨折や頭部外傷**につながる[1] こともあるため、十分に注意し、検査台を囲むようにスタッフを配置して移乗を行います。

表1 WHOが提唱するタイムアウトの内容（文献1より引用）

- チームメンバー全員の氏名と役割の紹介
- 患者本人確認、手術部位と術式の確認
- 予想される重大な事象を検討する
- 予防的抗菌薬投与が皮膚切開前の60分以内に行われているか、または投与が適応でないか確認する
- 患者本人の必要な画像が手術室に提示されているか確認する

③カテーテル類が抜けないように注意する

　移乗時には、点滴をはじめ体内に挿入中の**カテーテル類が抜けないように**に注意します。また移乗後は、それらのカテーテル類を整理し、**何がどこに挿入されているのか、クランプされていないか**などを確認します。

④モニターを装着する

　IVRに必要なバイタルサインを観察するため、**心電図モニターや自動血圧計**、**SpO₂モニター**などを装着します。その際、麻痺や術後などで、**血圧測定が禁止されている上肢ではないか**を確認します。

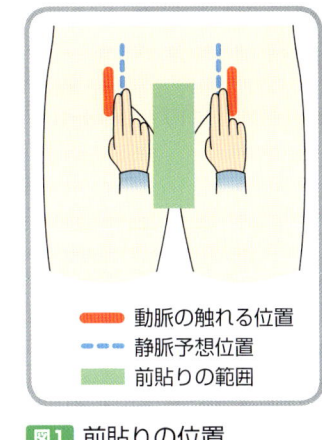

- ▬▬ 動脈の触れる位置
- ┅┅ 静脈予想位置
- ▮ 前貼りの範囲

図1 前貼りの位置

⑤穿刺部位の動脈触知および末梢動脈触知を確認する

　穿刺予定部位の動脈の拍動が触れにくくないかを確認します。触れにくい場合は、**穿刺部位の変更**も考慮します。また、**大腿動脈穿刺**の場合、血栓が末梢に飛び、**動脈が閉塞**する場合があります。

　IVR前の状態を把握するため、入室時に**動脈が触知できるか**、**左右差はないか**を確認し、触知できる部位に**マーキング**をしておきます。

⑥前貼り・テーピングを行う

　鼠径部からアプローチするIVRでは股間に前貼りなどを行います。その際、**動脈を触知し、さらに内側に2横指ほどスペースをあけ、テーピング**を行います。これは、動脈より1横指ほど内側に大腿静脈が走行しており、**緊急時すぐに静脈をキープできるように**するためです（図1）。

安心

①患者に自己紹介する

　IVRではスタッフ一同、術衣、プロテクター、帽子、マスク、ゴーグルを装着しており、誰が看護師なのか患者は一目ではわかりません。治療前に「看護師の〇〇です」と**自己紹介**し、まず、この場にいる看護師の存在を知ってもらいます。

②声掛けを行う

　声掛けや説明を行いながら準備を進めていくのは当然のことです。一方的に話をするだけでなく、患者との対話を通して、**患者のニーズを見極めて**対応することが重要です。また、適宜**タッチング**などを行い、不安の軽減に努めます。

③羞恥心に配慮する

　鼠径部からアプローチするIVRでは、前貼りなどを貼るときに患者の**羞恥心**に配慮します。また、心電図モニター装着の際も、胸を開きっぱなしにせず、**掛け物を掛ける**などして対応します。

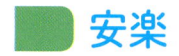 **安楽**

①できるだけ安楽なポジションをとる

IVRは患者に**長時間同一体位**を強いるため、入室時に**腰などが痛くないか**を確認し、できるだけ安楽なポジションで開始できるようにします。

②室温を考慮し、保温に努める

血管造影室は病室と比較し室温が低いため、**寒くないか**確認し、寒い場合には**掛け物等で保温**を行います。

【 引用・参考文献 】

1）日本麻酔科学会WEBサイト．WHO安全な手術のためのガイドライン2009．
https://anesth.or.jp/files/pdf/20150526guideline.pdf
2）日本医療機能評価機構．分析テーマ：検査台からの転落に関連した事例．医療事故情報収集等事業第50回報告書．
http://www.med-safe.jp/pdf/report_2017_2_T003.pdf
3）野口純子．「基礎から学ぶ！事例で考える！血管内治療の看護」セミナーテキスト．愛知，日総研，2018，184p．

（**野口純子**）

3-2 消毒〜ドレーピングでは何をする？

消毒〜ドレーピング キホン早見帳

消毒を行うことで、清潔部位と、不潔部位の境界ができる。また、滅菌したドレープで不潔域を覆うこと（ドレーピング）で、清潔な術野を確保し、**清潔域と不潔域を明確化する**ことができる。

安全

① **消毒からドレーピングを行う際は、正しい薬・正しい部位・正しい方法でできているか注意する**

正しい薬：消毒に使用する薬剤のアレルギーがないか確認しておきます。

正しい部位：タイムアウトで確認した穿刺部位を消毒します。

正しい方法：消毒した部位を、清潔に保ちながらドレーピングします。

② **ドレーピングが終わると、患者の身体が直接目に入らなくなる**

ドレーピングをした後で、もう一度点滴ルートや体内に入っているカテーテル類を確認し、**引っ張られていないか**、途中で静脈注射をする際の**ルートが保たれているか**、**作業しやすい位置に三方活栓があるか**など確認します。

安心

① **動けない患者の代わりに看護師ができることがあることを説明する**

清潔を保つために、**消毒した部位には触れない**ように、また、ドレーピングをした後は、**動かない**ように患者に説明します。しかし、このとき「触らないでください」「動かないでください」と言うだけでなく、「かゆいところなどがあれば、代わりに看護師がしますので遠慮せずに言ってください」など、**患者の代わりにできること**を説明し、安心してもらえるようにします。

② **羞恥心を考慮する**

消毒をするときは、穿刺部位を露出した状態になります。**患者の羞恥心を考慮し、露出も最小限**になるようにしましょう。

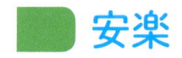 ## 安楽

①患者が快適に過ごせるよう、環境整備する

　ドレーピングをした後にもう一度、**寒くないか**確認し、患者が**快適に過ごせるよう**環境を整備します。全身をドレーピングしても、**肩がはだけている**ことがあります。

　また、顔面部を覆うようなドレーピングでは、**周りが見えない**ことで不安が募ることや、息苦しさを訴えることがあります。**看護師が近くにいる**ことを説明するとともに、もし許されるならば、少しドレープをめくり、**患者から周りが見えるように工夫**しましょう。

◤ 引用・参考文献 ◢
1）看護用語辞典 ナースpediaWEBサイト．ドレーピングとは···．https://www.kango-roo.com/word/4674（閲覧日2018年12月10日）
2）野口純子．「基礎から学ぶ！事例で考える！血管内治療の看護」セミナーテキスト．愛知，日総研，2018，184p.
3）稲垣優．ステップ3 消毒から穿刺．HEART nursing．26（2），2013，122-3.

（野口純子）

3-3 穿刺・シース挿入では何をする？

穿刺・シース挿入 キホン早見帳

穿刺：皮膚から針を刺し血管を確保すること。

シース挿入：血管が確保できたら、引き続きシースを挿入する。

穿刺・シース挿入とは？

血管を確保するために**経皮的に針で穿刺**します。

針を刺して、血管が確保できたら、引き続き**シース**を入れます。シース（シースイントロデューサー）は、**体外から血管へのアクセスルートを確保**するために使用する器材のことです。シースとは日本語にすると鞘の意味です。鞘とは「中に物が納まる、外側の覆い」という意味ですが、IVRで使用するシースは、先端が開いており、「**トンネル**」のようなイメージです。**逆流防止弁**が付いているため、カテーテルを何度も出し入れする場合、体外からカテーテルを血管の中に簡単に入れることができ、**カテーテルを抜去しても血液が体外に逆流してくることを防げます**。また、シースを挿入すると**血管の直線化**を図ることができるため、**蛇行血管**などには長めのシースを入れると**カテーテル操作が楽になります**。

安全

穿刺やシース挿入時は**迷走神経反射**が起こりやすく、また、**空気塞栓**、**血管壁損傷**、**皮下血腫**、**血管穿孔**などが起こる可能性があるため、**バイタルサイン**の観察とともに、**患者の症状や訴え**に注意します。

安心

シース挿入時は、**痛み**のほか、「**押される感じ**」「**重い感じ**」と表現する患者が多くいます。**このような症状が起きることを前もって話しておく**ことで、患者は余計な心配をしなくて済みます。例えば、シース挿入直前に「これから管が入りますので、少し押される感じがしますよ」などと説明しておくことで、「あ、この押される感じは、心配しなくていいことなのだな」と**不安の軽減**につながります。

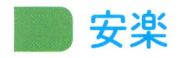
安楽

　患者は痛みを我慢してしまう傾向が強いため、**痛みを我慢しなくていい**ことを伝えます。また、症状を確認するときは、「大丈夫ですか？」と聞くだけでは、何が大丈夫なのかよくわからないので、具体的に「**痛くないですか？**」と聞く方が、患者は答えやすいです。

コラム

ガイドワイヤーやカテーテルのサイズを表すFr.（フレンチ）は、どんな単位？

　1Fr.は0.33mmなので、3Fr.で約1mmになります。カテーテルのFr.は外径を示し、シースのFr.は使用可能なカテーテルのサイズを示しています。例えば、6Fr.のシースを使用する場合では、6Fr.（約2mm）のカテーテルが入るという意味なので、患者には2mm以上の大きさのシースが入ることになります。

引用・参考文献

1) 野口純子.「基礎から学ぶ！事例で考える！血管内治療の看護」セミナーテキスト. 愛知, 日総研, 2018, 184p.
2) 安藤理裕. ステップ4 シース挿入. HEART nursing. 26（2）, 2013, 124-5.

（野口純子）

3-4 カテーテル挿入では何をする？

カテーテル挿入 キホン早見帳

シース挿入後から、造影するまでの流れを以下に挙げる。
ヘパリン注入：血をサラサラにするためにヘパリンを注入する
ガイドワイヤー挿入：カテーテルを挿入する前にガイドワイヤーを挿入する
カテーテル挿入：カテーテルを挿入し、いよいよIVRが開始される

■ ヘパリン注入

①血液凝固予防のためのヘパリン注入

シースが挿入された後、血管内にカテーテルという異物を入れるため、異物に対する反応として**血液が凝固するのを防止する**ためにヘパリンを注入します。橈骨動脈のシースからヘパリンを注入するときは、患者は手の熱感を訴えることが多い印象があります。前もって説明し、患者に不安を与えないようにします。

②ACT測定

脳血管内治療や経皮的冠動脈インターベンション（PCI）では、**ACT**（activated coagulation/clotting time：活性凝固時間）を**200～300秒**に保ちたいため、**IVR中にACTを測定**し、随時ヘパリンを追加していきます。

③ヘパリンの投与後1時間を目安に医師に声を掛ける

ヘパリンの**血中半減期は1時間**で、投与中止後4～6時間で作用が消失します。長くかかる血管内治療では、**ヘパリン投与後1時間**を目安に、医師に声を掛けましょう。

■ ガイドワイヤー挿入

①カテーテルを目的部位まで進めるためのガイドワイヤー挿入

ガイドワイヤーは、カテーテルを目的部位まで進めるために**案内**（ガイド）する**ワイヤー**（針金：金属を細長く糸状に延ばしたもの）です。先端が、J型、アングル型などがあり、長さも150cm、180cm、220cmなどさまざまです。硬さもいろいろあります。

②ガイドワイヤー挿入時の合併症

　先端が**アングル型**のワイヤーは、内膜下や血管分枝に抵抗なく入ってしまうため、**血管損傷**を起こしたり、大腿動脈から挿入する場合は、穿孔により**後腹膜血腫**をきたすことがあります。ガイドワイヤーを進めていく際は、無理な操作はせず、**X線透視**を使用し、**血管内を進んでいることを確認しながら**行います。

③ガイドワイヤー挿入時の被曝対策

　ガイドワイヤーを操作するときにはX線透視を使用するので、被曝防護の観点で考えるならば、**介助の立ち位置**を考え、**少し離れる**ことをお勧めします。

　しかし、**「離れる」＝「患者のことを放置する」ではありません**。血管内には神経がないので、ワイヤーが血管内に挿入されていれば、疼痛の訴えは一般的にはありません。それでも疼痛を訴えるときは、**血管損傷など、異常が起きている**ことを考慮し、対応していく必要があります。

コラム

患者の訴えには何か理由があると考えよう

以前、他院で循環器領域の血管内治療を行った患者の診察をした際、右鼠経部から脇腹まで紫斑ができていました。どうしたのか尋ねると、手技が開始されて間もなく、患者は**腹部に痛みを感じ訴えたが、誰も耳を傾けてくれなかった**そうです。目的の治療が終わり、止血も終わり、ドレープを外したときに初めて、血管内治療のスタッフが異常に気が付いたのです。再度シースを入れて造影したところ、血管損傷が起こって出血していることがわかり、血管塞栓術が行われました。この事例のように、**心臓の治療をしているから腹痛は関係ないと思わず、訴えには何か理由があると考え、対応していく**ことが大切です。

カテーテル挿入

①血管内治療に用いるカテーテル

　カテーテルとは、**目的の血管に挿入し、造影したりする目的で入れる細い管**のことです。先端が目的血管に挿入しやすいように工夫され、さまざまな形があります。**造影用に使用するカテーテル**のほか、治療の際には固く、安定性のある**ガイディングカテーテル**を使用します。

　また、カテーテルの中を通して使用する細径の**マイクロカテーテル**もあります。この場合、マイクロカテーテルを「**子カテ**」、マイクロカテーテルを中に通すカテーテルを「**親カテ**」ともいいます。

②挿入時に呼吸を促す

　肝臓内などの血管にカテーテルを挿入する際、**呼吸によって挿入しやすくなる**こともあります。**呼吸がうまくできない**患者に対しては、**患者の近くで呼吸の指示**を補足します。例えば「大きく息を吸ってください」「息を止めてください」などと言うことで、呼吸を誘導します。この呼吸の説明は医師が行いますが、場合によっては**医師の指示が理解できない**こともあります。そこで看護師は医師の指示を補足することで、より確実に患者が呼吸できるようにしていきます。

■ 安全

　ガイドワイヤーやカテーテルが**血管内を進んでいれば、通常疼痛はありません**。患者の**訴え**や**表情**、**バイタルサイン**を観察し、異常の早期発見に努めます。

■ 安心

　X線透視を使用した手技が始まるため、看護師は患者のそばから離れた場所で観察することになります。近くから離れる際も**声の届くところにいる**ことを伝え、何かあれば遠慮なく言ってもらうように説明します。

■ 安楽

　患者が**落ち着かなくなったり、表情が強ばっている**ときは、訴えがなくとも**何か気がかりなことがある**ときです。医師が**X線透視を切るタイミングを見計らい**、声掛けを行いましょう。

　身体的な苦痛がある場合は、医師と相談し、対応していきます。もし、訴えに対しすぐに対応ができない場合は、**いつになったら対応できるのか**を説明し、**代わりの策などがあれば提案**します。

❰ 引用・参考文献 ❱

1）野口純子.「基礎から学ぶ！事例で考える！血管内治療の看護」セミナーテキスト. 愛知, 日総研, 2018, 184p.

（野口純子）

3-5 造影では何をする？

造影 キホン早見帳

なぜ造影剤を使用するの？

→通常の透視だけでは血管は見えません。血管内治療をする際の造影剤は、血管を可視化するために欠かせない薬剤である。

造影剤使用時はアレルギーに注意！

→造影剤によるアレルギーは、速時性副作用と遅発性副作用がある。血管内治療では常に造影剤を使用するため、造影剤使用後はアレルギー症状の出現に注意する。

造影剤は腎臓から尿として排出される

→造影剤は腎臓から尿として排泄されるため、腎機能が悪い患者に使用すると、腎機能に悪い影響を与える。

造影剤注入時の手技的な問題

→造影剤を体内に注入するときに、誤って空気を注入する事故が過去には起きている。

なぜ造影剤を使用するの？

　造影とは影を造ることです。X線透視装置で見た人体は、空気は白っぽく、骨は黒っぽく見えますが、**そのほかはグレーで、何があるかX線透視だけではよくわかりません**。そこで、**造影剤**という影を造る薬剤を投与し、見えるようにします。

　血管造影では、**血管の走行**、**血管病変の有無**と、血管病変があった場合は**場所の確定**と**病変部の状態**（長さ、内腔の開存度）、**側副血行路**（コラテラル）**の有無**、**栄養血管の限定**などの情報が得られるため、血管造影は欠かせません。またIVR中の造影では**進捗状況**や**治療の成否**を確認できます。

造影剤使用時はアレルギーに注意！

　血管内治療で使用する造影剤は**血管用（ヨード系非イオン性）**のものを使用します。

　血管内治療において造影剤を使用するにあたり、**①即時性副作用**（造影剤を使用してすぐに出現するアレルギー反応）**②遅発性副作用**（遅れて出現するアレルギー反応）が生じる恐れがあります。主なアレルギーの症状を**表1**に示します。

表1 主な造影剤アレルギー症状

皮膚症状	搔痒感、蕁麻疹、発疹など
消化器症状	嘔気・嘔吐
呼吸器症状	くしゃみ、咳、呼吸困難感、咽頭不快感
全身症状	熱感、悪寒、血圧低下
重篤な症状	意識消失、心停止

表2 造影剤腎症（CIN）

定義	・ヨード造影剤による腎機能障害 ・造影後に腎機能低下。造影剤以外の原因（コレステロール塞栓など）が除外される場合に診断される ・72時間以内に血清クレアチニン（sCr）値が前値より0.5mg/dLまたは、25%以上増加
ポイント	・CIN発症のリスクは腎機能低下に応じて増加するので、造影前にできるだけ直近のsCr値を用いて腎機能を評価することが重要である

血管内治療中は、ドレープをかけているため**皮膚の状態が確認しにくい**状況にあります。**バイタルサイン**の確認や、**患者の訴えや観察**を行いましょう。また、急変時を想定して、すぐ薬剤投与ができるように**アドレナリン**などを準備しておきます。

造影剤は腎臓から尿として排出される

造影剤は腎臓から尿として排出されるため、**腎機能**が鍵を握ります。

昨今、**造影剤使用後腎症**（造影剤腎症：**CIN**）が問題になっています **(表2)**。CINの発症のリスクは**腎機能低下に応じて増加**するので、造影前にできるだけ直近の**血清クレアチニン**（sCr）値を用いて腎機能を評価することが重要です。

コラム

ビグアナイド系糖尿病薬内服中の患者へはどう対応する？

● ビグアナイド系糖尿病薬（メトホルミン塩酸塩）服用者に対してヨード造影剤を投与する際に、乳酸アシドーシスを起こすことがあります。腎機能が低下することでビグアナイド系糖尿病用剤の腎排泄が減少し、血中濃度が上昇することが原因と考えられています。そこで、血管内治療を受ける患者に対してビグアナイド系糖尿病薬の投与を一時的に中止するなどの対応が必要です。

● 『ESUR造影剤ガイドライン10.0』[1] では、腎機能低下がみられない患者の休薬期間を緩和する傾向にありますが、いまだ多くの施設では血管内治療予定日の前後48時間を休薬期間にしていることが多い印象です。自施設ではどのような取り決めをしているのか、周知しておく必要があります。

■ 造影剤注入時の手技的な問題

冠動脈造影などでは、圧をかけて造影剤を注入することで、**造影剤による動脈の内膜解離**が起こったり、造影剤注入により冠動脈内が一時**虚血状態**になって**胸痛**や**心電図変化**が起こることがあります。

また、**インジェクター**（造影剤を急速投与するための注入器）をセッティングする際に**空気が誤注入**しないように脱気をしますが、うっかりミスで**脱気**をし忘れ、空気が注入されてしまう痛ましい事故が起こることもあります。**セッティングした後、脱気を忘れていないか、もう一度確認しましょう。**

■ 安全

①造影剤の代替法

造影剤が使用できない患者には**炭酸ガス造影**を行うことがあります。

②突然のアレルギー症状

造影剤使用歴があり、今までは副作用がなかった人にも**突如アレルギーが出る**ことがあります。造影剤使用時は十分に注意しましょう。

■ 安心

大量の造影剤を急速に注入することで**熱感**を生じることがあります。造影前に**体が熱くなること**を説明します。

■ 安楽

腹部血管の造影は息を止めて行うことが多いです。造影が終わったら、息止めの解除を忘れないように「**楽にしていいですよ**」と声を掛けます。

造影による診断が終わると、いよいよ治療を行います。各々の治療については2〜4章を参照してください！

《 引用・参考文献 》

1）吉満研吾監訳. ESUR造影剤ガイドライン Version10.0. 2018. http://www.esur-cm.org/

（野口純子）

3-6 シース抜去、止血、圧迫固定 では何をする？

シース抜去、止血、圧迫固定 キホン早見帳

①ヘパリンを大量に使用した場合
→ACT（activated coagulation time：活性凝固時間）を測定し、場合によっては、
　ヘパリンを中和するプロタミン塩酸塩を使用することもある。
②アクセス部位により止血方法が違う（1章2参照）

■ ヘパリンを大量に使用した場合

　ACTの正常値は100～130秒です。**プロタミン塩酸塩**の使用量は、**ヘパリン1,000単位に対して1～1.5mL**を使用しますが、1回投与量は5mLを超えないことと添付文章には記載されています。

　また、**急速に静脈注射**をすると**ショック状態**になることがあるため、投与時は十分に注意します。通常は**生理食塩水100mLに希釈**し、**10分以上かけて緩徐に注入**します。

■ アクセス部位により止血方法が違う

　橈骨動脈穿刺・上腕動脈穿刺ではそれぞれ専用の止血バンドで止血を行います。

　大腿動脈穿刺時は、医師が用手的に**圧迫止血**をした後、**圧迫枕子**（筒状になったガーゼ：圧迫止血綿とも呼ばれている）と**伸縮性のあるテープ（図1）で3点固定**を行います。

　そのとき、強めに引っ張って留めますが、**枕子が内側にずれないように**注意します。内側にずれることで大腿静脈まで圧迫をしないようにするためです（静脈の圧迫は静脈血栓を形成する危険があるためです）。よって、**図2**のように、まず①のテープを穿刺部位反対側の腸骨の上から穿刺部の枕子を通り穿刺部側の大腿部外側まで、貼付することで、穿刺部の内側に向かないようにします。次に、②のテープを穿刺部側の腸骨の上から穿刺部の圧迫枕子の上を通り、穿刺部側の大腿部内側まで貼付します。最後に③のテープを穿刺部と水平に、穿刺部反対側から貼付します。保険適用されているIVRは限られていますが、**血管内側から生体吸収性のプラグを入れ止血を促進するデバイス**を使用することもあります。

　以下、**表1**にIVR止血後の観察点を挙げます（赤字は大腿アプローチの場合）。

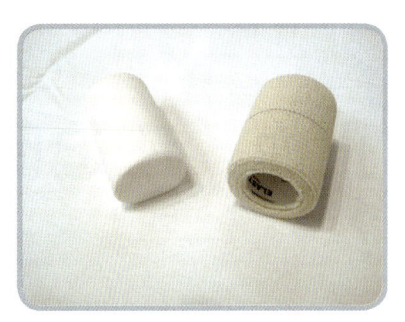

図1 圧迫枕子と圧縮固定用の伸縮性の
あるテープ

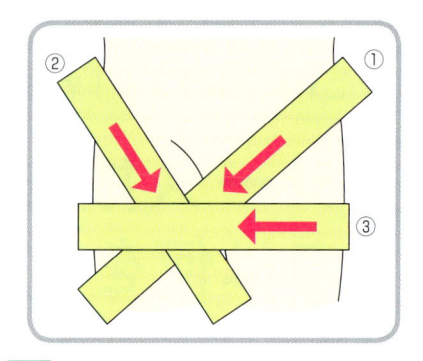

図2 内側にずれないようにする固定法

表1 IVR後の観察点

- **穿刺部出血**
  局部のガーゼ汚染
  血圧低下
- **穿刺部血腫**
  局部の膨隆（膨隆がある場合はマーキングをして増大していないか観察する）
  足背動脈触知不良
  神経障害へと移行
- **静脈血栓**
  穿刺側の皮膚色不良
  左右の皮膚色の比較
  足関節・足指の運動
- **バイタルサインのチェック**
- **圧迫帯除去に伴う急性肺血栓塞栓症**

大腿アプローチの血管内治療後の安静臥床

大腿アプローチの血管内治療後は**安静臥床**を行います。**初回歩行時**は、**急性肺血栓塞栓症**で急変する可能性もあるので、**必ず付き添い**をしましょう。安静臥床により下肢静脈内に血流が停滞し、血栓を形成しやすくなります。

安全

圧迫止血時になると、看護師は無事に治療が終わったことで安心し、また医師が近くにいることにも安心して、申し送りのための準備や片付けなどを始めることが多いです。しかし、圧迫の痛みで**迷走神経反射**が起きることもあります。**最後まで油断をせずに観察をする**ことが重要です。

安心

患者に治療が終わったことを告げ、止血をしていることを説明します。場合によっては医師が、止血しながら治療の結果説明などをすることもあるので、**説明を理解できているか**確認し、必要時に補足説明をしていきます。また説明内容は記録に残し申し送ります。

安楽

止血後の圧迫固定ではテープを用いることが多いです。**テープかぶれがないか**確認するとともに、使用するテープは粘着力の高いものを使用することが多いため、高齢者の**脆弱化した皮膚**に対しては**皮膚保護剤**などを使用します。

❰ 引用・参考文献 ❱

1）竹内義人ほか. 私のベスト・セルディンガー法. 日本インターベンショナルラジオロジー学会雑誌. 25（1）, 2010, 10-6.

（野口純子）

4 術前のケア①

IVRの準備では何をする？

IVRの準備 キホン早見帳

①物品準備
→清潔操作で行うため、手技に必要なデバイスと清潔な処置台の準備を事前に行う。事前に準備をすることにより、スムーズにIVRへとつなげる。

②環境の準備
→患者入室前に、床を清潔にしたり医療廃棄物を患者の目に触れないようにするなどして環境を整える。また、消毒などで患者の肌を露出するため、タオルなどを準備し羞恥心に配慮しながら保温に努める。治療中は同一体位を保持するため、検査台のマットなどを調節し褥瘡予防に努める。

③急変時に対応するための準備
→IVRは低侵襲だが、合併症が起こらないとは限らない。また、急変はいつ起こるかわからないため、救急物品の準備や対応について訓練を行うなど、迅速に対応できるようにする必要がある。

④看護師自身の準備
→治療方針を確認し、どのようなIVRを行うのか理解する。患者が血管造影室に入室した際には、あいさつを行い、自分が担当の看護師であることを伝え、患者との信頼関係の構築につなげる。

①物品の準備

1. IVRに使用されるデバイスを熟知する

　IVRの準備においては、**手技に必要なデバイス**と**清潔な処置台**の準備が必要となります。IVR手技によって準備するデバイスが異なるため、**どのIVRにどのデバイスが必要となるか**、熟知しておくことが大切です。どのようなデバイスが必要になるか把握し、事前に準備しておくことにより、**手技の進行がスムーズ**に行われることにつながり、その結果、患者にとっては**IVRの所要時間が短縮**されることにつながります。

2. デバイスの準備

　IVRに使用するデバイスは多岐にわたり、初めはよくわからず混乱することも多いかと思います。どのような手技に何のデバイスを使用するかは、自分が担当するIVRの標的部位、つまり

治療部位はどこなのかを考えると、アクセスルートが考えやすく、デバイスの準備に役立ちます（**図1**）。

3. 処置台の準備

IVRは手術と同様に清潔野で手技が行われるため、処置台を準備する必要があります。処置台に準備する物品には、患者さんの身体を覆う**ドレープ**やカテーテルを入れる**バット**、バットの中に入れる**生理食塩水**や**ヘパリン**、**消毒薬**などの準備が必要となります（**表1、図2**）。

②環境の準備

意識下で治療を受ける患者にとって、血管造影室の環境は、広い部屋の中に大きな機器があり**不安を増強させる因子の一つ**でもあります。例えば、**床に血液が付着している**、**室内の医療廃棄物が箱から溢れている**状態などは、患者にとっては不快に感じるため、患者が入室する前に清潔にしておく必要があります。また、血管造影室は機器の関係で室温が低い場合が多いこと、清潔野を保持するため患者の肌を露出させることが多いため、羞恥心に配慮し**保温**ができるようタオルケットなどの準備をしておく必要があります。

IVRの種類によっては**長時間同一体位**が必要な場合もあります。術中の褥瘡発生予防のためにも、事前に診療放射線技師に相談し、**寝台のマット**などを準備しておくことも大切です。

③急変時に対応するための準備

近年、デバイスや画像診断機器の発展に伴い、IVRの対象となる疾患も多くなり、以前は外科

> **アクセスルート（1章2参照）**
> - 管腔臓器（血管・胆管・尿管など）を**介す**方法
>   →カテーテルやガイドワイヤーを使用。血管系のIVRはシースも準備！
> - 管腔臓器を**介さない**方法（途中の組織を貫く）
>   →穿刺針を使用

> **治療目的に合わせたデバイスを考える（1章3-0参照）**
> - 狭窄しているところを広げる
>   →バルーンカテーテル、ステント
> - 血栓回収
>   →血栓吸引カテーテル、ステント型血栓回収機器
> - 出血を止める・動脈瘤を詰める
>   →塞栓用コイル

図1 アクセスルートと治療目的別デバイス

表1 カテーテル処置台準備に使用する薬剤

薬剤		使用法
生理食塩水		・バット内に入れる ・カテーテルの洗浄などに使用
ヘパリン		・バット内の生理食塩水に混注する。混注する単位数に注意する ・カテーテルなどに付着した血液凝固予防に使用
消毒液	ポビドンヨードや消毒用イソプロパノールなど	穿刺部位の消毒に使用
局所麻酔薬	リドカイン塩酸塩	穿刺部位に使用
造影剤	ヨード造影剤	血管や臓器を可視化して造影するために使用

的手術しか治療手段がなかった疾患も低侵襲のIVRが行われるようになってきています。IVRは外科的手術に比べると低侵襲ではありますが、合併症が起きないというわけではありません。このため、IVRを担当する看護師は、**患者の変化に気が付き迅速に対応できる**ようにしておく必要があります。

　急変はいつ起こるかわかりません。急変が起きたときに、迅速に対応するためには、IVRに必要な**患者情報の収集（1章6表2参照）、急変時に必要な物品の準備（表2）、血管造影室内の環境整備**、そしてチームで協

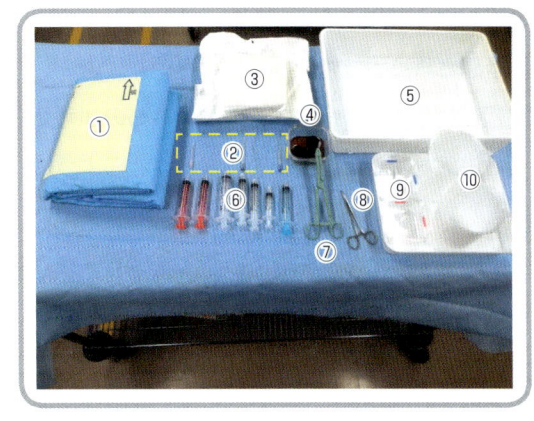

図2 IVRの処置台（一例）

①ドレープ、②注射針、③ガーゼ、④消毒綿球、⑤バット、⑥シリンジ、⑦鉗子、⑧ペアン、⑨薬剤用の容器（薬剤を間違わないように、入れる薬剤によって違う印をつけている）、⑩カップ

力できるよう**チームワークを高める**必要があります。チームで協力して急変時に対応するには、**急変時のシミュレーショントレーニング**を**多職種**で**定期的**に行うことも有効です。

④看護師自身の準備

1. どのようなIVRを行うのか理解する

　自分が担当する患者の治療方針を確認し、どのようなIVRを行うのか理解する必要があります。ここでいう「**IVRの理解**」とは、

- どのような手技のIVRなのか全体の流れを確認すること
- 使用するデバイスは何か

表2 急変時に必要な物品

種類	物品
A（airway）気道	喉頭鏡、気管チューブ、スタイレット、エアウェイ、バイトブロック、経鼻エアウェイ、開口器、マギール鉗子、固定用テープ、吸引チューブ、吸引器、聴診器など
B（breathing）呼吸	酸素マスク、酸素カニューラ、酸素ボンベ、バッグバルブマスクなど
C（circulation）循環	点滴セット、留置針、延長チューブ、三方活栓、駆血帯、注射器、血ガスキット、心臓マッサージボードなど
救急薬品	昇圧薬（アドレナリン・ノルアドレナリン・ドブタミン塩酸塩など）、抗不整脈薬（リドカイン塩酸塩）、鎮咳去痰薬（エフェドリン塩酸塩）、副交感神経遮断薬（アトロピン硫酸塩水和物）、気管支拡張薬（サルブタモール硫酸塩吸入薬、アミノフィリン）、抗ヒスタミン薬、副腎皮質ホルモン薬、冠血管拡張薬、炭酸水素ナトリウムなど
その他	滅菌手袋、手袋、タイマー、記録用紙など

- どのような体位で行うのか
- 予想される手技時間はどのくらいか
- 起こりうる合併症にはどのようなものが考えられるか
- 合併症が起きた場合の対処方法はどのように行うか

などです。

　このように、IVRが始まる前に看護師自身の準備をしておくことで、スムーズにIVRが行われることへとつながります。

2. 患者との関係を構築する

　また、患者が血管造影室に入室した際には**あいさつ**を行い、**自分が担当する看護師である**ことを伝え、患者との関係構築につなげていくことが重要です。**マスクを外し、笑顔で、そして患者と同じ目線の高さに立って**あいさつを行うようにしましょう。特にIVRでは短時間で患者との信頼関係を構築していく必要があります。

3. 患者にとってよい治療となるために大切なこと

　IVRが成功し患者にとってよい治療となるために、**最初の出会いの段階を大切にし、患者とコミュニケーションが図れること、専門職としてIVRの知識を持つこと、IVRに必要な看護技術を提供できるよう自分自身の準備を行うこと**が大切です。

❰ 引用・参考文献 ❱

1) 栗林幸夫監. IVR看護ナビゲーション. 東京, 医学書院, 2010, 292p.
2) 野口純子編. 特集:追跡！！カテ室ナース24時. 循環器ナーシング. 5 (5), 2015, 20-43.
3) 野口純子. インターベンション治療における看護. インターベンションエキスパートナース講習会テキスト. 第3版. 日本インターベンショナルラジオロジー学会編. 埼玉, 日本インターベンショナルラジオロジー学会, 2014, 50-7.
4) 城ヶ端初子監. 難しいなんて言わせない！誰でも分かる看護理論. 改訂・増補版. 東京, 医学芸術社, 2005, 154p, (NCブックス).

（浅井望美）

5 術前のケア②
術前処置では何をする？

術前処置 キホン早見帳

IVRにおける術前処置には、**末梢静脈ルート確保**、**前投薬**、血管系IVRの場合は**穿刺部位の末梢動脈の触知確認**、**尿道カテーテル留置**（必要時）などがある。

①代表的な術前処置

IVRにおける術前処置は、施設のやり方や手技内容によって違いが生じることも少なくありません。そのため、代表的な術前処置を**表1**に示します。

②精神面のケア

IVRは術中の同一体位など**患者の協力**が不可欠です。そのためには、痛みなどの**身体症状をコントロール**したり、**IVRに対する不安などを取り除ける**よう、精神面のケアも術前から行う必要があります。

表1 代表的な術前処置および準備

項目	処置内容の一例
指示の確認	術前、および術後の指示を確認し、安全にIVRができるよう、あらかじめ確認を行う
飲食の確認	術中の嘔吐に伴う誤嚥リスクを軽減するために、医師の指示にて絶食とする
穿刺部位の除毛	必要時に行う
動脈触知の確認	動脈穿刺を行うIVRの場合、穿刺部位の末梢動脈を確認し、マーキングを行う。事前に左右差の有無を確認し、術後合併症の早期発見につなげる
検査着の準備	IVR手技に合わせた検査着を着用する
弾性ストッキングの準備	深部静脈血栓塞栓症予防のため、必要時に使用する
血管確保と補液の準備	術前の脱水予防と術中の補液や薬剤投与のために行う。急変時にも対応できるようにする
前投薬の準備	必要時、不安・緊張の軽減、鎮痛・鎮静目的に前投薬を準備する
出棟前のバイタルサイン測定	平常時と術中のバイタルサインを比較し、異常の早期発見につなげる
装身具の確認	貴金属類や湿布などの除去、義歯使用の確認と必要時は除去する
持参物品の準備	鎮痛薬など持参薬の有無を確認する

（浅井望美）

6 術前のケア③

情報収集・提供・共有では何をする？

情報収集・提供・共有 キホン早見帳

患者－看護師間（術前オリエンテーション、患者・家族への説明・情報収集）

①術前オリエンテーション

→患者・家族に対し、IVRについての流れを具体的にイメージができるよう、**患者目線で**説明を行い、安心してIVRが受けられるよう支援を行う。

②患者の情報収集

身体面：バイタルサイン・既往歴・アレルギーの有無・検査データ・体位保持が可能かなどの情報収集を行う。

精神面： IVRについての患者の**理解度**、IVRを受けることへの**思い**や**不安の有無**などの情報収集を行う。

看護師－看護師間（申し送り）

→術前に病棟で得た情報について、IVR担当看護師に申し送りを行う。業務の効率化も考え、あらかじめ必要な情報について**チェックリスト**を作成するなどの工夫を行う。申し送りを効果的に行うことで、患者の**継続看護**へとつなげる。

看護師－他職種（ブリーフィング、タイムアウト、デブリーフィング）

→ブリーフィングやタイムアウトを活用し、得られた情報の**共有**を行い**チーム**で**協働**することで、患者にとって安全で安心なIVRを提供する。

患者－看護師間（術前オリエンテーション、患者・家族への説明・情報収集）

①術前オリエンテーション

1. 術前オリエンテーションでは何を行う？

　患者や家族の不安を軽減し安心して治療に臨めるよう、IVR術前オリエンテーションを行います。**治療前はどのような準備が必要か**、**治療はどのように進んでいくのか**、**治療後はどのような状態となるのか**などを、患者や家族がイメージできるよう説明します。局所麻酔で行うIVRは

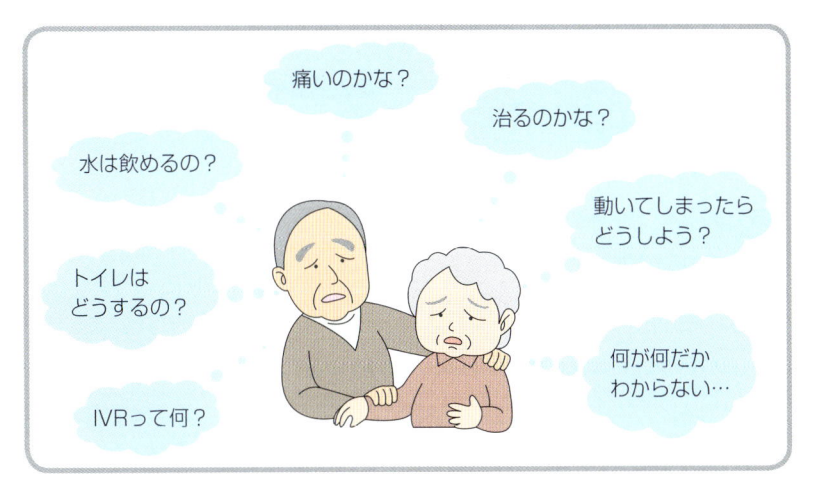

図1 患者・家族の不安

意識下での治療のため、患者や家族は**多くの不安（図1）**を抱えて治療に臨んでいます。特に治療中の痛みや術後の安静について不安を抱く患者も少なくありません。オリエンテーションでは、治療前後のことだけではなく、**術中の様子**もイメージできるよう、説明する必要があります。

2. 患者の不安を軽減するためのオリエンテーション（表1）

オリエンテーションでは、患者や家族が治療に対してどのように理解しているのかを確認することで、漠然と抱く不安を**具体化**し、不安の軽減につなげていくことが大

表1 術前オリエンテーション

- 治療日時
- 治療から退院までの流れ
  入院期間はどのくらいか、治療がどのように進むかなど
- **食事・飲水はいつまで可能か、いつから再開できるか**
  術中の口渇や飲水の対応について
- 排泄について
  術中・術後はどのように排泄を行うのか
- 安静度について
  術中の体位と安静の必要性、どの程度までの安静か
- 点滴や前投薬について
  点滴を行う期間、前投薬の必要性などを説明
- 治療中の痛みについて
  鎮痛薬の使用が可能であることを説明
- IVR担当看護師がそばにいることの説明
  IVR中の看護ケアの保証について
- 被曝について

患者・家族にわかりやすい言葉を使用して説明を行う。

切です。また、繰り返しIVRを受けている患者は、実際に経験したことに対する不安を抱えています。例えば、「痛みが強かった」、「寒かった」などです。オリエンテーションでは、前回の治療の様子を確認し対応策を伝えることで、患者・家族の不安軽減に努めます。そして、オリエンテーションで得られた情報を共有し、継続看護につなげていくことが大切です。

IVRを受ける患者や家族にとってオリエンテーションを受けることは、治療後の安静の必要性など、治療後の**合併症予防**や**副作用への対応**について理解を促し、**安全で安心できる治療**へとつながります。

近年は在院日数の短縮に伴い、多くの患者は治療前日または当日に入院となることが少なくありません。そのため、入院してから十分な時間をかけたオリエンテーションが難しい場面も多く

表2 IVRに必要な患者情報

患者情報	具体的な内容
現病歴	症状や主訴など
既往歴	心疾患、糖尿病、脳疾患、高血圧、緑内障など
アレルギーの有無	消毒液・局所麻酔薬・造影剤・ラテックスなど、治療に用いる薬剤・器具へのアレルギー
血液検査データ	心機能、腎機能、貧血、炎症反応、血液凝固能、糖代謝など
バイタルサイン	血圧、脈拍、体温、呼吸数、SpO_2など
術前の内服薬や前投薬の有無	抗凝固薬、降圧薬、血糖降下薬、オピオイドなど
意識レベル	ジャパン・コーマ・スケール（JCS）やグラスゴー・コーマ・スケール（GCS）で確認する
麻痺の有無	部位と程度
意思決定能力	認知機能、意思決定能力がない場合の代理決定者など
難聴の有無	補聴器使用の有無、難聴の場合コミュニケーションの手段など
体位保持	手技に必要な体位保持が可能か
精神面	不安の有無や内容、ストレスコーピングパターン、インフォームドコンセントの内容と理解度、治療に対する患者の思いなど

なっています。**外来担当看護師・病棟看護師とIVR担当看護師が連携し、オリエンテーションを実施**することで、患者や家族が安全で安心できるIVR治療を受けられるように支援することも大切です。

②患者の情報収集

IVRに必要な身体情報と精神面の情報について情報収集を行います。

1．身体面の情報

必要な身体情報を**表2**に示します。

2．精神面の情報

局所麻酔で行うIVRは**意識下**の治療であり、安全に治療を行うためには**患者の協力が不可欠です**。そのため、患者の精神面についての情報も十分に得る必要があります。例えば、IVRでは局所麻酔を使用し治療を進めます。患者の**不安が強い**、**不眠**であるなどの状態は、**痛みに対する閾値が下がる**といわれています。痛みを強く感じる、治療に対するストレスが大さいなどが原因で**迷走神経反射**を誘発することも考えられます。このように、意識下で治療するIVRでは、患者の精神的状態が治療に大きく影響するため、**不安やストレスの有無**、**コーピングパターン**（日常生活においてストレスを感じたときに、そのストレスと向き合うためにとる対処行動）などについても情報を得る必要があります**（表2）**。

3．高齢患者の情報収集

近年は超高齢社会となり、IVRを受ける患者も**高齢化**しています。安全にIVRを受けるために

表3 タイムアウト

- IVR担当者のあいさつ
  術者（IVR医）・IVR看護師・診療放射線技師・臨床工学技士など
- 患者氏名の確認
- 同意書の確認
- 行われる手技（術式）の確認
- アレルギーの有無の確認
- 装身具の有無の確認　　　　など

IVR医師・IVR担当看護師・病棟看護師・診療放射線技師・患者とともに実施する。

は、検査台での同一体位の保持などの協力も不可欠です。患者の**認知度**に関しても情報収集する必要があります。

看護師－看護師間（申し送り）

　病棟看護師はIVR担当看護師に対し、術中も継続した看護が提供できるよう、術前に得た身体的情報および精神的情報と、**患者の希望**などについての申し送りを行います。申し送りを行う際には**患者に配慮した場所**で行えるよう考慮する必要があります。

　申し送りでは、業務の効率化のため、あらかじめ必要な情報については**チェックリスト**などを作成し、看護記録による伝達ができるよう工夫することも重要です。

　患者にとって安全で安心して受けられるIVRにするために、術前から術中、そして術後へと患者情報をつなぐことで、**切れ目のない継続した看護**を提供することが大切です。

看護師－他職種（ブリーフィング、タイムアウト、デブリーフィング）

　IVRの現場は、常に**多職種がチームとなり**協働し患者にとって安全で安心できるIVRの提供を行わなければなりません。自分が得た患者情報は、**自分一人が知っていてもそれはただの患者に起きた出来事です**。得られた情報について、**その情報が何を表しているのか**アセスメントし、活用していく必要があります。そのため、ブリーフィングを行う際には、**私たち看護師だからこそ得られた情報をチーム内で共有できるよう**、伝達することが重要です。また、タイムアウト（**表3**）では安全にIVRを行えるよう、患者氏名や予定しているIVR手技、アレルギーの有無などを**患者とともに確認できるシステムを構築し実施することが重要です**。

　IVR終了後は、**カンファレンス**などを利用し、チーム内で**何がよかったのか、何が問題となったか**などについてデブリーフィングを行い、次に生かすことでより安全で安心できるIVRにつながります。

（浅井望美）

7 麻酔

血管内治療の麻酔看護 キホン早見帳

　画像下治療（interventional radiology、以下IVR）は低侵襲で行える治療法である。そのため、高齢者や外科手術のリスクが高い患者も治療が可能である。現在IVRはさまざまな分野において利用され、技術も複雑かつ高度化しており、外科手術と同等の治療成績が得られている。IVRでは局所麻酔による治療が一般的であるが、IVRのなかでも脳血管内治療、胸腹部大動脈ステントグラフト内挿術、経カテーテル大動脈弁植え込み術（TAVI）、CRT-D植込み術、カテーテルアブレーションなどの高度な血管内治療は、全身麻酔管理の選択が確立されている。専門性の高い血管内治療において、看護師は知識・技術を習得し、チームでの情報共有と連携を図り、患者にとって安全・安心・安楽な医療を提供することが求められている。本稿では本書で取り扱う血管内治療における**①麻酔の種類、麻酔の利点・欠点について ②全身麻酔（静脈麻酔、吸入麻酔）時の手順と看護 ③局所麻酔時の看護について**、安全・安楽・安心をテーマに述べる。

麻酔の種類

全身麻酔と局所麻酔

　麻酔とは、**周術期の肉体的・精神的ストレスを取り除き、術中の全身状態を安定させ**、さらに良質な手術環境を提供する手段です。そして、それらの効果は**確実**かつ**可逆的**でなくてはなりません。全身状態や病歴、手術内容などを考え合わせて、患者に最も適切と考えられる麻酔方法が選択されますが、全身麻酔と局所麻酔の併用もよく用いられます。**表1**に全身麻酔と局所麻酔の種類と適応を挙げます。

麻酔の利点・欠点

　麻酔の4要素は**①鎮静 ②鎮痛 ③不動化 ④有害反射の予防**です。最も適切な麻酔を選択する際に考慮すべき麻酔方法の利点・欠点を**表2**に挙げます。

筋弛緩薬の使用

　全身麻酔手術では一般的に体動を不動化させるために**筋弛緩薬**を使用します。しかし、**脳動脈瘤コイル塞栓術**や**胸腹部大動脈ステントグラフト内挿術**などにおいては、脊髄虚血・麻痺の予防目的で**運動誘発電位**（motor evoked potential；**MEP**）をモニタリングする場合があり、

表1 麻酔の種類

1章
7
麻酔

	麻酔区分	概要	薬剤例	合併症	IVRにおける適応
全身麻酔	静脈麻酔	• 静脈内に投与され、血流を通じて脳に到達する • 体内で代謝され、必要量に個体差がある	• プロポフォール • ミダゾラム • チアミラールナトリウム • デクスメデトミジン塩酸塩 • ケタミン塩酸塩 など	• 血圧上昇 • 血圧低下 • 低酸素血症 • 頻脈 • 不整脈 • 徐脈 • 気管挿管 • 抜管に伴う偶発症 • 悪心・嘔吐 • 悪性高熱症（吸入麻酔）	• 脳動脈コイル塞栓 • 頚動脈ステント留置 • 経皮的血管形成術 • 脳動静脈奇形塞栓術 • CRT-D植込み術 • TAVI • MitraClip® • Impella® • カテーテルアブレーション など
	吸入麻酔	• 気道を経由して投与され、肺胞で血液に溶解し、脳に到達する • 体内でほとんど代謝されず、必要濃度の個体差が少ない	• 亜酸化窒素（笑気） • セボフルラン • デスフルラン など		
局所麻酔	神経の中枢側に作用 脊髄くも膜下麻酔	• くも膜下腔の脳脊髄液の中に、少量の麻酔薬を注入	• ブピバカイン塩酸塩水和物 • テトラカイン塩酸塩 • ジブカイン • リドカイン塩酸塩 など	• 血圧低下 • 呼吸抑制 • 悪心・嘔吐 • 頭痛 • 血腫 • 感染 • 神経障害	
	硬膜外麻酔	• 硬膜外腔にカテーテルを挿入して麻酔薬注入 • 長時間の手術が可能（薬剤の使用量が多くなり、中毒に注意が必要）	• リドカイン塩酸塩 • メピバカイン塩酸塩 • ロピバカイン塩酸塩水和物 • ブピバカイン塩酸塩水和物 • 塩酸レボブピバカイン など	• 血圧低下 • 呼吸抑制 • 悪心・嘔吐 • 全脊髄くも膜下麻酔 • 硬膜穿刺 • 硬膜外血腫 • 硬膜外膿瘍 • 頭痛 • 局所麻酔薬中毒	• 子宮動脈塞栓術 など
	末梢神経ブロック	• 神経の周囲に麻酔薬注入		• 神経損傷 • 局所麻酔薬中毒 • 血管穿刺	• 潰瘍形成症例のPPI
	侵襲部位に作用 局所浸潤麻酔	• シース挿入部位に直接麻酔薬注入 • 小範囲の体表面から浅い部位の手術に用いる		• 局所麻酔薬中毒 • 迷走神経反射 • アナフィラキシーショック	• 脳梗塞急性期血栓回収術 • PCI • PPI（EVT） • ペースメーカー植込み術 • TACE • CVリザーバー留置 など
	表面麻酔	• 局所の粘膜に麻酔薬を噴射、塗布	• プロカイン塩酸塩 • リドカイン塩酸塩 など		• 非血管内治療（ERCPなど） • 局所浸潤麻酔時の疼痛緩和

表2 全身麻酔・局所麻酔の利点と欠点　（文献1を参考に作成）

	利点	欠点
全身麻酔	・侵襲の大きい手術に対して、確実な鎮痛が得られる ・術中の苦痛・恐怖心を除去する ・精密な手術時の確実な呼吸停止・体動制限が得られる ・緊急手術へ迅速に移行できる	・気道・循環・呼吸の管理が必要である ・的確なモニタリングが必要となる ・必要な機器や薬剤が多い ・呼吸・循環への影響が大きい ・麻酔がかかるまで時間がかかる ・術後に誤嚥を合併する危険性がある
局所麻酔	・意識がある ・全身に及ぼす影響が少ない ・麻酔に必要な機器が少ない ・全身麻酔より安価である ・術後鎮痛に使える	・意識があるため、環境による精神的苦痛が大きい ・効果時間に制限がある ・大きな傷には麻酔が不十分 ・緊急手術時に気道確保が必要になり、執刀開始が遅れる可能性がある ・局所麻酔薬中毒となる可能性がある

MEP検査施行時は筋弛緩薬や吸入麻酔薬の使用に制限があります。

血管内治療における全身麻酔介助の手順と看護

　血管内治療における看護師の役割は、**患者の安全・安楽を考慮し治療が円滑に遂行できるよう、専門的知識と技術を提供すること**です。また、血管内治療に携わるチームメンバーそれぞれが役割を果たせるよう、調整役を担います。

　患者の心身状態は、疾病の受け止め方、治療の侵襲度、麻酔の影響、身体的・精神的予備力、および治療前・中・後における管理とケアが複雑に絡み合って決まってきます。看護師はこうした関係を理解し、治療前の患者情報に基づいて、**個々の患者に応じた看護介入**を行う必要があります。さらに看護師は、血管内治療を受ける**患者や家族の擁護者・代弁者**としての倫理的役割を担っていることを念頭に置かなければなりません。

■全身麻酔時の安全
①血管内治療時の安全対策
1. 患者誤認防止

　患者入室時、担当看護師は**患者自身**に氏名（フルネーム）を名乗ってもらい、さらに**生年月日**も聴取します。看護師は**麻酔指示書**や**手術申込書**に記載してある患者氏名と生年月日が合致していることを確認します。また、**携帯情報端末（PDA）**を用いて、**患者識別票**（リストバンドやバーコード）と**持参のカルテを照合**します。

2. 血管内治療予定部位の確認

　当院の例をお示しします。治療前に担当医は治療予定部位を患者に説明し、**部位シール**を貼付します（例：大動脈弁であれば胸部など）。入室時、麻酔科医と担当看護師は患者確認を行った

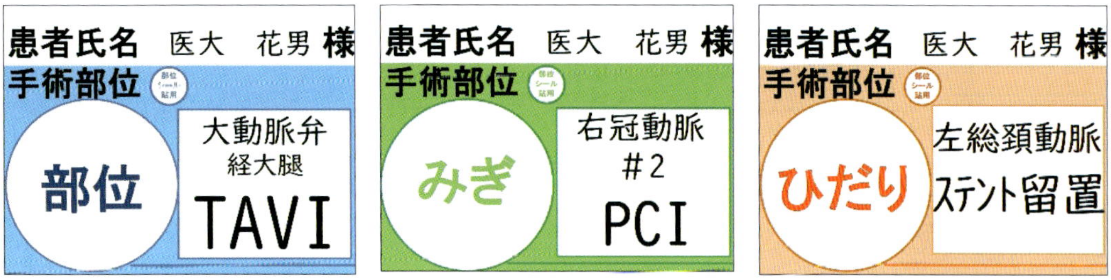

図1 部位ボードの一例

後、治療予定部位も部位シールを見て確認します。さらに入室後、**部位ボード（図1）**を用いて患者氏名・治療予定部位の確認を行っています。患者入室後、主治医は部位ボードへ患者氏名と治療予定部位を記載し、除去した部位シールを部位ボードへ貼付します。麻酔科医、担当医は除毛や神経ブロックなどを施行する前に、部位ボードと治療予定部位を注目しながらチームで**「処置前宣言」**を行い、治療予定部位の誤認防止のための安全性を高めています。

3. 血管造影安全チェックの実施

2009年10月にWHO（世界保健機関）から**「安全な手術のためのガイドライン2009」**が発表され、IVRを施行する施設においても導入が広まっています。重大な合併症を最小限にするため、ガイドラインでは10の基本項目を掲げています[2]。当院でも、血管造影用にカスタマイズした「血管造影安全チェックリスト」を作成し導入しています**（図2）**。過去に止血デバイスを使用した血管内治療において、ガイドワイヤーが体内に遺残した事例から、「術野で使用した材料のカウント」の項目に、**使用したガイドワイヤーの本数**を記入し、事故再発防止に努めています。

②全身麻酔患者の看護

1. 患者状態の把握

事前に**治療法、アクセスルート、手術予定日**や**主治医・麻酔科医による治療前診察情報**を確認しておきます。また、患者データベースからは**基礎疾患、既往歴、手術歴、アレルギー情報、身体状態、視覚・聴覚状態、歯牙状態、認知機能、血液検査データ**（心機能・腎機能）、**感染症の有無、血管内治療施行歴**、治療予定部位の**CT・MRI・エコー検査結果**なども確認します。治療前カンファレンスが必要な場合は、関連職種（担当医・麻酔科医・診療放射線技師・臨床工学技士・看護師・薬剤師など）と連携を図ります。

2. 全身麻酔の準備 （図3）

・麻酔方法（全身麻酔、鎮静のみ、鎮静＋局所麻酔など）の確認

麻酔科医の指示する**麻薬・筋弛緩薬・輸液・薬剤**を準備します。**麻酔器**や**モニター類**の準備、**気道確保物品**が準備されていることを確認します。

ID

血管造影　安全チェックリスト

麻酔科管理症例用

旭川医科大学病院　放射線部

麻酔導入前チェック項目	皮膚消毒前チェック項目	患者退室前チェック項目
実施者 麻酔担当医 　　　　臨床工学技士 　　　　診療放射線技師 　　　　看護師	実施者 麻酔担当医 　　　　担当医 　　　　臨床工学技士 　　　　診療放射線技師 　　　　看護師	実施者 麻酔担当医 　　　　担当医 　　　　臨床工学技士 　　　　診療放射線技師 　　　　看護師

麻酔導入前チェック項目

- □ 患者氏名・IDの確認
- □ 血管造影同意書の確認
- □ 麻酔同意書の確認
- □ 血液製剤使用同意書の確認
  - ・なし
  - ・あり
- □ 部位シールの貼用の確認
- □ 麻酔器の安全確認の終了
- □ 使用予定薬剤の準備
- □ パルスオキシメーターの装着
- □ 患者のアレルギーの確認と共有
  - ・なし
  - ・あり　種類
- □ 気道確保における問題点の確認と対策の共有
  - ・なし
  - ・あり＿＿＿＿＿＿＿
  - BLリスクの確認
  - （成人500mL　小児7mL／kg）
  - ・なし
  - ・あり　静脈路の確保　あり　なし
  - 　　　　輸血の準備　　あり　なし

皮膚消毒前チェック項目

看護師より
- □ チームメンバーの名前・役割の確認
  - （ホワイトボードに記載されているか確認）
- □ 必要な画像
  - ・画像は展示されている
  - ・画像は不要

担当医から
- □ 患者の名前・予定術式・皮膚切開部位確認
- □ 手術予定時間の確認
- □ 予想される出血量の確認
- □ 極めて重要・いつもと違う手順の確認

麻酔担当医から
- □ 抗菌薬投与の確認
  - ・執刀開始60分以内に投与
  - ・抗菌薬の投与はない
- □ 麻酔管理において患者に特有の問題点の確認

看護師から
- □ 滅菌インジケーターの確認
- □ 器材に関する問題点の有無と確認

患者退室前チェック項目

- □ 手術式名の確認
- □ ガーゼカウントの実施
  - ・実施済
  - ・ガーゼカウントは不要
- □ 器械カウントの実施
  - ・実施済
  - ・器械カウントは不要
- □ 針カウントの実施
  - ・実施済
  - ・針カウントは不要
- □ 術野で使用した材料のカウントの実施
  - ・実施済
  - ・カウントは不要
- □ 看護師と担当医により標本ラベル保存状態・個数の読み上げによる確認
- □ 対処すべき器材問題の確認
- □ 患者の回復と管理についての主たる懸念事項の確認と共有

図2 当院で作成した血管造影安全チェックリスト（全身麻酔用）

・使用機器・物品の理解、安全点検の実施

　医療ガス配管設備（**図4**）[注1]へ、麻酔器のホースアセンブリ[注2]や電源コンセントがしっかりと接続されており、作動することを確認します。**サクション**[注3]・**余剰ガス排泄装置（図5）**[注4]が確実に接続され、作動していることを確認します。麻酔器の安全点検は、臨床工学技士が始業前点検を行い、麻酔科医が動作確認を行いますが、**看護師もこれらの機器が確実に作動していることを確認します。**

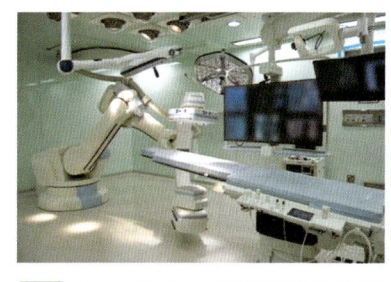

図3 ハイブリッド手術室の外観（旭川医科大学病院ホームページより）

注1）中央配管アウトレットと呼ばれる、医療ガスの放出口

注2）高圧で気体を送り込むホースのこと。酸素用・亜酸化窒素用・圧縮空気用など

注3）気管内・口腔内の分泌物を吸引するシステム

注4）使用済みの有害な麻酔ガスを室外へ放出する配管設備

3. 気管挿管の介助

・麻酔薬の静脈内投与

　モニター装着後、**末梢静脈ルート**を確保し全身の酸素化を開始します。酸素化開始後、**麻酔導**

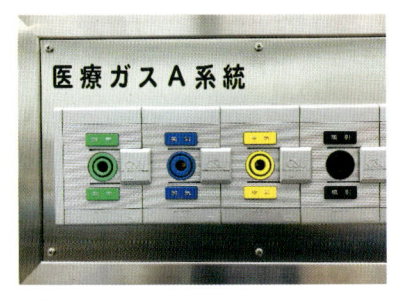
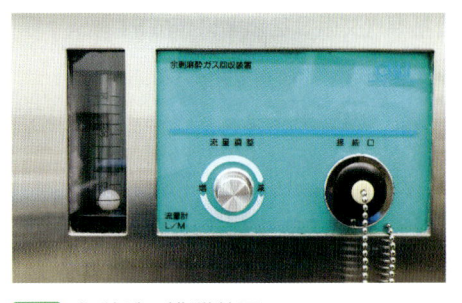

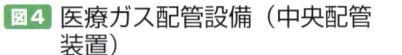

図4 医療ガス配管設備（中央配管 装置）　　**図5** 余剰ガス排泄装置

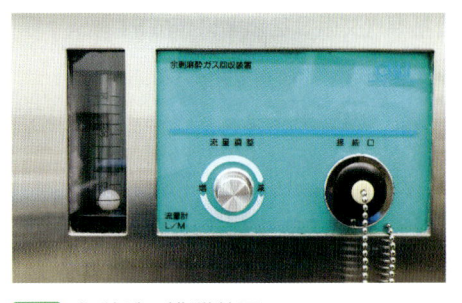

入薬（プロポフォール等）が**静脈内投与**されます。患者は**末梢静脈ルートの痛みを訴えることが多い**ですが、**麻酔薬の影響である**ことを伝えましょう。急な体動による**四肢の落下**を防ぐため、必ず**患者のそば**で観察します。

・マスク換気

麻酔導入で意識消失し、自発呼吸の抑制から呼吸停止した後、**マスク換気**が可能かどうかの確認は重要です。**麻酔科医による気道確保やマスク換気が可能であること**を確認し、**胸郭の上がり、マスクのくもり、呼気終末二酸化炭素分圧（EtCO₂）** などを評価します。筋弛緩薬の投与により確実に呼吸停止となります。換気が困難な場合は、2人法による用手換気の補助や緊急挿管、ラリンジアルマスクなどの準備をします。

・気管挿管の介助

看護師は**麻酔科医の右側**で待機し、**気管挿管物品**（喉頭鏡ブレード、スタイレット装着済みの挿管チューブ、カフ用シリンジ）を手元に置いておきます。一般的に挿管チューブのサイズは男性8mm、女性7mmを使用します。喉頭展開時には**歯牙の状態**を確認し、医師の合図で**喉頭鏡ブレード**を医師の左手に手渡します。**喉頭蓋・声門**が確認とれたら医師の合図で**挿管チューブ**を右手に渡します。医師は目を離せないため、**患者の口角を少し下げ**、挿管チューブを挿入しやすくします。スタイレットは**挿管チューブが声門部を通過したところ**で抜去しますが、必ず**愛護的に抜去**しましょう。指示量の**カフエアー**を注入し、医師が挿入の深さを調節するまで**しっかりと挿管チューブを把持**します。聴診器で換気状態を評価後、テープ等で**挿管チューブを固定**します。**看護師も**胸郭の上がりや、挿管チューブのくもり、EtCO₂を評価し、**食道挿管**でないことを確認します。

4．抜管と退室時の介助と安全対策

・抜管時の介助と安全対策

麻酔導入時と同様に**呼吸・循環動態が不安定**になるため、必ず**患者の頭側、医師の右側**で待機します。抜管に必要な**カフ用シリンジとマスク**を手元に置いておきます。誤嚥防止のため、**口腔内・気管内吸引**ができるようにしておきます。**抜管に向けた項目**を評価し**（表3）**、**筋弛緩薬拮**

表3 抜管基準（文献3を参考に作成）

項目	内容	
意識	呼名開眼、従命反応（握手、手を開く）	
呼吸	・自発呼吸がある ・呼吸数・1回換気量が十分である ・口腔内・気管内に分泌物がない ・気管吸引でのバッキングが十分ある	
循環	血圧、脈拍が安定している	
筋弛緩薬の作用が消失し、筋力が回復している	筋弛緩モニタリング	TOF比0.9以上

表4 退室時の一般的なチェック項目（文献3より引用）

項目	内容
覚醒	・呼名にて開眼する ・従命にて反応がある
呼吸	・気管挿管による気道の浮腫がない ・異常な呼吸音が聴取されない ・良好な呼吸音　呼吸回数が安定している
循環	・血圧が安定し、治療を必要とする不整脈がない ・チアノーゼがない
鎮痛	・鎮痛コントロールができている
その他	・シバリングがなく、体温の保持ができている ・悪心・嘔吐がない

抗薬（スガマデクスナトリウム）を投与します。

・退室時の介助と安全対策

　施設によって**退室基準**が設けられていることが多いですが、一般的な退室時チェック項目を**表4**に挙げます。

・転落の予防

　IVRの検査台はCアームで放射線を使用するため、**一般の手術台に比べて狭く、高さがあります**。また、検査台からの転落については日本医療安全機構からも報告があり、「**患者の病態を把握し、医療者間で患者の情報を共有する**」、「**患者が検査台から転落する危険性があることを認識し、患者から目を離さないように医療者間で声を掛け合う**」という対策を挙げています。また、移乗や移動の際は**患者の頭側に位置するメンバー**（原則、麻酔科医）の声掛けにより、移乗を行います。

③急変時・緊急時の対応

1. 気道確保困難時の対処

　気管挿管時のトラブルで心得ておきたいのが、**気道確保困難時の対処**（difficult airway management）です。麻酔管理時の心停止・死亡の主要な原因の一つは、**導入時気道管理の失敗**です。気道管理ガイドライン2014（日本麻酔科学会）における、**気道確保困難時の一般的な必要物品**は、細めの気管チューブ、スタイレットなどのチューブ誘導器具、エアウェイスコープなどのビデオ喉頭鏡、気管支ファイバースコープ、ラリンジアルマスク、逆行性挿管器具、輪状甲状膜切開または穿刺セットといった緊急的侵襲気道確保器具です[4]。

2. 緊急時対応物品の準備・整備・配置

　患者急変時には躊躇なく**緊急コール**をかけ、**人員を確保**しましょう。医師、麻酔科医、看護師、臨床工学技士、診療放射線技師などのスタッフで**役割分担**を明確にして、それぞれの役割を果たせるようお互いに協力します。当院では、緊急時のフローチャート（**図6**）を作成し運用し

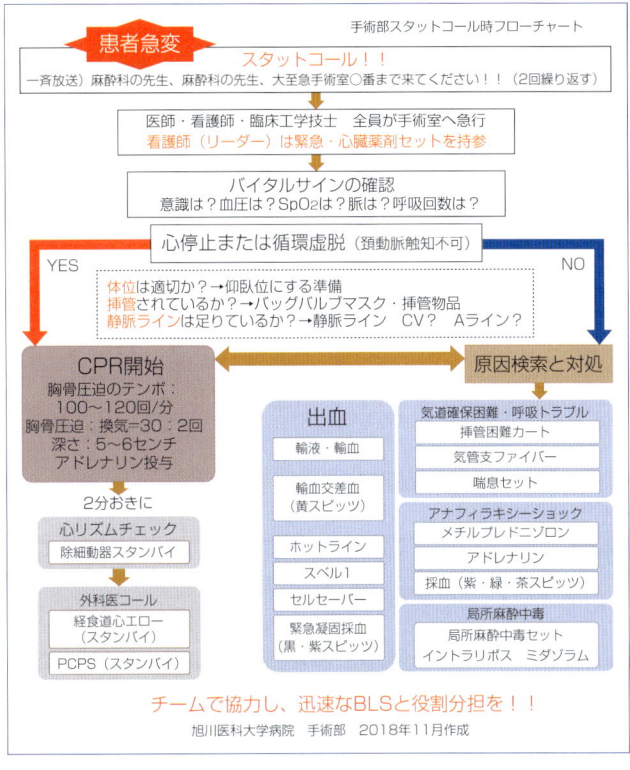

図6 当院手術部で使用しているスタットコール（緊急招集コール）フローチャート

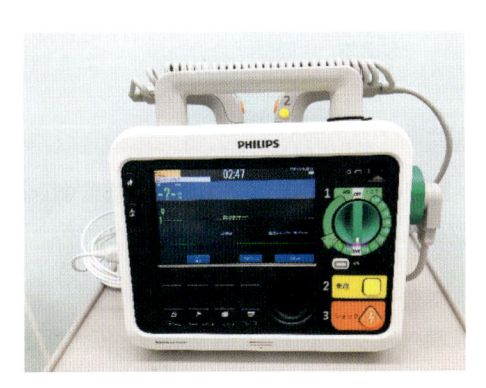

図7 除細動器

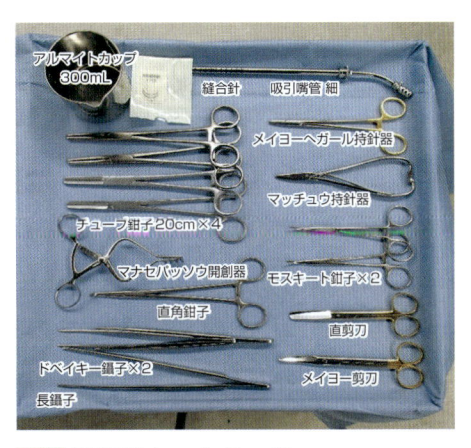

図8 PCPSセットの一例

ています。緊急時の状況に応じて**輸液・輸血・末梢静脈ルート確保**の準備、**除細動器（図7）**、大動脈内バルーンパンピング（**IABP**）、緊急大動脈遮断バルーン（**IABO**）、経皮的心肺補助装置（**PCPS）セット（図8）**、**輸血・輸液加温システム**（レベル1®ホットライン）などの準備が必要になります。また、合併症や偶発症の発生時は**外科的手術への移行**（開頭・開胸・開腹手術）も

表5 褥瘡発生の患者要因と術中要因（文献3より引用）

褥瘡発生の患者要因	褥瘡発生の術中要因
• 年齢（小児、高齢者） • 体型（身長、体重、BMI、るい痩、肥満など） • 褥瘡の既往歴 • 病的骨突出（程度、部位など） • 皮膚状態（多汗、尿便失禁、乾燥、浮腫、アレルギーなど） • 関節拘縮による可動域制限、麻痺 • 栄養状態 • ショック、重度末梢循環不全 • 合併症（糖尿病、変形性膝関節症など）、使用薬剤	• 術式、麻酔 • 手術部位 • 手術体位 • 手術予定時間 • 循環動態（出血、低血圧など） • 術中低体温 • 出血、浸出液、洗浄液などによる皮膚の湿潤 • 体位変換、ローテーションなどに伴うずれ、摩擦

常に念頭に置き、迅速に対応します。

■全身麻酔時の安楽

　全身麻酔で血管内治療を受ける患者は、血管造影室や手術室の環境に慣れず、**不安な表情**や**緊張**を伴っていることが予想されます。特に、**ベッドの硬さや狭さ、リネンの感触、機器やモニターが並んでいるなかでの入室**は、緊張感がいっそう高まる印象があります。矢継ぎ早に衣類を除去し、電極モニター類を装着し、末梢静脈ルートを確保することなども、患者にとっては決して安楽な状況とは言いがたいものです。このようななかで、看護師は麻酔導入までの間、患者がより安楽な状況で麻酔導入できるよう、**声掛けやタッチング、室内の温度調整やBGM等の環境整備**を行い、**侵襲を伴う手技は麻酔導入後に行う**などの配慮が必要です。

①チームでの情報共有

　患者背景をとらえ、**血管内治療に対する意思**や**家族への思い**を共有します。そして**治療を達成するための患者個別の原動力（たとえば、治療達成後に家族と実行したいことや目標としていることなど）**を支え、患者とチームの目標達成へつなげていきます。

②体位管理・皮膚損傷の予防

　血管内治療の体位は**仰臥位**が一般的ではありますが、**全身麻酔中は患者からの訴えがない**ため、よりいっそうの観察が必要です。患者の**関節可動域、皮膚状態、骨突出部位、褥瘡リスク**をアセスメントし、患者に適した**除圧用具**を準備・選択します（表5）。**良肢位の保持**と**患者にとって安全で安楽、かつ治療に必要な体位**を確保します（表6）。

表6 手術体位における良肢位（文献1より引用）

一般的な良肢位とは異なる

肩関節	外転は90°以内
肘関節	軽度屈曲位から90°以内の屈曲
前腕	回内・回外中間位
手関節	軽度背屈10〜20°
股関節	軽度屈曲15〜30°、外転は30°以内、砕石位では外転40°以内
膝関節	軽度屈曲10〜30°
足関節	中間位

③室温・体温管理

　入室時の寒冷刺激は末梢血管を収縮させ、悪寒や不快感を生じさせます。また全身麻酔導入後は、**体温調節中枢が抑制**され、中枢温は低下していきます（熱の再分布）。低体温は**①創傷治癒の遅延 ②感染率の増加 ③心血管系のリスク増加 ④出血量の増加**などの悪影響を及ぼします。

　シバリングは、麻酔から醒めたときに「中枢温が低い」と身体が判断した際に起きる熱産生反応です。シバリングによる**酸素消費量は2〜8倍**となり、酸素が少なくなるため、心拍出量が増え**頻脈**になります。低体温によるシバリングは我々看護師の想像以上に不快な体験であるため、これを予防するには**術中の保温と加温**が大切です。また、近年では**プレウォーミング法**（麻酔導入前から体表温を上昇させておくことで中枢温との乖離(かいり)を軽減し、低体温を予防する方法）が推奨されており、**温風加温装置**を使用しています。

④室内環境（音）

　血管造影室での患者は、**視覚的に遮断**された状態に置かれることが多いです。そのため、**聴覚がより鋭敏**になっています。患者が意識しやすい環境因子として、**音や会話**に関するものが多く含まれると考えられます。したがって、会話を含めた**音に対する配慮**は重要な要素となり得ます。**医療現場での音楽の効果**については数多くの研究報告があり、多くの施設において、**治療中の騒音から患者を隔離**することと**緊張緩和を得る**ことを目的に、血管造影室でも音楽を導入しています。事前に**患者の希望するBGM**を選択することで**より安楽を得られる**と考えられています。また、ある種の音楽は人の右脳に作用し、左脳の疲れを癒す効果を持つといわれていることから、**スタッフにとっても緊張緩和の効果が期待**できます。

■全身麻酔時の安心

　全身麻酔で血管内治療を受ける患者の安心とは、**①治療法や麻酔についての十分な説明が事前に行われていること ②患者の理解と同意がしっかりと得られていること**です。さらに、合併症や偶発症に対する説明と対応についても、事前に説明がなされていることにより、患者は十分に納得したうえで安心して治療を受けることができます。また、**看護師は患者状態の把握**と**治療法**をとらえ、患者がより安心して治療に臨むことができるよう介入する必要があります。

①説明と同意

　アセスメントした内容をチームで**共有**することにより、**一貫した介入**と**円滑な治療の進行やリスク回避**へつなげます。必要時には、医師による**再説明の場**を設けます。また、スタッフと患者間で取り決めた**約束事項を遵守**することで、**患者は安心して治療に臨むことができます**。

②治療前診察・治療前訪問

　治療当日に担当となるスタッフが患者とかかわりを持つことが好ましいですが、スタッフ側の勤務状況によっては、治療前の訪問時と担当者が変更となる場合もあります。**治療前に得られた患者情報を確実に担当者へ伝達できる仕組みと、治療前診察・治療前訪問時の記録が必要です。**

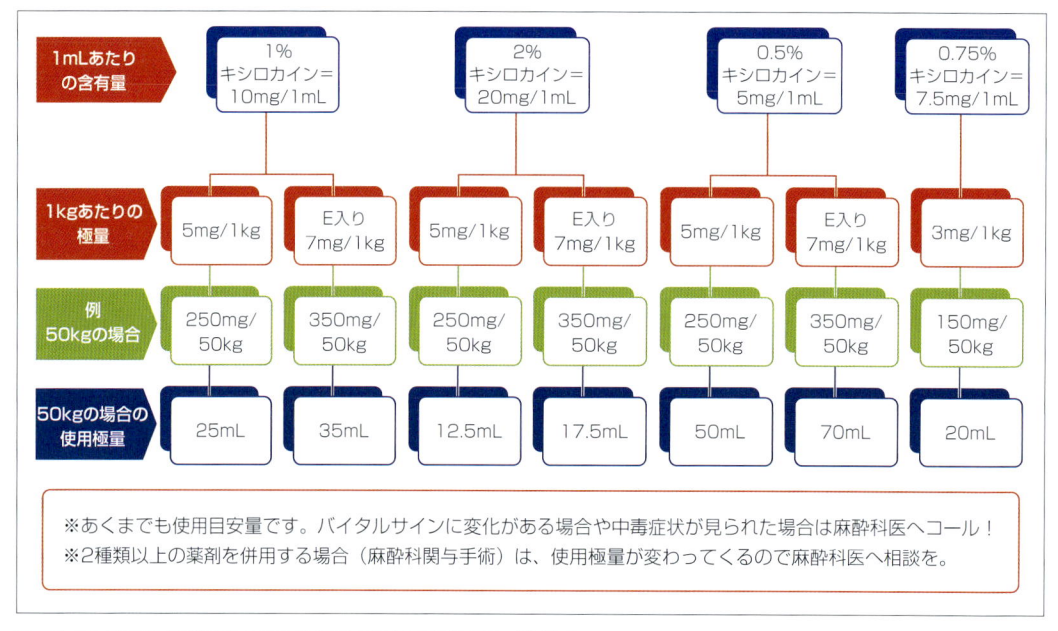

図9 局所麻酔手術時の局所麻酔薬使用限界量（指標）

③患者とのコミュニケーション・心理的支援

　担当者の自己紹介や**目線を合わせた声掛け**、**声のトーン**や**言葉遣い**を心掛け、患者がより安心感を得られるよう基本的な接遇が大切です。

血管内治療における局所麻酔時の看護

　局所麻酔と全身麻酔の大きな違いは、**患者が意識下にある**ということです。そのため、**患者は常に安楽な状態が脅かされている**状態です。特に医師は手技に集中するあまり、患者の表情や痛みへの配慮がおろそかになりがちです。看護師は**不安な状況にある患者を理解**し、**痛みや苦痛の緩和**に努め、**安全・安心・安楽への配慮**が必要です。

■局所麻酔時の安全

　局所麻酔薬のアレルギーや痛み刺激によって起こる**迷走神経反射**、**アナフィラキシーショック**、血管内注入による**局所麻酔薬中毒**に気を付けます。**徐脈**や**血圧低下**などがないかバイタルサインに注意します。また患者の**顔色**、**嘔気・嘔吐などの消化器症状**や、**呼吸苦などの訴え**なども注意深く観察します。迷走神経反射やその他の副作用が起きた際には、即座に対処できるように事前に準備をしておくことが重要です。

※**局所麻酔薬中毒とは？**（図9、10）

　局所麻酔薬の血中濃度が上昇して、**中枢神経**や**心筋**への影響が生じます。**興奮・多弁・舌のしびれ**など初期症状が観察された場合は、すぐに局所麻酔薬の投与を中止しくバイタルサインのチ

ェックを行います。重篤な場合は**視覚・聴覚の異常、意識障害・痙攣、昏睡、呼吸停止、循環虚脱**まで生じ得るため、迅速な診断と対応が必要となります。中毒が疑われた場合は、**緊急コール**をして人手を集め、**気道を確保して痙攣を予防**します。当院では局所麻酔薬中毒予防のための使用限度量の目安表**（図9）**を作成し、使用しています。**20％脂肪乳剤**（イントラリポス®）の投与も有効とされています**（図10）**。

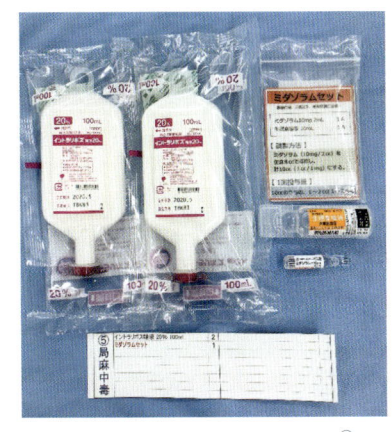

図10 脂肪乳剤(イントラリポス®)と局所麻酔薬中毒セットの一例

■局所麻酔時の安心

局所麻酔は、**治療を開始して初めて痛みを伴う場面**です。患者は局所麻酔をしている部位に神経が集中してしまいます。局所麻酔時はX線透視を使用しないため、**患者のそばにいることのできる時間**でもあります。**患者の近くで声掛け**を行い、**タッチング**をするなどし、少しでも安心できるようにするとともに、**全身状態を観察**します。

■局所麻酔時の安楽

穿刺時および手技中の疼痛を軽減する目的で、**貼付用局所麻酔薬**（ペンレス®テープなど）を事前に貼付しておくことも有用です。また、**室温を調整**したり、**肌の露出を控えて**患者のプライバシーへ配慮したりします。BGMや話し声など、**音への配慮**も常に必要です。

❰ 引用・参考文献 ❱

1) 国沢卓之監. 麻酔科グリーンノート. 東京, 中外医学社, 2018, 432p.
2) 日本麻酔科学会. WHO安全な手術のためのガイドライン2009. https://anesth.or.jp/files/pdf/20150526guideline.pdf
3) 日本手術看護学会. 手術看護業務基準. 東京, 日本手術看護学会, 2017.
4) 日本麻酔科学会・周術期管理チーム委員会編. 周術期管理チームテキスト. 第3版. 兵庫, 日本麻酔科学会, 2016, 816p.
5) 日本麻酔科学会. 局所麻酔薬中毒への対応プラクティカルガイド2017. https://anesth.or.jp/files/pdf/practical_localanesthesia.pdf
6) 讃岐美智義. やさしくわかる！麻酔科研修. 東京, 学研メディカル秀潤社, 2015, 280p.
7) 栗林幸夫監. IVR看護ナビゲーション. 東京, 医学書院, 2010, 292p.
8) 日本手術医学会編. 手術医療の実践ガイドライン（改訂第三版）. 日本手術医学会誌. 40（Supplement）, 2019, S42-S81.
9) 森田理恵ほか. 新人ナースのための麻酔看護"誰でも使える"王道マニュアル. オペナーシング, 大阪, メディカ出版, 2014, 29.
10) 車武丸ほか編. 手術看護の超重要ポイントオールカラーマスターブック. オペナーシング臨時増刊. 大阪, メディカ出版, 2016, 308p.
11) 公益財団法人日本医療機能評価機構医療事故情報収集等事業. 医療安全情報No.141. https://jcqhc.or.jp/wp-content/uploads/2018/08/anzen_20180815.pdf

（渡邊香留）

2 章

脳神経領域の治療

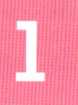

1 脳動脈瘤コイル塞栓術

さっと振り返る適応疾患の要点

脳動脈瘤破裂によるくも膜下出血

①くも膜下出血（SAH）は、突然の激しい頭痛とそれに伴う嘔吐など、頭蓋内圧亢進症が特徴的な症状である

②典型的症状があれば、ただちにCT検査で出血の有無を確認し、3D-CTA、MRA、脳血管造影（DSA）で出血源を確定する

③脳動脈瘤の90％は内頸動脈の灌流域に形成される

④くも膜下出血後の急性期の注意点は、再出血と頭蓋内亢進症による急性水頭症である

⑤くも膜下出血の外科的治療は再出血予防のために行われ、開頭術による脳動脈瘤ネッククリッピング術か、血管内治療によるコイル塞栓術が行われる

⑥治療後の合併症は脳血管攣縮・正常圧水頭症である

未破裂脳動脈瘤

　未破裂脳動脈瘤は症候性と無症候性に大別される。症候性のものは、動脈瘤の増大に伴い周囲の脳組織・脳神経を圧迫して症状が出現しているもので、大型・巨大動脈瘤（1.5cm以上）が多い。症候性や破裂の危険性を考慮して治療の適否を判断するが、治療方法は破裂脳動脈瘤に準じる[1]。

　本稿では、基本的には破裂脳動脈瘤のコイル塞栓術に関して記載を行う。

①くも膜下出血（SAH）は、突然の激しい頭痛とそれに伴う嘔吐など、頭蓋内圧亢進症が特徴的な症状である

　くも膜下出血（subarachnoid hemorrhage；SAH）は85％が脳動脈瘤の破裂が原因で発症し、中高年の女性に好発します[1]。頭蓋内圧亢進症は、動脈瘤の破裂などにより動脈血が急激にくも膜下腔に流入し、流入した血液によって頭蓋内圧が上昇するために起こります。

②典型的症状があれば、ただちにCT検査で出血の有無を確認し、3D-CTA、MRA、脳血管造影（DSA）で出血源を確定する

　頭部単純CT所見にて、くも膜下腔の高吸収域を認め、確定診断がつきます（図1-1）。3D-CTA（三次元CTアンギオグラフィー）で出血源の部位を、脳血管造影にて脳動脈瘤の部位・形状・大きさを特定し、治療方針を決定します（図1-2）。

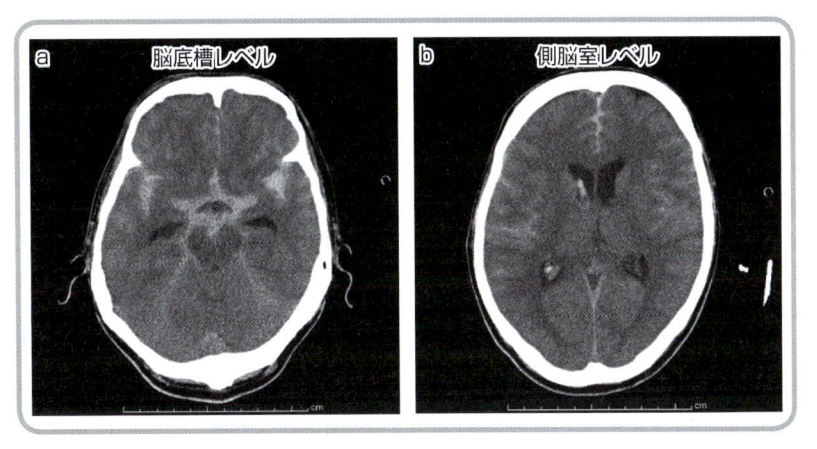

図1-1 くも膜下出血の頭部単純CT所見

くも膜下出血急性期、脳槽・脳室内に高吸収信号を呈するくも膜下出血を認める。

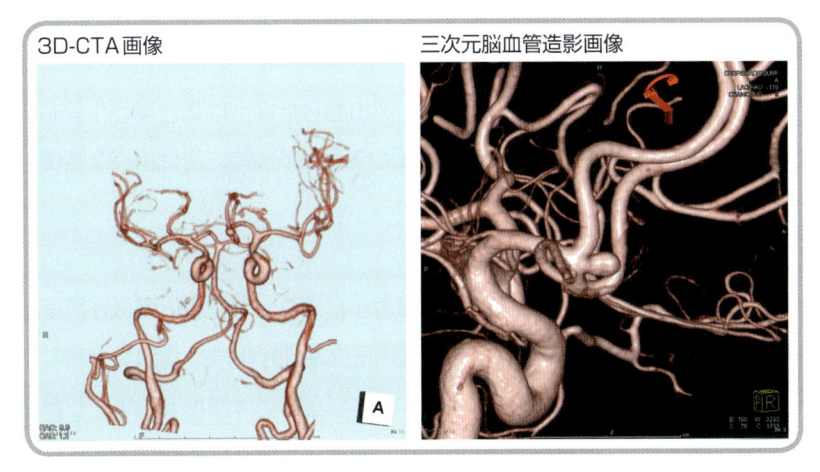

図1-2 脳動脈瘤の3D-CTA・三次元脳血管造影画像

図1-1と同患者の3D-CTA・三次元脳血管造影画像。前交通動脈部に動脈瘤を認める。

③脳動脈瘤の90％は内頸動脈の灌流域に形成される

　脳動脈瘤は、**内頸動脈-後交通動脈**（internal carotid artery-posterior communicating artery；**IC-PC**）**分岐部**、**前交通動脈**（anterior communicating artery；**A-com**）、**中大脳動脈**（middle cerebral artery；**MCA**）**分岐部**に好発しますが、破裂の危険性が高いのは、**脳底動脈先端部**、**A-com**、**IC-PC分岐部**です[2]（**図2**）。また、瘤の形状が不整形で、**多房性**、**ブレブを伴うもの**、**dome/neck比**（動脈瘤の最大径／動脈瘤頸部の長さ）**の大きいもの**は破裂しやすいです[3]。

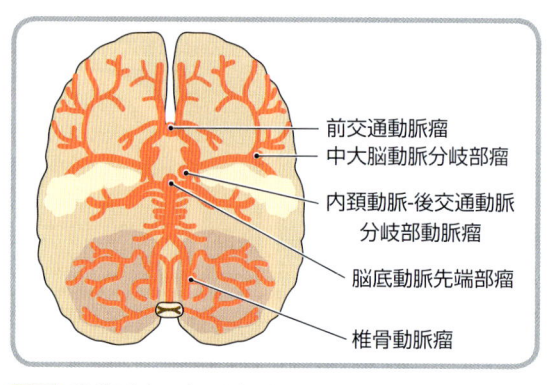

前交通動脈瘤
中大脳動脈分岐部瘤
内頚動脈-後交通動脈
分岐部動脈瘤
脳底動脈先端部瘤
椎骨動脈瘤

図2 脳動脈瘤の好発部位

④くも膜下出血後の急性期の注意点は、再出血と頭蓋内亢進症による急性水頭症である

1. 再出血

一度破裂した動脈瘤は再出血することが多く、再出血した場合に死亡率が上昇します。再出血を予防するために早期治療を行う必要があり、**脳血管攣縮発症前（出血後72時間以内まで）**の早期に行います。

2. 急性水頭症

急性水頭症は、くも膜下出血後に**髄液の循環障害**が起こり、脳室内に髄液が貯留し脳室が拡大した状態です。意識障害や頭痛、嘔吐などの頭蓋内圧亢進症が現れ、急激に進行した場合には**脳ヘルニア**を引き起こし、急死することがあります[4]。脳室または腰椎ドレナージが必要となる場合もありますが、**脳ヘルニアを発症している場合、腰椎ドレナージは禁忌**です。

⑤くも膜下出血の外科的治療は再出血予防のために行われ、開頭術による脳動脈瘤ネッククリッピング術か、血管内治療によるコイル塞栓術が行われる

どちらの治療法を選択するかは、**脳血管造影検査で得られた情報**（脳動脈瘤のサイズ、形状、周囲血管との関係、アクセスルート）や**患者背景**などを加味し、総合的に判断します[5]。

⑥治療後の合併症は脳血管攣縮・正常圧水頭症である

1. 脳血管攣縮

脳血管攣縮は、くも膜下出血発症**3〜4日後**から始まり、**7〜10日後にピーク**を迎える脳血管の持続的攣縮です。攣縮は可逆的ですが、強い攣縮が生じると脳虚血をきたし、**脳梗塞**の危険性があります[6]。症状として、**見当識障害、意識レベルの低下**に続き、**片麻痺**などの局所神経症状をきたす可能性があります。

2. 正常圧水頭症

正常圧水頭症は、脳室の拡大が緩徐に進行して**慢性的な髄液循環異常**をきたした状態で、発症

から**数週〜数カ月後**に**認知症**・**尿失禁**・**歩行障害**などを発症します[4]。いずれも治療後状態が落ち着いた後、症状が出現します。

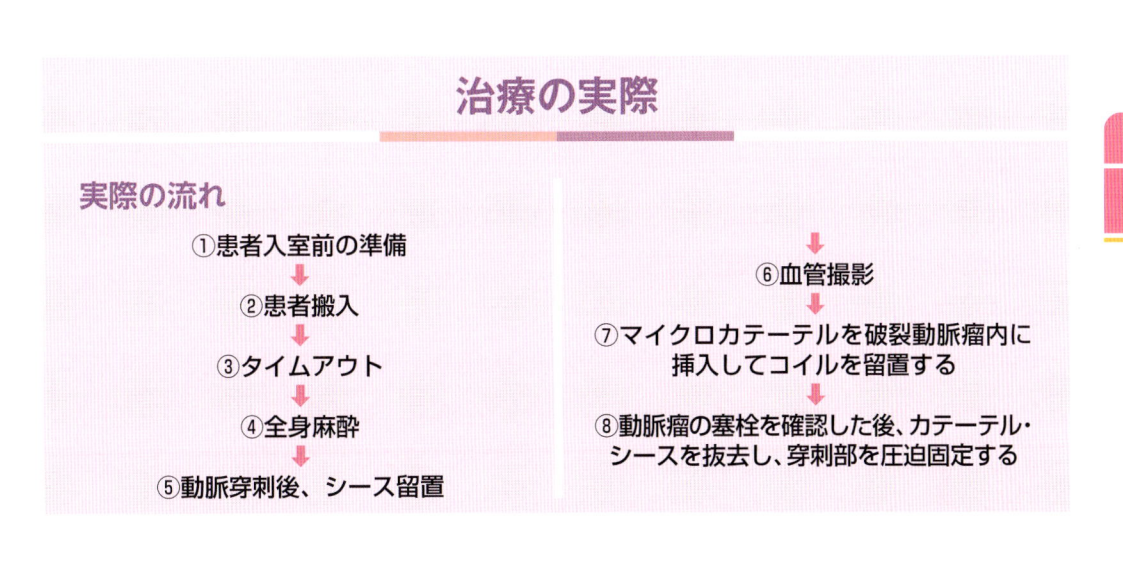

治療の実際

実際の流れ

①患者入室前の準備
↓
②患者搬入
↓
③タイムアウト
↓
④全身麻酔
↓
⑤動脈穿刺後、シース留置

⑥血管撮影
↓
⑦マイクロカテーテルを破裂動脈瘤内に挿入してコイルを留置する
↓
⑧動脈瘤の塞栓を確認した後、カテーテル・シースを抜去し、穿刺部を圧迫固定する

①患者入室前の準備

　ただちに治療を開始できるように、頭部固定台・モニター・注入筒・麻酔器・検査台など、**検査室の物品配置**をしておきます。その他、治療中の再出血による急性水頭症や脳ヘルニアの発症に備え、**緊急薬品**や**救急カート**を準備しておきます。術前・術後に腰椎ドレーンを挿入する可能性があり、**腰椎ドレナージ**はすぐ行えるように用意しておきましょう。事前に**単純CT**、**3D-CTA画像を確認**し、出血の程度や治療血管・治療戦略を把握します。

　また、動脈瘤塞栓術中はカテーテル内の血栓形成予防のために、加圧バッグを用いてヘパリン加生理食塩水にて持続灌流を行います[7]。そのため、**使用カテーテル数に応じたヘパリン加生理食塩水**を準備しておきます。

ナースのすること

- 血管造影・コイル塞栓術の物品を準備する
- 全身麻酔を準備する
- 出血の程度、治療血管、治療戦略も含めた患者の情報を収集する
- 救急カート・緊急薬品・腰椎ドレナージを用意する
- 持続灌流用のヘパリン加生理食塩水を準備する

②患者搬入

　局所麻酔で行われる場合と、全身麻酔で行われる場合があり、施設によって方針が異なります。患者の穿刺・撮影準備を行います。入室時の**バイタルサイン**や**意識レベル・神経症状・瞳孔の評価**を行い、くも膜下出血の重症度を把握します。

ナースのすること

- バイタルサインをチェックする
- 意識レベル、神経症状、瞳孔を評価する
- 撮影の妨げになる頭部金属類を外す（入れ歯、ヘアピン、眼鏡など）
- 撮影によりCアームの回転や移動があるため、輸液ラインの延長、モニターのコード類、麻酔器の配置に留意する
- 適切な体位をとる（局所麻酔の場合は急な体動は危険なため、身体抑制も考慮する）
- 穿刺部末梢の動脈の触知確認を行う

③タイムアウト

くも膜下出血時のコイル塞栓術は、患者の全身状態が悪く、緊急で行われることも多いです。そのため脳外科医師、麻酔科医師、看護師、診療放射線技師等、**多職種**でそれぞれの役割を担いながら、安全にすばやく治療を進めていくことが重要です。緊急時こそ治療前にいったん手を止め、**タイムアウト**を行って多職種にて情報の共有を行う必要があります。

ナースのすること

- 多職種にタイムアウトの声掛けを行う
- 患者情報を伝達する

④全身麻酔

脳動脈瘤のコイル塞栓術時、**患者の急な体動**は手技の妨げになるとともに、**血管穿孔**のリスクも増します。また、鎮痛・鎮静・血圧のコントロールが**再出血防止**のために重要であることから、当院では全身麻酔にて手技を行っています。

ナースのすること

- 気管挿管、Aライン挿入を介助する
- 麻酔器、挿管チューブ、モニターのコード類の配置を確認する

⑤動脈穿刺後、シース留置

大腿動脈からの穿刺が多く、シース留置後に**ACT**（activated clotting time：活性凝固時間）の値をチェックし、医師の指示で**ヘパリン化（抗凝固療法）を開始**します。くも膜下出血急性期では、抗凝固療法を行うことで再出血のリスクが高まる可能性があるため、施設によって開始のタイミングに関する方針が異なります。

抗凝固療法を行う場合のACTの値は、**150〜200秒**を保つようにヘパリン投与量を調節することが多いです。ヘパリンの**半減期は約60分**であり、60分を目安に追加投与しますが、特にくも膜下出血急性期の場合は、追加投与するかどうかは医師に確認が必要です。

ナースのすること

- 穿刺部を観察する

- ACT測定とヘパリン投与を行う
- ヘパリン投与のタイミングは医師に確認する

⑥血管撮影

ガイディングカテーテルをあげ、**動脈瘤近傍の血管の走行**や**動脈瘤の大きさや形状**を造影します。

ナースのすること

- 造影剤アレルギーの有無を確認する
- 撮影部位を把握する
- バイタルサインの変化に注意する

⑦マイクロカテーテルを破裂動脈瘤内に挿入してコイルを留置する

1. 脳動脈瘤の形状による分類

脳動脈瘤はその形状から、動脈分岐部などの血管壁が膨隆してできる**嚢状動脈瘤**と、血管全体が膨隆してできる**紡錘状動脈瘤**に大別されます。紡錘状動脈瘤は、椎骨動脈に発生することが多い**解離性動脈瘤**が原因となっていることが多いです[8]。

2. 形状による治療方針の違い

動脈瘤の形状によって治療戦略は異なり、**嚢状動脈瘤**に対しては、**コイルによる瘤内塞栓術**を行いますが、**紡錘状動脈瘤**に対しては、瘤と親動脈を同時に閉塞する**トラッピング術**か、ステントを親血管に留置して、ステントを支えにしながらコイル塞栓術を行う**ステント支援下塞栓術**を行います[8]。術前から抗血小板薬の投薬が必要であり、保険適用もないため、くも膜下出血急性期にはステントは使用できません。

血管内治療が困難とされている動脈瘤は**広頚瘤**（動脈瘤の入口が広い）、**大型・巨大瘤**（15mm以上）、**血栓化瘤**（瘤内に血栓が存在）、**小さすぎる瘤**、**瘤から正常血管が枝分かれしている場合**です。広頚瘤や瘤から正常血管が枝分かれしている場合は、バルーンまたはステント支援下塞栓術が行われることもあります[8] **(図3)**。

嚢状動脈瘤でも**中大脳動脈瘤**は**クリッピング術**が選択されることが多いです。

ナースのすること

- 塞栓部位・塞栓物質を把握する
- 灌流用ヘパリン加生理食塩水の圧を一定に保つ
- 合併症である術中の出血性合併症、血栓塞栓性合併症などが生じていないか、バイタルサインや症状の変化、造影に注意する

⑧動脈瘤の塞栓を確認した後、カテーテル・シースを抜去し、穿刺部を圧迫固定する

最終ACTの値を確認し、**200秒を下回っていれば**圧迫止血します。下回っていなければシースを残して後で圧迫止血します。止血用デバイスを使用することもあります。

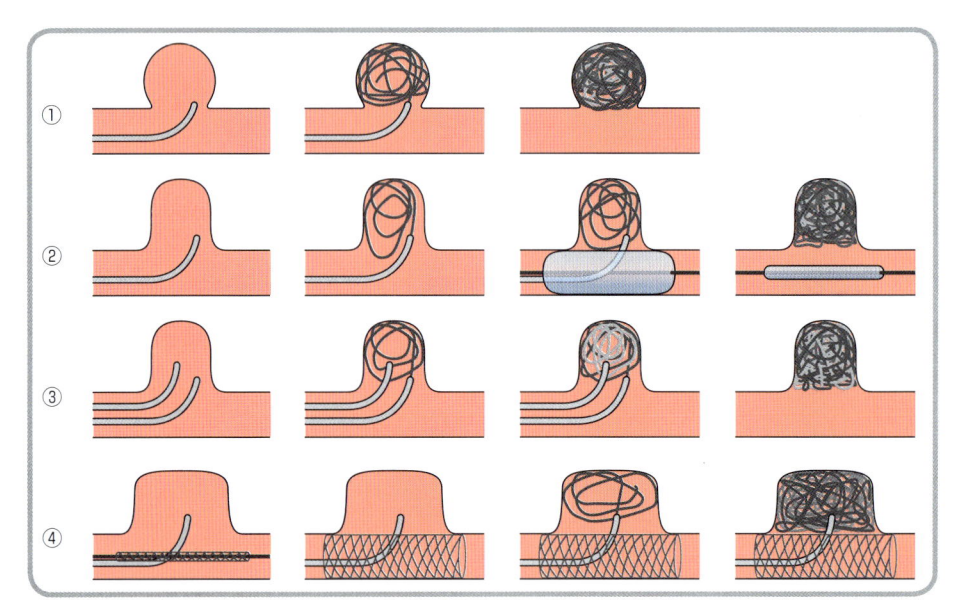

図3 コイルの留置法

①通常のカテーテルを1本挿入してコイルを瘤内に詰めていく塞栓術（シンプルテクニック）
②入り口が広い瘤で、補助的に風船のカテーテルでコイルを瘤内に安定させる（バルーンアシストテクニック）
③②と同様に2本のカテーテルからコイルを絡ませながら瘤内に安定させる（ダブルカテーテルテクニック）
④困難な広径瘤ではステントでネックを覆ってコイルを瘤内に安定させる（ステントアシストテクニック）

ナースのすること

- 穿刺部位の圧迫固定をするが、静脈血栓を生じないようにするため、静脈を圧迫しないようにする

- 穿刺部の合併症がないか確認する（皮下血腫・後腹膜血腫・仮性動脈瘤・動静脈瘻に注意）

治療中の看護ポイント

①再出血を防ぐ
②意識レベル・神経症状の変化に注意する
③カテーテル操作による合併症に留意する

①再出血を防ぐ

　一度出血した動脈瘤は、発症後**24時間以内**に再出血する危険性が高く、術前・術中の血圧のコントロールが重要です。強い頭痛や不穏症状による急激な血圧変化も出血につながるので、**鎮痛・鎮静**も行いましょう。しかし、頭蓋内圧が高い状態で血圧を降下しすぎると脳血流（脳血流を維持するための灌流圧）が不十分となり、**脳梗塞**を生じる危険性もあります。また、治療中に

再出血を起こした場合、一時的な血圧の異常な上昇がみられます。そのため、**バイタルサインの変化**には注意しましょう。

投与される薬は、降圧薬（ニカルジピン塩酸塩など）、鎮痛・鎮静薬（ペンタゾシン、プロポフォール、ミダゾラムなど）、抗脳浮腫薬（濃グリセリン、D-マンニトールなど）、抗痙攣薬、H_2遮断薬などです。すぐ投与できるように準備しておきます[9]。

②意識レベル・神経症状の変化に注意する

することは、患者の病状変化に早期に

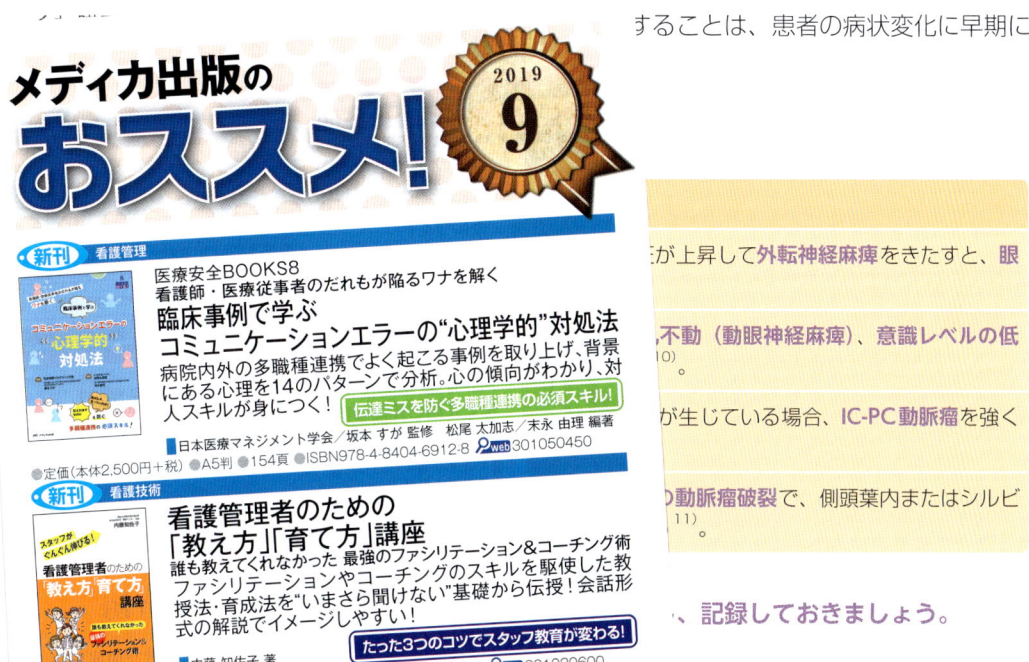

が上昇して外転神経麻痺をきたすと、眼

、不動（動眼神経麻痺）、意識レベルの低

が生じている場合、IC-PC動脈瘤を強く

動脈瘤破裂で、側頭葉内またはシルビ

、記録しておきましょう。

瘤や血管の穿孔を起こす場合が

状の悪化や、頭蓋内圧の急激な

多いですが、急激な脈拍数や血圧の上昇が生じることで気付くこともあります。

穿孔した場合、**血圧を下げ、ヘパリンをプロタミン硫酸塩により中和**する必要があるため**緊急薬品の事前の準備**は必要です。また、部位によっては、**バルーンカテーテル**を用いて瘤の入口や親動脈の近位部にバルーンを膨らませることで、一時的に血流を遮断しながら、**コイル等の塞栓物質**により穿孔部位の止血を試みます。

・穿刺部の合併症

治療中は**ヘパリン化**することもあり、穿刺部位からの出血や仮性動脈瘤の可能性があります。

特に、**後腹膜血腫**が生じた場合には、表面的にはわからないことがあり、ショックバイタル（血圧低下・頻脈）によって疑われることが多いため、<mark>**シース抜去後のバイタルサインの変化**</mark>に注意しましょう。

2. 虚血性合併症

・発生時の対応

　虚血性合併症は、コイル周囲やステント内部に**血栓**が形成され、動脈瘤近傍の分枝を閉塞（血栓性塞栓）したり、末梢塞栓をきたすものや、**コイルの親動脈への逸脱**に伴い急激に血栓形成を生じることによる親動脈の閉塞などが知られています[12]。くも膜下出血急性期に行うコイル塞栓術では、止血のために**過凝固**の状態になっているうえに、術前の抗血小板療法は通常は行われておらず、血栓塞栓症が生じやすい状況です。これらの血栓塞栓性合併症が生じた場合、経静脈的に、もしくは経鼻胃管から**抗血小板薬を投与**したり、ACTを測定しながら適切に**全身ヘパリン化**を行います。

・予防

　予防としては、親カテーテル・マイクロカテーテル内を**ヘパリン加生理食塩水で持続的に灌流**することや、手技を計画的にスムーズに進め**手術時間を短縮**することなどが挙げられます。また、ガイドワイヤーやカテーテルによる刺激により動脈が一時的に収縮する血管攣縮を生じることもあります。非常に強い血管攣縮を生じた場合は、**血管拡張薬を動脈内にゆっくり注入**することで改善を図る場合もありますが、**時間が経てば徐々に元のように広がります。**

❰ 引用・参考文献 ❱
....

1) 田村晃ほか編. EBMに基づく脳神経疾患の基本治療指針. 改訂第3版. 東京, メジカルビュー社, 2010, 2, 10.
2) 医療情報科学研究所編. "脳動脈瘤". 脳・神経. 東京, メディックメディア, 2011, 107, (病気がみえる).
3) 杉生憲志. "脳動脈瘤". 脳神経血管内治療と看護のすべて. 大阪, メディカ出版, 2011, 46.
4) 馬場元毅. 絵で見る脳と神経：しくみと障害のメカニズム. 第2版. 東京, 医学書院, 2004, 203.
5) 前掲書1). 3.
6) 前掲書3). 44.
7) 中居康展. セットアップ. BRAIN. 3 (5), 2013, 369.
8) 前掲書3). 42-52.
9) 前掲書2). 121.
10) 落合慈之監. 脳神経疾患ビジュアルブック. 東京, 学研メディカル秀潤社, 2009, 76.
11) 前掲書1). 4.
12) 前掲書3). 59.
13) 高橋美香監. 脳神経疾患病棟　観察・アセスメントスキルが身につく超実践プログラム. BRAIN NURSING春季増刊. 大阪, メディカ出版, 2016, 272p.

（祇園由美・平松匡文）

2 頚動脈ステント留置術（CAS）

さっと振り返る適応疾患の要点

頚動脈狭窄症

①脳梗塞の原因となる疾患である

→頚部にある太い動脈が**狭窄**あるいは**閉塞**して起こる脳梗塞で、アテローム血栓性脳梗塞と呼ばれる。

→総頚動脈から内頚動脈、外頚動脈へ分岐する部位に発生しやすく、**内頚動脈起始部**は動脈硬化病変の進行しやすい場所である。

→発生機序には、**動脈原性塞栓症**によるものと**血行力学性**によるもの、**その両者が合わさったもの**の3つがある。

→**高血圧**、**糖尿病**、**脂質異常症**、**虚血性心疾患**など、複数のリスク因子を持っていることが多い。

②症候性と無症候性に分けられる

→無症候性病変では、**症状がまったくなく**、脳ドック等で見つかる。

→症候性病変では、脳梗塞の前兆として、24時間以内に症状が消失する**一過性脳虚血発作**（transient ischemic attack；TIA）がみられる場合もあり、注意が必要である。

→症状として、**片麻痺**、**構音障害**、**知覚障害**、**失語**、**意識障害**、**視力障害**がみられる。

③治療法は、抗血小板療法、頚動脈内膜剝離術（carotid endarterectomy；CEA）、頚動脈ステント留置術（carotid artery stenting；CAS）（図1）がある（表1）

→CASの適応としては、**CEAリスク因子（表2）**で**狭窄率50％以上**の症候性病変、または**80％以上**の無症候性病変が適応となる。

④術前の検査（表3）は、頚動脈エコー、MRI、MRA（磁気共鳴血管造影）、脳血流シンチグラフィー、3D-CTA（三次元脳血管造影）、脳血管造影、心エコーが実施されることが多い

→**狭窄病変**や**脳血流**の評価を行い、**心疾患の合併**の有無をチェックし、**血管の蛇行**がないかを確認する。

→**CEAとCASのどちらがより安全性が高いか**を判断する必要がある。

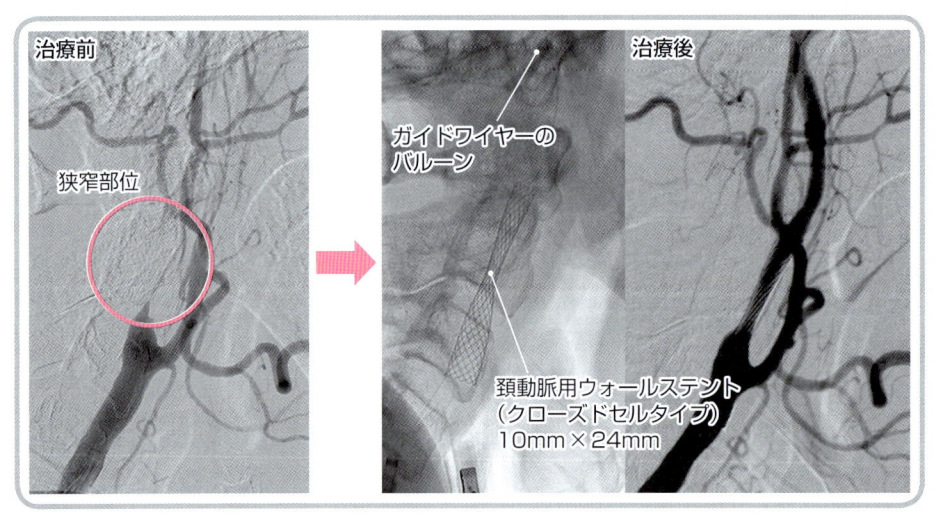

図1 CASによる治療前後の状態

治療前

狭窄部位

治療後

ガイドワイヤーの
バルーン

頚動脈用ウォールステント
（クローズドセルタイプ）
10mm×24mm

表1 CASとCEAの長所と短所

	CAS	CEA
長所	• 切開が必要なく、手術創が小さい • 局所麻酔でも施行可能である • 大腿動脈、上腕動脈から実施可能 • 手術時間が短い • 入院期間が短い	• プラークそのものを除去できる • 血管の蛇行があっても実施できる
短所	• ステントを挿入するため、抗血小板薬の内服が必要 • プラークの性状によっては、CEAより脳梗塞の合併症が高い • 徐脈・低血圧に注意	• 全身麻酔が必要 • 頚部の切開が必要 • 入院期間がCASに比べ長い • 創部の出血に注意

表2 CEAリスク因子（SAPPHIRE study）

• 心疾患（うっ血性心不全、冠動脈疾患、開胸手術が必要など）
• 重篤な呼吸器疾患
• 対側頚動脈閉塞
• 対側喉頭神経麻痺
• 頚部直達手術、また頚部放射線治療の既往
• CEA再狭窄例
• 80歳以上

①脳梗塞の原因となる疾患である

　脳梗塞の臨床分類には、**アテローム血栓性脳梗塞**と**ラクナ梗塞**、**心原性脳塞栓症**があります。

　アテローム血栓性脳梗塞のなかでも、**動脈原性塞栓症**では、変性したコレステロールなどが動脈の壁にプラークを形成し狭窄を生じます。そのプラークが破綻することで血栓が末梢に飛ぶため、脳梗塞を起こします。

　血行力学性によるものは、高度な狭窄病変により病変部から末梢への血流が低下し**循環不全**が生じるため、脳梗塞を引き起こします。**脱水**や**血圧低下**により極端に脳血流が減少すると、症状

表3 主な術前検査

検査名	特徴
頚動脈エコー	・狭窄率を評価できる ・プラークの性状を観察できる ・血流（速度や向き）を評価できる ・石灰化、プラーク内出血の評価が困難
3D-CTA	・頚動脈の全体像を把握できる ・3Dモデルの構築、立体構造の把握が可能 ・アプローチルートを評価できる ・潰瘍形成、石灰化の有無を評価できる
MRI/MRA	・頭部：脳梗塞の有無を評価できる ・頚部：プラークの質的評価が可能 　　　　不安定プラークの有無を評価できる
脳血流シンチグラフィー	・脳血流障害の程度を評価できる ・術後の過灌流症候群を予測できる
脳血管造影 （アンギオグラフィー）	・狭窄部位形状を正確に抽出できる ・脳血管を含めた血管評価ができる ・狭窄病変の屈曲や長さ、分岐の高位、側副血行路の発達を評価できる ・アプローチルートを確認できる

が悪化することがあります。

②症候性と無症候性に分けられる

症候性の場合、一過性脳虚血発作で発症し、徐々に症状が悪化していくのが一般的です。内頚動脈からは、眼動脈、後交通動脈、前脈絡叢動脈、前大脳動脈、中大脳動脈が分岐しているため、閉塞した場合にはそれぞれの症状が出現します。

症状として、**片麻痺**、**構音障害**、**知覚障害**、**失語**、**意識障害**、**一過性黒内障**がみられます。

③治療法は、抗血小板療法、頚動脈内膜剥離術（CEA）、頚動脈ステント留置術（CAS）（図1）がある（表1）

CEA・CASそれぞれの長所と短所を**表1**に示します。これらと患者の状態を考慮して治療法を決定します。

CASでは、CEAリスク因子で狭窄率50％以上の症候性病変、または80％以上の無症候性病変が適応となります[1]。

またCASの適応禁忌としては、**抗血小板療法・抗凝固療法**が禁忌であることや、**ガイディングカテーテルが留置できない**、**未治療の出血性疾患がある**、**総頚動脈入口部病変**が挙げられます。また、**大動脈弁狭窄症**や**冠動脈多枝病変**などは、CASに伴う徐脈・低血圧により病態が悪化することが知られています。

④術前の検査 (表3) は、頚動脈エコー、MRI、MRA、脳血流シンチグラフィー、3D-CTA、脳血管造影、心エコーが実施されることが多い

　頚動脈狭窄を有する患者の多くは冠動脈狭窄を有するため、術前に評価をしておく必要があります。脳血管造影、MRA、3D-CTAを撮影しておくことで、脳動脈瘤、脳動静脈奇形、モヤモヤ病などの出血性病変の合併や、対側内頚動脈、椎骨動脈、その他脳血管の狭窄や閉塞など、側副血行路の状態を確認することができます。また脳血流シンチグラフィーなどで血行力学的評価[注1]をしておくと、術後に起こりうる過灌流症候群に対応することができます。

注1）血行力学とは、血液循環を対象とする循環生理学を研究する学問で、流体力学や弾性体力学の理論を血液循環に応用した学問のことをいいます。ここでは、脳血管の血流量や血流速度の評価と考えます。

治療の実際

実際の流れ

①患者入室
↓
②検査の準備・タイムアウト
↓
③鎮静・酸素投与
↓
④消毒・局所麻酔・大腿動脈穿刺・シース挿入
↓
⑤ACT測定、ヘパリン投与
↓
⑥ガイディングカテーテル挿入・脳血管造影・3D-CTAの撮影
↓
⑦EPD（embolic protection device：塞栓防止器具・プロテクションデバイス）挿入 (表4)

⑧血管内超音波（intravascular ultrasound；IVUS）
↓
⑨前拡張 (図2)・ステント留置・後拡張
↓
⑩確認造影、EPDの回収
↓
⑪最終確認造影、カテーテル抜去
↓
⑫ACT測定、シース抜去、止血デバイスの使用
↓
⑬患者退室

①患者入室

　治療を受ける前に、血栓塞栓性の合併症を予防するために、抗血小板薬を内服します。

　通常は、治療の1〜4週間前から抗血小板薬を2剤内服します。

　無症候性の場合もありますが、症候性の場合、どのような症状があるのかを確認します。

　特に、内頚動脈から眼動脈が分岐しているため、目の見え方、瞳孔径、対光反射に関しても確

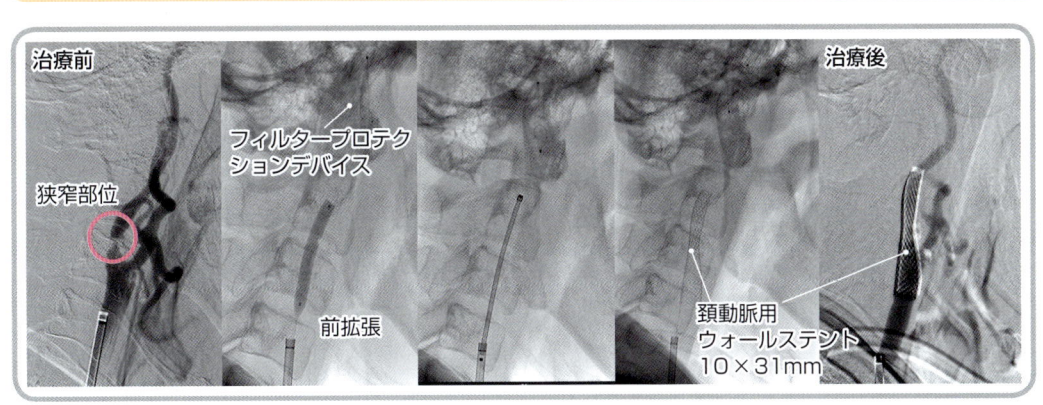
表4 EPDの種類

	EPD	
ディスタールプロテクション （distal protection） 狭窄部の遠位でデブリスを捕捉する方法	バルーンプロテクション （balloon protection）	・内頚動脈の末梢側をバルーンでオクルージョン（遮断）し、内頚動脈の血流を遮断する ・デブリスが末梢血管に飛ぶのを予防する確実な方法 ・内頚動脈を遮断するため症状が出現する場合がある
	フィルタープロテクション （filter protection）	・病変部の遠位にフィルターを留置し、デブリスを捕捉する方法 ・手技中の血流は保たれる ・プラークの量が多い場合、フィルターが目詰まりする場合がある
プロキシマールプロテクション （proximal protection） 血流を逆流させてデブリスを回収する方法		・バルーン付きガイディングカテーテルを総頚動脈まで進め外頚動脈にもバルーンを留置し、両者を拡張させ血流を遮断することにより、内頚動脈の血流を逆流させて狭窄部に生じるデブリスを回収するデバイス ・ガイディングカテーテル内にデブリスを回収し、フィルターを通過させた後に大腿動脈から返血する（Parodi法） ・高度狭窄や完全閉塞でプロテクションデバイスが病変を通過しない場合に有効

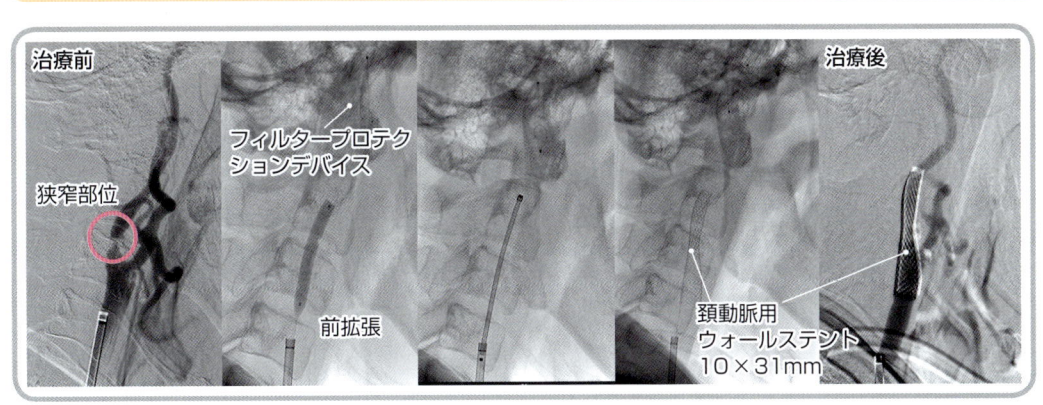

図2 前拡張を行ったCAS事例

認をしておく必要があります。

　入室時の状態を確認しておくことで、検査中・退室時に変化がないか判断することができます。

ナースのすること

- 意識レベルを確認する
- 麻痺の有無と種類を確認する
- その他、神経症状を確認する
- 瞳孔径、対光反射の有無を確認する
- MMT（manual muscle test：徒手筋力テスト）を行う

- 内服薬を確認する
- 穿刺部末梢の足背動脈触知を確認する

②検査の準備・タイムアウト

検査台に移動し、仰臥位になります。心電図、SpO_2モニター、血圧計を装着し、モニタリングを行います。必要時には**Aライン**を挿入します。

患者誤認の防止、**情報共有**のために、**スタッフ全員**でタイムアウトを実施します。

ナースのすること
- 3D撮影などでライン類が抜去されないよう、環境整備を行う
- 羞恥心への配慮、保温、体位調整を行う

③鎮静・酸素投与

治療に伴う合併症を少なくするためにも、**適切な鎮静**が必要です。適宜、**鎮静の状態を評価**し、必要であれば鎮静薬の追加投与を行います。**過鎮静**になることも考えられるため、ジャクソンリース回路（**図3**）[注2]や気管挿管などの準備が必要です。

注2）供給された酸素をジャクソンリースのバッグに蓄積し、用手で加圧することで蓄積された高濃度の酸素を患者に供給するシステムのこと。

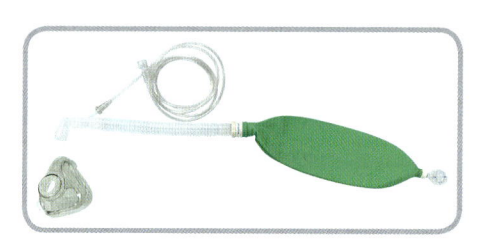

図3 ジャクソンリース回路

ナースのすること
- 鎮静薬により血管痛があることや眠くなることを伝える
- 鎮静状態の評価を行う
- バイタルサイン・呼吸状態を観察する
- 過鎮静への対応を行う

④消毒・局所麻酔・大腿動脈穿刺・シース挿入

一般的には**右大腿動脈穿刺**を行います。**血管に蛇行**があったり、**ガイディングカテーテルが挿入困難**であったりする場合は、**右上腕動脈アプローチ**に変更になる場合があります。動脈穿刺後、7～9Fr.のシースを挿入します。

一時ペーシングが必要な場合や、デブリスを回収した血液を返血するParodi法[注3]を実施する場合、大腿静脈にシースをあらかじめ挿入しておくこともあります。

注3）総頸動脈と外頸動脈にバルーンを留置し、血流を遮断することで内頸動脈の血流を逆流させ、ガイディングカテーテル内にデブリスを回収し、フィルターを通過させた後に大腿動脈から返血する方法。

ナースのすること

- シース挿入時、押される感じがすることを説明する
- 疼痛、迷走神経反射の有無を確認する

⑤ACT測定、ヘパリン投与

術前から抗血小板薬を内服していますが、術中は**体重（kg）×ヘパリン100単位**を目安に静注し、**ACT**（activated clotting time：活性凝固時間）が**275〜300秒以上**になるよう調整します。

ナースのすること

- ACT測定後にタイマー管理を行う

⑥ガイディングカテーテル挿入・脳血管造影・3D-CTAの撮影

ガイディングカテーテルを**総頸動脈**へ挿入し、**脳血管造影**、**3D-CTAの撮影**を行います。そして、総頸動脈〜狭窄部位の末梢、内頸動脈の**最も狭窄している部位の血管径や狭窄の長さ**を計測します。計測をもとにバルーンやステントなどデバイスのサイズを決定します。

血栓予防のため、ガイディングカテーテル内は**ヘパリン加生理食塩水**で**持続的に灌流**を行い、回路内の空気混入、血栓を防ぎます。

ナースのすること

- 灌流液の滴下、残量を確認する
- 加圧バッグの圧が適切か確認する

⑦EPD挿入（表4）

狭窄部位を拡張する際、プラークの破綻が生じ**デブリス**（debris）と呼ばれるプラークの破片が血管内に遊離して末梢に流れてしまうことにより、遠位の脳梗塞を起こすことがあります。それを防ぐために**EPD**でdistal protection（狭窄部の遠位でデブリスを捕捉する方法）を行います。**高度狭窄症例**では、EPDが通過しない可能性があるため、総頸動脈と外頸動脈を**バルーン**で遮断し、内頸動脈の血流を停滞・逆流させた状態（Parodi法）にして手技を行うこともあります。

ナースのすること

- どのタイプのEPDが使用されたのか確認する
- 血流遮断が行われた時間を記録する
- 神経症状の有無を観察する
- 造影画像を確認し、slow flow、no flow（狭窄が解除されたにもかかわらず、造影剤の流

れが悪いこと）に注意する

⑧血管内超音波（IVUS）

血管内超音波は血管径や狭窄病変の範囲を**正確**に評価する必要があるときに行います。

⑨前拡張（図2）・ステント留置・後拡張

ステントデリバリー用カテーテルを通過しやすくさせるため、**ステント留置前にバルーンで狭**窄部位を軽度拡張させます。ステントデリバリー用カテーテルが通過できる血管径がある場合は、前拡張を行わないことがあります。

ステントデリバリー用カテーテルを狭窄部まで進め、**狭窄部位を全てカバーできる位置**でステントを留置します。ステントは**自己拡張型形状記憶合金**であり、デリバリー用カテーテルから押し出すようにして留置されます。冠動脈のバルーン拡張型ステントとは違い、ステントをバルーンで拡張させません。

ステント留置後、**狭窄部位の拡張が不十分**な場合や**血管壁への圧着が不十分**な場合は、バルーンで後拡張を行います。

ナースのすること

- 血圧を1分おきに測定する（拡張時、血圧が低下する恐れがあるため、血圧測定をこまめに行い、血圧の低下がないか観察する必要がある）
- 血圧低下、徐脈に対応する
- アトロピン硫酸塩の準備または予防的投与、昇圧薬の準備を行う
- 意識レベルを確認する
- 神経症状の有無を確認する
- バルーンやステントのサイズを記録する
- バルーン拡張時間を記録する

⑩確認造影、EPDの回収

後拡張が終了したら、**病変部の拡張の程度**や**ステント内のプラーク突出**（プロトリュージョンと呼ぶ）の確認、**フィルターの目詰まり**などの確認を行います。

バルーンでプロテクションを行った場合、デブリスは遠位には飛んでいきませんが、近位に浮遊している状態のため、**血栓吸引**を行います。

ナースのすること

- slow flow、no flowの有無を観察する
- 意識レベルを確認する
- 麻痺の有無を確認する
- その他の症状を確認する
- 頚動脈反射の有無を確認する

⑪最終確認造影、カテーテル抜去

遠位塞栓の有無、**ステント内血栓**、**プラーク突出**を確認します。

⑫ ACT測定、シース抜去、止血デバイスの使用

抗血小板薬内服中であり術中はヘパリン化もしているため、**止血デバイス**を使用することが多いです。通常、ヘパリンの中和は行いません。

ナースのすること

- 穿刺部疼痛の強さの程度を確認する
- 迷走神経反射を観察する
- 血腫の有無、足背動脈の状態を観察する

⑬患者退室

異常がないかを確認し、患者を安全に退室させます。

ナースのすること

- 意識レベル、神経症状の有無を確認する
- 術前の症状からの進行がないかを確認する
- 瞳孔径、対光反射の有無を確認する
- MMTを行う

治療中の看護ポイント

①バルーン拡張・ステント留置時の徐脈・低血圧に注意する
②末梢の塞栓による脳梗塞に注意し、神経学的症状に変化がないか確認する
③脳梗塞を起こした場合は、急性期治療を行う
④過灌流症候群に注意する
⑤鎮静の状態を確認する
⑥造影画像を確認する
⑦血圧のコントロールを行う
⑧ステント内再閉塞に注意する
⑨虚血性心疾患に注意する

①バルーン拡張・ステント留置時の徐脈・低血圧に注意する

頚動脈の分岐部付近には、**頚動脈洞の圧受容体**があり、血管が拡張されることにより圧受容体が興奮し、徐脈・低血圧が起こります。**アトロピン硫酸塩**や**昇圧薬**の投与で対応しますが、重症な例では**一時的ペーシング**を挿入することがあります。

②末梢の塞栓による脳梗塞に注意し、神経学的症状に変化がないか確認する

EPDにより脳虚血症状が出現する場合や、手技中デブリスが末梢に飛び脳梗塞を起こすことがあります。神経学的情報をチェックし、速やかに術者へ伝えましょう。

③脳梗塞を起こした場合は、急性期治療を行う

末梢塞栓が起こった場合は脳梗塞の急性期治療を行います。場合によっては血栓回収を行うため、速やかに血栓回収の手技に移行できるよう準備します。

④過灌流症候群に注意する

術前の脳血流低下が著しい場合、ステント留置後に脳血流が増加し、頭痛、痙攣（けいれん）、脳出血を起こすことがあります。術後12時間以内に起こることが多く、術前検査で予測される場合、術中から血圧を下げるなどのコントロールを行います。

⑤鎮静の状態を確認する

安静が保てない場合、合併症のリスクが増すため鎮静状態の評価を行います。EPD挿入後からは特に注意が必要です。場合によっては鎮静薬を追加投与します。

⑥造影画像を確認する

手技に伴う合併症が起こっていないか確認します。slow flow、no flow、プラーク突出が起こっていないか、その他血管に異常はないかなど、造影画像を見て判断します。脳梗塞、脳出血を見逃さないようにしましょう。

⑦血圧のコントロールを行う

バルーン拡張、ステント留置時には低血圧に注意しますが、高度狭窄症例など、過灌流症候群が予測される場合、拡張後に血圧が下がることがあります。場合によっては降圧薬の投与を行います。

⑧ステント内再閉塞に注意する

ステント留置後、プラーク突出が原因となり、ステントが閉塞してしまい、脳虚血発作が出現することがあります。症状の出現に注意しましょう。

⑨虚血性心疾患に注意する

もともと頚動脈狭窄症の患者は冠動脈狭窄を合併していることが多く、徐脈・低血圧が誘因となり、狭心症や心筋梗塞を発症することがあります。胸部症状や心電図波形の変化、不整脈の出現に注意が必要です。

引用・参考文献
....

1) 坂井信幸監. 脳神経血管内治療と看護のすべて. 大阪, メディカ出版, 2011, 166p.
2) 吉村紳一編. チーム力Up脳血管治療. 東京, メジカルビュー社. 2017, 240p.

（中谷春美）

3 脳梗塞急性期脳血栓回収術

さっと振り返る適応疾患の要点

急性期脳梗塞

①適応となる脳梗塞は発症6時間以内のもの。脳梗塞急性期脳血栓回収術は時間との戦い、できるだけ早い再開通を目指す

→脳梗塞急性期脳血栓回収術は、脳梗塞発症から再開通までの時間が早いほど有効とされている。いかに再開通までの時間が短くできるか、準備や術中の無駄をなくすか、「チーム力」が問われる治療である。

②脳卒中重症度評価スケール（NIHSS）で適応を評価する

→脳卒中重症度評価スケール（National Institutes of Health Stroke Scale；NIHSS）は脳卒中の神経学的症候を半定量的にスコア化するスケールで、高スコアほど重症。脳梗塞急性期脳血栓回収術の適応はNIHSSのスコアが6以上が目安。

③適応を判断するために十二誘導心電図・胸部X線・血液検査・MRI・CTを実施する

→各種検査にて心房細動や心筋梗塞の有無を確認したり、血栓溶解薬であるrt-PA（recombinant tissue plasminogen activator：遺伝子組み換え組織プラスミノゲン活性化因子）静注療法を受けている場合は、禁忌事項がないかを確認する。

→画像検査で脳梗塞の部位、閉塞血管を確認する。

→症状とすでに生じている梗塞範囲との「ミスマッチ（＝ずれ）」が大きいほど、これらの検査は有効である。

①適応となる脳梗塞は発症6時間以内のもの。脳梗塞急性期脳血栓回収術は時間との戦い、できるだけ早い再開通を目指す

　脳卒中治療ガイドライン2015［2017追補版］[1] では、内頸動脈または中大脳動脈M1部の閉塞に対して、rt-PA静注療法を含む内科治療に追加して、発症6時間以内に行う血管内治療がグレードA（行うよう強く勧められる）として推奨されています。再開通が早ければ早いほど救われる人は増え、1時間遅れると社会復帰の可能性が12％減少するといわれています[2]。そのため、できるだけ早く治療が開始できるよう、日ごろからの準備が重要です。

②脳卒中重症度評価スケール（NIHSS）で適応を評価する

　NIHSSは、意識・視野・眼球運動・顔面麻痺・四肢の運動・運動失調・感覚・言語などの15項目からなり、各項目のスコアを合計すると0〜42点（最重症は失調を評価できないため

40点）になります。高スコアほど重症であり、脳血栓回収術を行う目安は**6点以上**とされています。

③適応を判断するために十二誘導心電図・胸部X線・血液検査・MRI・CTを実施する

1. 十二誘導心電図

心原性脳塞栓症の原因となる、心房細動などの**不整脈**や**急性冠症候群**の有無を確認します。

2. 胸部X線検査

心疾患、肺疾患、大動脈疾患（rt-PA静注療法の禁忌である**大動脈解離**）の有無を確認します。

3. 血液検査

血算・凝固・生化学・炎症マーカー・血清学的検査を行い、脳血栓回収術の適応範囲内であるか確認します。また、脳梗塞の原因となる**疾患の同定**や、脳梗塞との鑑別が必要な**代謝異常**などがないかを確認します。

4. MRI・CT

急性期脳梗塞および**脳血管閉塞**の有無や程度を確認します。

MRI（図1）は、放射線を使用することなく、磁場を使用し体内の核磁気共鳴現象を利用することで体内の状態を断面像として描出する検査です。また、MRAでは**造影剤を使用することなく**血管を描出することができます。しかし、撮像に時間がかかる欠点もあります。MRIのなかでも特に**DWI**（diffusion weighted image：**拡散強調画像**）は、急性期の脳梗塞領域を高信号として描出できます。

CT（図2）は、現在の脳梗塞における**第1選択**の画像診断方法です。簡便に素早く検査がで

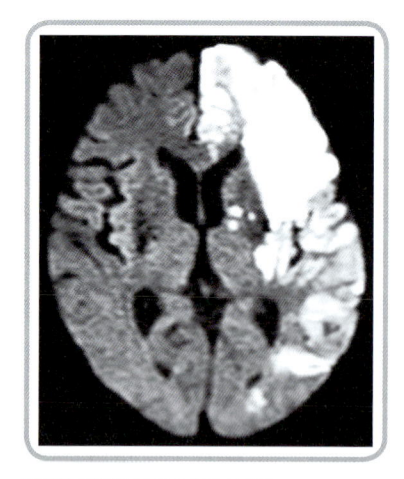

図1 脳梗塞のMRI画像

左MCA（中大脳動脈）領域、左ACA（前大脳動脈）に広範な急性期脳梗塞がみられる。

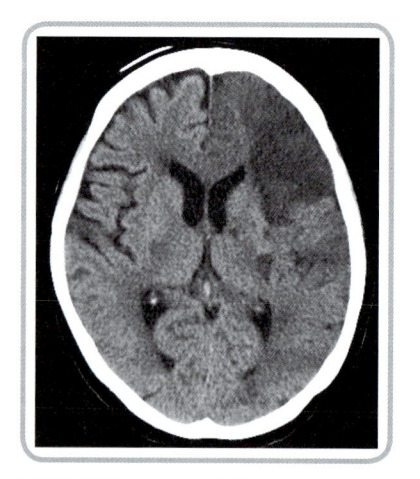

図2 脳梗塞のCT画像

左MCA（中大脳動脈）領域、左ACA（前人脳動脈）に広範な急性期脳梗塞がみられる。

き、脳梗塞と出血の診断ができます。しかし、脳梗塞では、MRI/DWIより精度が劣るときもあります。また、造影剤を用いた**CTA**（CT血管造影）では、正確な脳血管の描出が可能です。

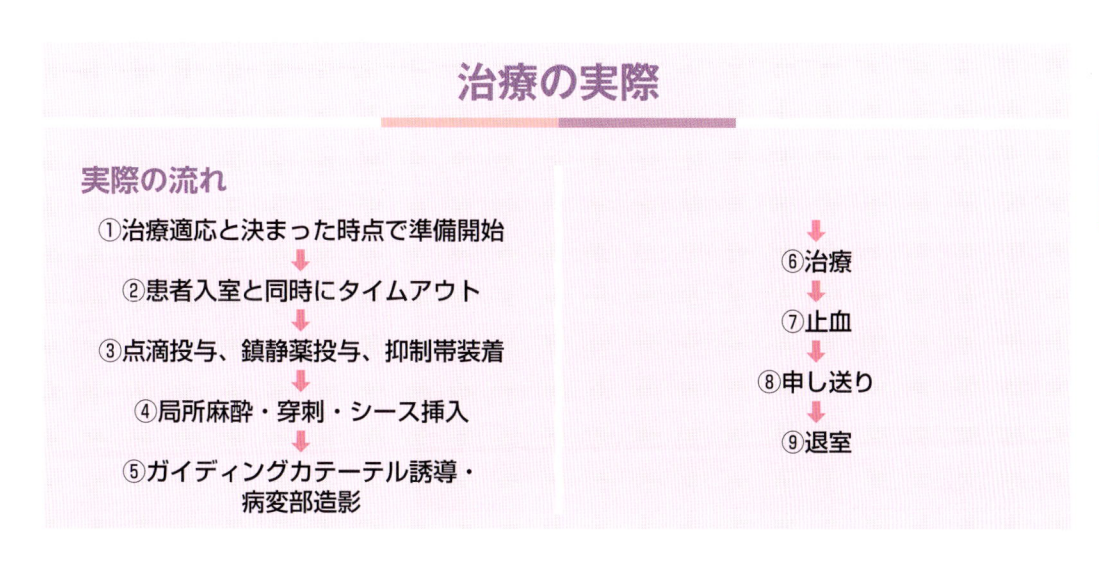

①治療適応と決まった時点で準備開始

1. 薬剤の準備をする

術中に素早く作製できるように、以下のように薬剤の準備を行います（図3）。

- 鎮痛薬、鎮静薬、緊急薬品を準備する
- 処置用ヘパリン加生理食塩水を準備する
- 灌流用ヘパリン加生理食塩水をエア抜きし、加圧バッグに準備する
- ACT測定器を準備する

2. カテーテルセットを展開する

1）〜4）の順に展開します。ガイディングカテーテル留置までに必要な物品をセットとしてまとめておくと便利です。

1）カテーテルセットを清潔操作で開封する

2）トレーとシリンジ洗浄用カップにヘパリン加生理食塩水を注ぐ

3）綿球にポビドンヨードを注ぐ

4）術者の指示により適切なシース、カテーテルを準備し、清潔に渡す

3. 必要物品を出す

医師の指示のもと展開します（物品は当院の場合）。

・前方循環治療（内頚動脈、中大脳動脈：図4）

カテーテルは5Fr.の血管造影用カテーテル（CXカテーテル）SY3-130・130cm、ガイディングカテーテルは8Fr.のバルーン付ガイディングカテーテル（オプティモ®）90cmを使用し

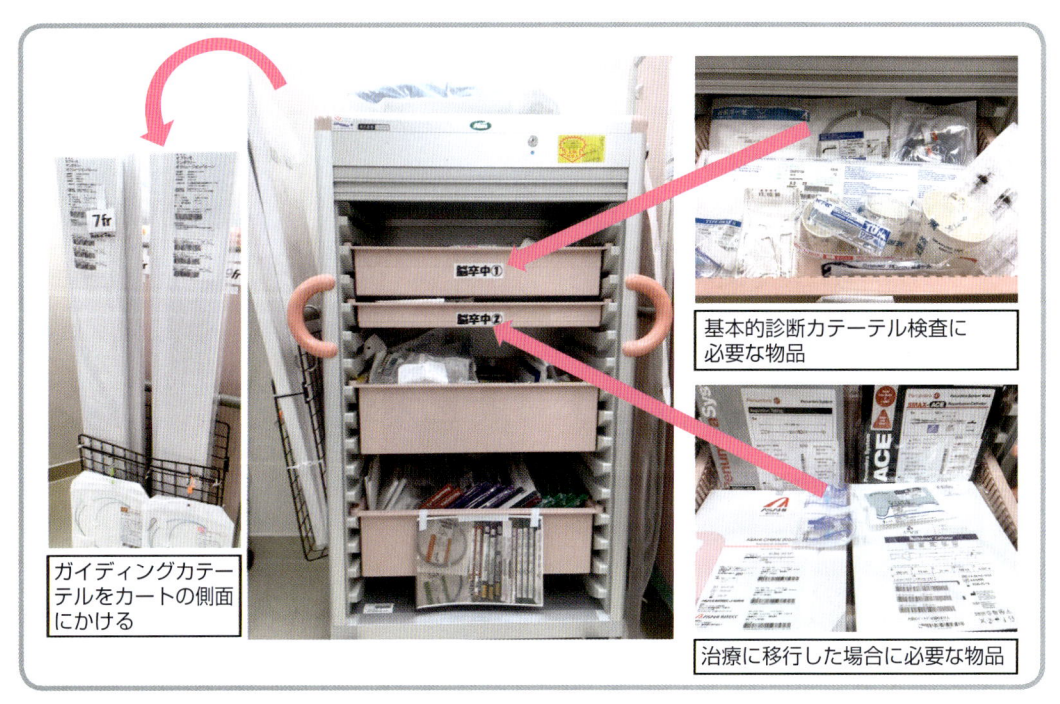

図3 当院の脳梗塞急性期血栓回収術時に用いる物品

術前に救急カートを用意しておく。

（図中ラベル）
- ガイディングカテーテルをカートの側面にかける
- 基本的診断カテーテル検査に必要な物品
- 治療に移行した場合に必要な物品

ています。

・後方循環治療（椎骨動脈、脳底動脈：図5）

　カテーテルは4Fr.の中心循環系血管造影用カテーテル（OK2M）125cm、ガイディングカテーテルは6Fr.のもの（ASAHI FUBUKI ST）90cmを使用しています。

②患者入室と同時にタイムアウト

1. 入室時の処置

　安全に治療が行えるように、声を掛けながら個々のスタッフの役割行動を明確します。

ナースのすること

- タイムアウトを実施する（患者自身に患者氏名、生年月日を言ってもらう。意識障害や失語で患者自身での確認が困難な場合は、術者・ナースと一緒にリストバンドで確認する）
- 病名・閉塞血管・内服薬・アレルギー・意識レベルを確認する
- 穿刺部末梢動脈触知と左右差の有無を確認する

2. 患者準備をする

　1）～3）の順に患者準備を行います。

　1）モニター（心電図、血圧計、SpO₂モニター）を装着する。

　2）予期せぬ体動は血管損傷の危険につながるため、**3点固定**（頭・手首・足）をしっかりと

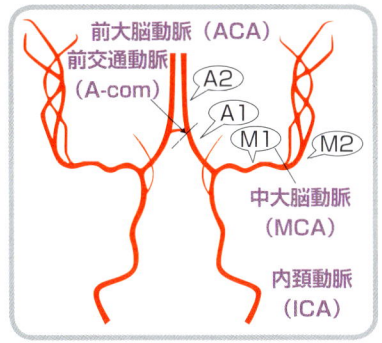

図4 前方循環系の血管

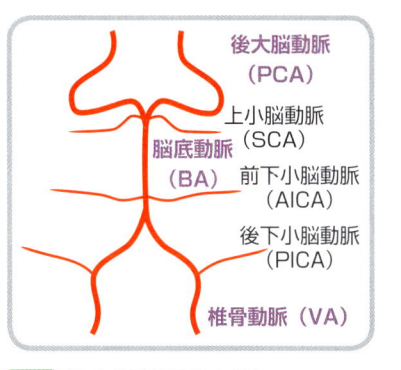

図5 後方循環系の血管

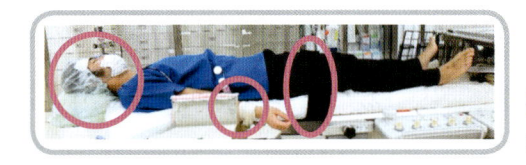

図6 当院の3点固定
頭・手首・足の3点を固定している。

行う（図6）。当院の場合、頭は直接肌にテープが当たらないように、**ガーゼを額に乗せてからテープで固定し、手は8の字結びで手首に通して処置台の下で結ぶ**。足は黒バンドを**膝上10cm**でしっかり固定している。

3）穿刺部位を確保する

③点滴投与、鎮静薬投与、抑制帯装着

患者の安全のため、以下のことを実施します。

- 鎮静薬・鎮痛薬を準備する
- 術者の指示のもと、脳保護薬や抗潰瘍薬などの薬剤を投与する
- rt-PA施行時は治療指針に従い、血圧管理、神経症状の観察評価が必要である
- 意識レベルが低下し、体動を余儀なくされる危険性のある場合は、抑制帯を装着する

ナースのすること

- 意識レベルを確認する
- 術者の指示のもと、薬剤を投与する
- バイタルサインを測定する
- 抑制帯を装着する

④局所麻酔・穿刺・シース挿入

局所麻酔下に大腿動脈にシースを留置します。急性期脳梗塞では**rt-PA投与中**あるいは**投与直後**に穿刺することも多く、**出血リスクが高い**状況での穿刺となることがあります。血圧や脈拍の急な変動など、バイタルサインの変化に注意しましょう。

ナースのすること

- バイタルサインを測定する

⑤ガイディングカテーテル誘導・病変部造影

目的血管にガイディングカテーテルを留置します。

ナースのすること

- ACT測定を行い、術者から指示があった場合はヘパリンを投与する（前述のrt-PA投与中の場合には使用しないこともある）

⑥治療

現在は、**吸引カテーテル（図7）**、もしくは**ステント型脳血栓回収機器**（ステントリトリーバー：**図8**）による血栓回収が主流です。

1. 吸引カテーテル（Penumbra$^®$システム：図7）

閉塞血管に適したサイズのカテーテルを選択し、閉塞直近まで誘導、**専用の吸引ポンプに接続して血栓を吸引します（図9）**。

2. ステントリトリーバー（Solitaire^{TM} Platinum、Trevo$^®$ XP、Revive^{TM} SE：図8）

ステント型（筒状）の血栓回収デバイスを閉塞部で展開し、**ステントの網目で血栓を絡めて回収します（図10）**。

ナースのすること

- ポンプを準備する
- 血栓吸引時間と再開通時間を記載する
- 回収された血栓を撮影し電子カルテに保存する（当院の場合）
- 血栓回収デバイスを使用する際には血管痛を伴うので、術者指示のもと適宜鎮痛薬を使用できるように準備しておく

※血管形成術

　動脈硬化性脳主幹動脈高度狭窄（閉塞）による脳梗塞に対しては、バルーンを用いて病変部を再開通させる**血管形成術**を行うことがあります。動脈解離や再閉塞が起こる場合は、ステント留置が必要となる場合もあります。

　ステント留置を行う場合は、抗血小板薬を投与することがあるため、術者の指示のもと、**抗血小板薬**を準備します。**抗血小板薬の内服歴の確認**を行うことが大切です。通常、治療中は経口投与が困難であるため、**経鼻胃管**を挿入し、**内服薬を注入**します。

⑦止血

穿刺部の止血には**用手圧迫**と**止血デバイス**による方法があります。当院では再閉塞等の合併症が起きた場合、すぐに治療ができるように、シースを留置したまま帰室します。

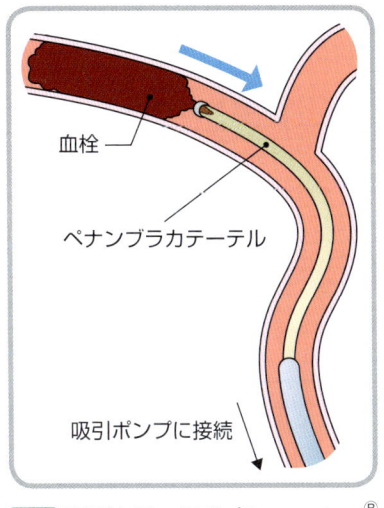

血栓

ペナンブラカテーテル

吸引ポンプに接続

図7 吸引カテーテル（Penumbra®システム）

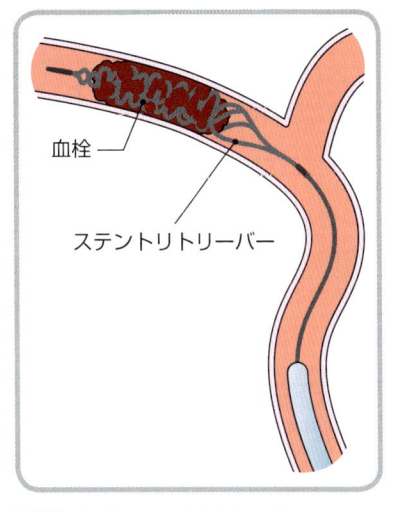

血栓

ステントリトリーバー

図8 ステントリトリーバー

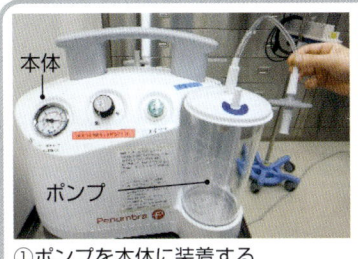

本体

ポンプ

①ポンプを本体に装着する

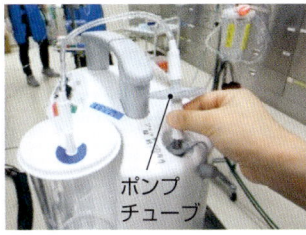

ポンプチューブ

②ポンプチューブを本体に接続する

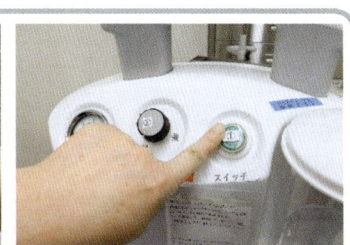

③電源スイッチを押す

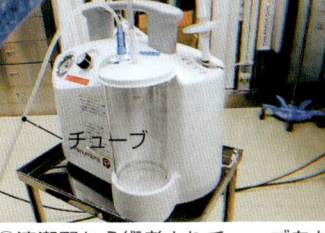

チューブ

④清潔野から術者よりチューブをもらい、ポンプに接続する

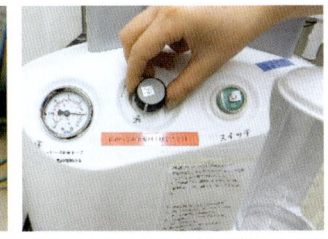

⑤ダイヤルは弱から開始して強まで最大限に右に回す

図9 Penumbra®システム、血栓吸引の実施

ナースのすること

- ACTを測定する。ヘパリンの中和を行う場合は、プロタミン硫酸塩の量を術者に確認して投与する
- シース抜去時、穿刺部周囲に血腫がないか確認する
- 圧迫止血の場合：当院では消毒後、用手圧迫後に血管造影用の圧迫止血綿（アンギオ綿など）、固定テープ3枚（粘着性止血包帯）を用いて圧迫固定をしている

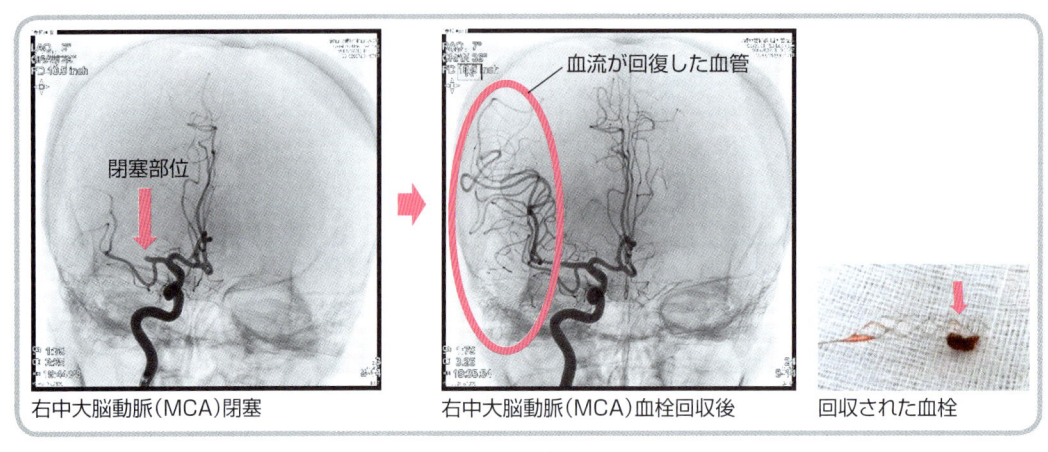

右中大脳動脈(MCA)閉塞 　　右中大脳動脈(MCA)血栓回収後 　　回収された血栓

図10 ステントリトリーバーでの血栓回収前後の画像

- 止血デバイスの場合：用途に合わせて止血デバイスを準備し、安静時間を確認する
- シース留置の場合：シースが抜けないように縫合後、テープで固定する
- 血腫がある場合：血腫部のマーキングを実施する

⑧申し送り　⑨退室

　術中行った手技・投与薬剤、患者の状態、術後も継続して観察が必要な項目を入室する部署に申し送ります。

ナースのすること

- 入室する部署の看護師へ申し送りする
- 時間経過を確認できるよう、穿刺時間、rt-PA開始時間、再開通時間を看護記録に記載する

治療中の看護ポイント

①体動により、穿刺、治療困難とならないように、抑制をしっかりと行う
②神経症状やバイタルサインに変化がないか確認する
③呼吸および循環動態を絶えず観察できる状態を維持し、急変時に十分な措置が行える
　準備をする
④退室するまで気を抜かない
⑤Time is Brain !

①体動により、穿刺、治療困難とならないように、抑制をしっかりと行う

予期せぬ体動は血管損傷の危険もあるため、頭・手首・足の**3点固定**をしっかりと行います。治療に支障をきたす恐れがあるときは、術者へ報告し、**抑制法の再確認、鎮静薬の追加・変更**を検討します。

②神経症状やバイタルサインに変化がないか確認する

特にワイヤー挿入時や血管形成施行時は血管穿孔をきたす危険もあるため、**神経症状**や**バイタルサインの変化**に注意を払い、変化がみられるときには術者に報告を行います。

③呼吸および循環動態を絶えず観察できる状態を維持し、急変時に十分な措置が行える準備をする

酸素投与に加え、**挿管器具・吸引器具**等の気道確保に必要な物品、**昇圧薬・降圧薬**を用意し、常に緊急時の対応ができる準備をしておきます。

④退室するまで気を抜かない

再閉塞、出血等の合併症により、症状が悪化する場合もあるため、**バイタルサインの変動・意識レベルの低下**に注意し、退室するまでは気を抜かないようにしましょう。

⑤Time is Brain！

脳血栓回収術は時間との戦い。再開通の遅れが患者の予後に直結します。治療施設には、**1分でも治療時間を短縮できるよう**院内体制の整備、チーム力の向上が求められます。

◤ 引用・参考文献 ◢

1) 日本脳卒中学会脳卒中ガイドライン［追補2017］委員会編. 脳卒中治療ガイドライン2015［追補2017］. 東京, 日本脳卒中学会, 2017, 91p.
2) 吉村紳一編. チーム力Up脳血管治療. 東京, メジカルビュー社. 2017, 240p.
3) 野口純子. 「基礎から学ぶ！事例で考える！血管内治療の看護」セミナーテキスト. 愛知, 日総研, 2008, 182p.

（高松幸子・神谷雄己）

4 経皮的血管形成術（PTA）

さっと振り返る適応疾患の要点

頭蓋内主幹動脈狭窄症

①**主幹動脈とは、内頚動脈、中大脳動脈、椎骨動脈、脳底動脈などの太い動脈のことである**

→狭窄部位は、動脈硬化の好発部位である**各動脈起始部**や**屈曲・分岐部**である。

②**動脈硬化が一過性脳虚血発作（TIA）やアテローム血栓性脳梗塞を引き起こす**

→脱水やショックなどで血圧や心拍出量が低下することで、狭窄している動脈の灌流領域末梢部の血液が不足し、TIAやアテローム血栓性脳梗塞が誘発される。血管の狭窄度は、脳血管造影検査で計測され、計算は**WASID法**で行われる。頚部内頚動脈狭窄の狭窄度計測法（NASCET法）とは異なる。

③**主な発症形式は「血行力学的脳虚血」と「動脈原性塞栓」である**

→主要血管の狭窄部より末梢部の脳灌流圧が下がることや、狭窄部位の血栓が剥離し末梢塞栓を起こすことで、神経症状が出現する。経皮的血管形成術（percutaneous transluminal angioplasty；PTA）の対象は「**血行力学的脳虚血**」である。

④**抗血小板あるいは抗凝固療法に対する内科治療抵抗性の場合に行われる**

→頭蓋内動脈狭窄症は抗血栓療法を行っていても**再発率が高く**、高度狭窄や症状進行例などが経皮的血管形成術の適応となる。治療は**バルーンによる血管拡張**と**ステント留置**がある。

⑤**急性期と慢性期では、脳血流評価のための検査は異なる**

→狭窄を診断するうえでは、**MRA**（磁気共鳴血管造影法）や**CTA**（コンピュータ断層血管造影法）、**血管造影**、**血管エコー**が行われる。脳血流評価については、急性期では**ASL**（arterial spin labeling：動脈スピンラベル法）や**CTパーフュージョン**（CTP：CT脳循環測定）などで定性的（視覚による虚血領域の判定）に脳血流の低下領域を診断指標として用いる。慢性期では脳血流とともに脳循環予備能の評価が必要であり、脳血流シンチグラフィー**（図1）**にて脳血流を定量化（数値による虚血領域の判定）し、**アセタゾラミド負荷による脳循環予備能評価**によって治療適応を判断することが多い。

⑥**分水嶺梗塞（図2）やTIAなどの症候性のものが治療対象である**

→分水嶺梗塞は、**表在型**と**深部型**があり、症状は梗塞部位によってさまざまである。

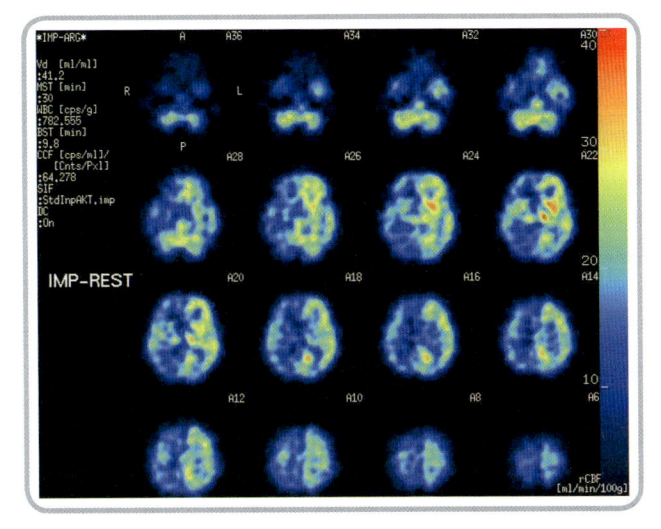

図1 頭蓋内主幹動脈狭窄症の脳血流シンチグラフィー（SPECT）

右内頚動脈領域に著明な血流低下（青色部）がみられる。

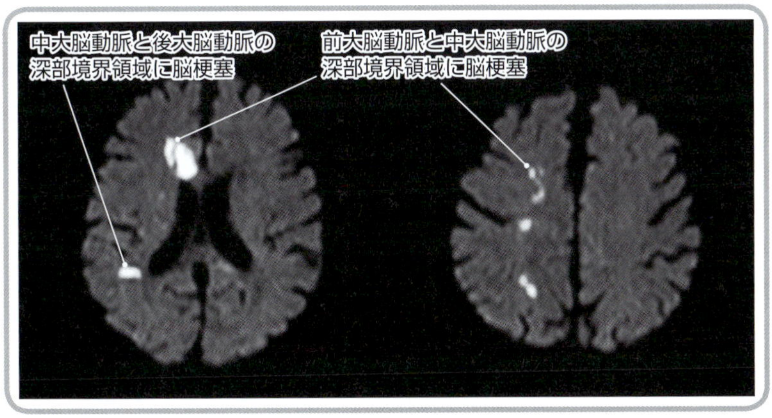

中大脳動脈と後大脳動脈の
深部境界領域に脳梗塞

前大脳動脈と中大脳動脈の
深部境界領域に脳梗塞

図2 右内頚動脈狭窄症による分水嶺梗塞のMRI画像

①主幹動脈とは、内頚動脈、中大脳動脈、椎骨動脈、脳底動脈などの太い動脈のことである

内頚動脈は総頚動脈から外頚動脈と分岐し、頚動脈管→海綿静脈洞部→硬膜貫通→頭蓋内に入ります。硬膜を貫通したあと眼動脈、後交通動脈と前脈絡叢動脈に分岐、その後に中大脳動脈と前大脳動脈に分岐します。これを**前方循環**と呼びます。

椎骨動脈は環椎（第一頚椎）の上面で迂回し、大後頭孔で硬膜貫通→前脊髄動脈・後下小脳動脈に分岐→左右の椎骨動脈が合流→1本の脳底動脈になります。これは**後方循環**と呼ばれます。

②動脈硬化が一過性脳虚血発作（TIA）やアテローム血栓性脳梗塞を引き起こす

動脈硬化とは、血管の内皮細胞が傷害されることによって、血管内腔に突出するアテローム病変が形成される状態です。動脈硬化の進展によって血管内腔が狭くなり、加えて、内皮細胞が持つ血小板凝集抑制物質の産生・放出機能が低下します。その結果、血栓が形成され、**一過性脳虚血発作**（transien ischemic attack；**TIA**）や**脳梗塞**を引き起こします。

③主な発症形式は「血行力学的脳虚血」と「動脈原性塞栓」である

血行力学的脳虚血とは、動脈が狭窄していて通常では脳血流を維持できていても、低血圧や脱水などで脳灌流圧がさらに低下する状態で、脳梗塞やTIAを起こします。

動脈原性塞栓では動脈狭窄部の血栓が剝がれ、末梢の血管を閉塞することによって症状が出現します。

④抗血小板あるいは抗凝固療法に対する内科治療抵抗性の場合に行われる

症候性頭蓋内動脈狭窄症に対する積極的な薬物治療群とステント留置を追加する群を比較する臨床試験の成績では、ステント留置の有用性は認められませんでした[1]。しかし、**抗血小板薬2剤投薬**（dual anti-platelet therapy；DAPT）などの積極的な内科的治療を行っても**効果がない**場合には、経皮的血管形成術が選択されます。

⑤急性期と慢性期では、脳血流評価のための検査は異なる

慢性期では狭窄によって脳灌流圧が低下しているので、脳血流を維持するためには、**末梢の脳血管が拡張して**脳血流を補わなければなりません。脳循環予備能の検査では、**アセタゾラミド負荷**によって脳血管を拡張させた場合の脳血流の変化をみます。負荷をかけても**脳血流が増加しない**場合は、すでに脳血管は拡張した状態で脳血流を維持している、すなわち**脳循環予備能が低下している**と判断できます。

⑥分水嶺梗塞（図2）やTIAなどの症候性のものが治療対象である

表在型の分水嶺梗塞は皮質および皮質下白質を含み、前大脳動脈-中大脳動脈、中大脳動脈-後大脳動脈の皮質枝の境界に起こります。**深部型**はレンズ核線条体動脈や前脈絡叢動脈、ホイブナー動脈と皮質枝の境界部の白質に生じます。症候は、**運動機能や高次脳機能の低下**、**眼症候**などさまざまです。

治療の実際（バルーン拡張＋ステント留置）(図3、4-1、4-2)

実際の流れ

①患者入室・治療準備

↓

②全身or局所麻酔、穿刺

↓

③ACT測定（ヘパリン投与）

↓

④ガイディングカテーテルの留置

↓

⑤マイクロカテーテルとマイクロガイド
ワイヤーの誘導、真腔の確保

⑥PTAバルーンの誘導、前拡張

↓

⑦頭蓋内ステントの誘導、留置

↓

⑧ステント留置部をバルーンで後拡張、
確認造影

↓

⑨ガイディングカテーテルを抜去

↓

⑩CT撮像し、帰室

①患者入室・治療準備

治療は**大腿動脈**からのアクセスが多く、治療後はベッド上安静となるので、患者は下着や病衣を着用せず、病衣を上から掛けてストレッチャーで入室します。症状は個々の患者で異なりますが、**失語症**や**意思疎通の可否**、**運動機能障害**の有無や程度などを病棟からの引き継ぎにて確認します。これは治療中の異常を早期発見するための重要な情報となります。

検査台からの転落防止、安全な治療遂行のために**頭部**、**四肢**、**身体**は確実に固定します。また**局所麻酔下**で行われる場合には、不安や緊張緩和、かつ数時間にわたって同一体位を保持するので、**鎮痛・鎮静**のための薬剤を投与します。

ナースのすること

- 声掛けし、意識レベルや意思疎通の可否、緊張や不安状況を確認する
- バイタルサインを観察する
- 神経症状の有無を観察する
- 治療の妨げにならないように、生体モニタリングのラインを整理する
- 検査台上での四肢や頭部固定、局所麻酔下においては必要に応じて身体拘束を行う
- 穿刺部位の十分な露出と足背動脈の触知を確認する
- 鎮痛・鎮静薬の投与と酸素流量を設定する（局所麻酔下）

②全身or局所麻酔、穿刺

患者の体動は血管損傷などの危険を伴うため、全身麻酔下での治療が適しています。しかし全身麻酔下では麻酔導入に伴う血圧変動など、**全身管理**が必要となります。また麻酔導入後は、麻酔器の移動によって**挿入物を誤抜去**しないように注意し、麻酔科医、放射線技師、看護師で協力して行います。

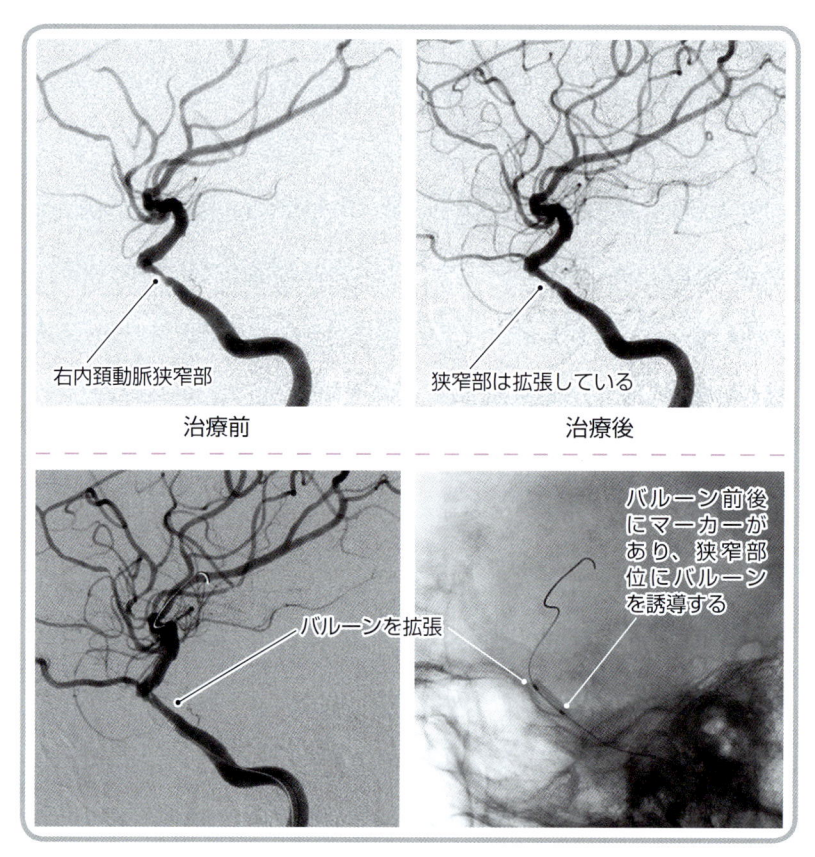

治療前 ／ 治療後

右内頚動脈狭窄部

狭窄部は拡張している

バルーンを拡張

バルーン前後にマーカーがあり、狭窄部位にバルーンを誘導する

図3 内頚動脈狭窄症に対するバルーンによる血管形成

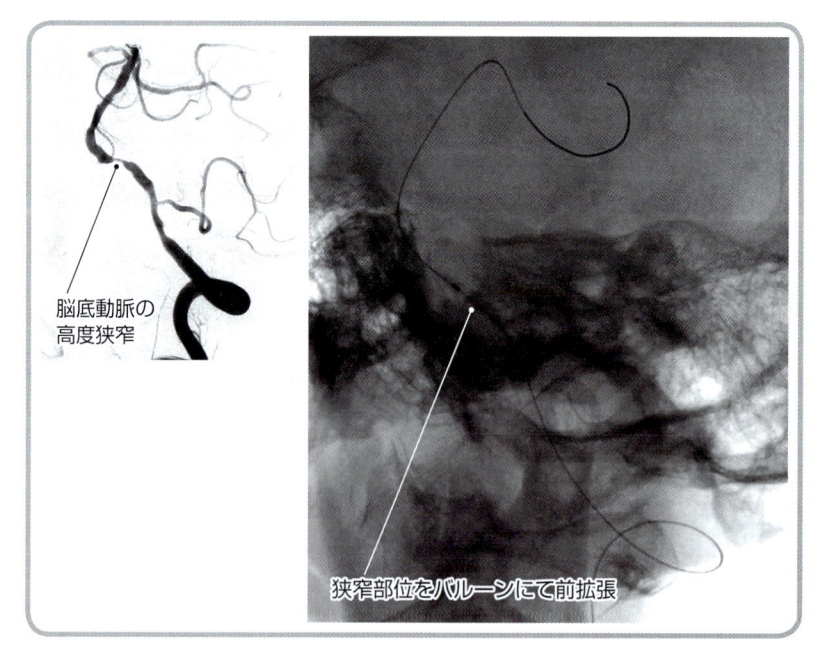

脳底動脈の高度狭窄

狭窄部位をバルーンにて前拡張

図4-1 脳底動脈狭窄症に対するバルーンによる拡張＋ステント留置

留置前〜前拡張までの画像。

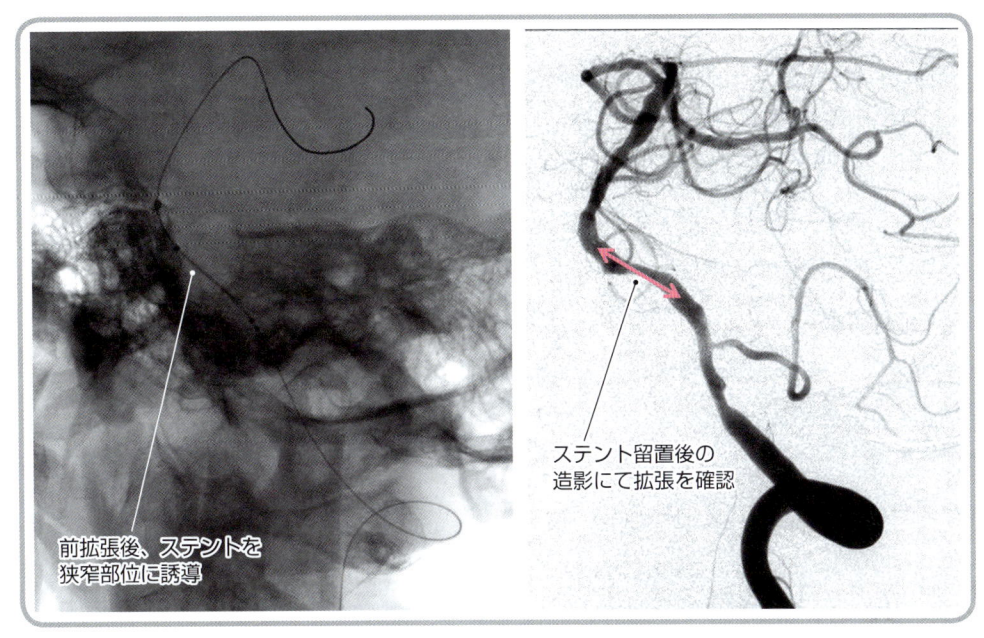

前拡張後、ステントを
狭窄部位に誘導

ステント留置後の
造影にて拡張を確認

図4-2 脳底動脈狭窄症に対するバルーンによる拡張＋ステント留置

前拡張後〜確認造影までの画像。

　局所麻酔の場合は穿刺部の局所麻酔薬による血圧低下など、**アレルギー反応**にも注意が必要です。

ナースのすること

- 麻酔導入時の介助、導入後の治療準備
- バイタルサインを観察する
- アレルギー反応を観察する（過敏症状やアナフィラキシー症状）

③ACT測定（ヘパリン投与）

　治療中の血栓塞栓症予防のために、**全身ヘパリン化**が行われます。ヘパリン投与の前に**ACT**を測定し、**ACT250〜300秒**程度を目標としてヘパリンを投与します。ヘパリンは適宜、追加するので、準備しておきます。また装置にて**血小板機能**（クロピドグレル硫酸塩、アスピリンなど抗血栓薬投与下の場合）を測定する場合もあります（VerifyNow®）。

ナースのすること

- ACT専用スピッツに血液を受け、ACTモニター機で測定する
- 指示量のヘパリンを投与する（通常、開始前は体重10kgあたりヘパリン1,000単位）
- ヘパリン投与後はタイマーを1時間後にセットする（ヘパリン投薬の都度、繰り返し）

④ガイディングカテーテルの留置

　適切な位置に**ガイディングカテーテル**を誘導します。

ナースのすること

- 指示されたデバイスを清潔操作で医師に渡す

⑤マイクロカテーテルとマイクロガイドワイヤーの誘導、真腔の確保

マイクロカテーテルとガイドワイヤーを**狭窄遠位部**まで通過させた後、**カテーテルを抜去**します（**エクスチェンジ操作**）。この操作によって**血管穿孔**した場合には、**くも膜下出血**をきたすため、急変を予測した準備が必要です。

ナースのすること

- バイタルサインを観察する
- 体動の確認や表情を観察する

⑥PTAバルーンの誘導、前拡張

頭蓋内血管用バルーンカテーテルは2種類あります（**オーバーザワイヤー式とモノレール式**）。オーバーザワイヤー式では、300cmのロングワイヤーへの交換が必要なため、**血管損傷**のリスクが高くなります。またバルーンによる血管拡張時は、重篤な**血管解離**を起こす可能性があるため、**バルーンの加圧はゆっくり**と行います。十分な拡張が得られない場合には、**追加拡張**が必要となります。

ナースのすること

- 指示されたデバイスを清潔操作で医師に渡す
- バイタルサインを観察する
- 体動を確認したり表情を観察する

⑦頭蓋内ステントの誘導、留置

頭蓋内動脈用ステントとして認可されているのは、**自己拡張型のWingspan[R]ステントシステム**のみです。適応については、**血管形成術施行時に生じた血管解離**、**急性閉塞または切迫閉塞に対する緊急処置**、もしくは、**血管形成術後の再治療**に限って使用することが、頭蓋内動脈ステント適正使用指針[2] で示されています。狭窄部位によっては、**冠動脈用ステント**を流用する場合もあります。

ナースのすること

- 指示されたデバイスを清潔操作で医師に渡す
- バイタルサインを観察する
- 体動を確認したり表情を観察する

⑧ステント留置部をバルーンで後拡張、確認造影

PTAバルーンカテーテルで後拡張し、狭窄部拡張の程度や解離の有無を確認します。

ナースのすること

- バイタルサインを観察する

- 体動を確認したり表情を観察する

⑨ガイディングカテーテルを抜去

治療後は、ステント内血栓予防や血管狭窄・閉塞予防のための**抗凝固療法**として、**アルガトロバン水和物**を**48時間持続投与**します。治療直後より投与を開始する場合もあるので、薬剤を準備しておきます。ヘパリンを自然テーパリング（ヘパリンを中和せずに自然に体内から消退させる）する場合は、**生理食塩水の加圧バッグ**を準備し、**シースに接続**します。

ナースのすること

- 穿刺部あるいはシース留置部位の出血や皮膚変色、腫脹を確認する
- 末梢動脈（足背等）の触知を確認する
- アルガトロバン水和物の投薬準備を行う
- ヘパリンを自然テーパリングしたときは生理食塩水の加圧バッグの準備とプライミング時の介助を行う

⑩CT撮像し、帰室

全身麻酔リバース後に、覚醒状況に応じて**神経症状**を確認します。

頭蓋内出血などを確認するために、ストレッチャーにて**CT室へ移動**します。ストレッチャーや検査台への移動は**挿入物**に注意し、医師と看護師、診療放射線技師とともに**慎重に**行います。

ナースのすること

- 麻酔リバース時に介助を行う
- バイタルサインを観察する
- 神経症状を観察する
- 移動のためにラインを整理する（静脈ライン、加圧バッグライン）
- 必要に応じてポータブル生体モニターを装着し、モニタリングを行う

治療中の看護ポイント

①鎮静薬による呼吸抑制の有無を観察する（局所麻酔下）
②安静保持のための身体固定状況、点滴滴下や静脈ライン状況を確認する
③バイタルサインの変動や神経症状の変化を確認する
④造影で血管外漏出を認めた場合は血管を損傷したことを意味し、急変対応が必要となる

①鎮静薬による呼吸抑制の有無を観察する（局所麻酔下）

ドレープが掛かると**胸郭の動きが確認しにくい**ため、薬剤投与前の**モニター上の呼吸回数**と**波**

形を確認します。また呼吸抑制を判断するためには、SpO₂以外に呼気終末二酸化炭素分圧（EtCO₂）の測定も考慮します。

②安静保持のための身体固定状況、点滴滴下や静脈ライン状況を確認する

治療のための操作台やドレープによって四肢状況の確認はできないため、ドレープ下で患者の動きがある場合にはすぐに確認します。また点滴はチャンバー内の滴下状況を確認し、滴下速度が変化した場合には、清潔操作の支障にならないように刺入部を確認します。

③バイタルサインの変動や神経症状の変化を確認する

合併症として、動脈解離や動脈破裂などの血管損傷による出血性合併症と、ステント内血栓、遠位部の血栓塞栓症、動脈解離による閉塞などの虚血性合併症が挙げられます。拡張時やステント留置時など治療経過に合わせて、血圧や心拍の変動、意識障害などの神経症状の変化を確認します。

④造影で血管外漏出を認めた場合は血管を損傷したことを意味し、急変対応が必要となる

DAPTなどの抗血栓治療を行っているため、血管を損傷すると致死的なくも膜下出血をきたす場合があります。そのため、降圧薬にて血圧を下げ、出血増大を回避します。また呼吸管理も必要となるため、人工呼吸器の準備などの急変対応に備えましょう。

【 引用・参考文献 】

1）石橋良太ほか. "頭蓋内動脈狭窄症" パーフェクトマスター脳血管内治療. 改訂第2版. 東京, メジカルビュー社, 2014, 356-68.
2）日本脳卒中学会ほか. 頭蓋内動脈ステント（動脈硬化症用）適正使用指針. 東京, 日本脳卒中学会ほか, 2013, 7.
3）石井暁. 改訂2版「超」入門 脳血管内治療. 大阪, メディカ出版, 2018, 289-301.
4）片岡丈人ほか編. 脳血管内治療看護ポケットマニュアル. 改定第2版. 東京, 診断と治療社, 2015, 108-11.

（高橋美香）

5 脳動静脈奇形塞栓術（TAE）

さっと振り返る適応疾患の要点

脳動静脈奇形（arteriovenous malformation；AVM）

①脳の中にできた異常な血管の塊であり、脳内の動脈と静脈が毛細血管を介さず、この塊を介して直接つながっている状態である

→脳動静脈奇形は動脈（流入動脈）、異常血管の塊（ナイダス）、静脈（流出静脈）で構成されていて、さまざまな形や太さの塊が発生する。

→脳のどこにでも発生するが、特に多いのは大脳半球である[1]（その他、小脳半球や脳幹部にも発生する）。

→発生時期は胎児（約3週間）と、先天的な異常のことが多いが、遺伝性疾患ではない。また、若者（20～40歳代）で発症する脳内出血の原因の一つでもある。

②脳内出血、くも膜下出血で発症したり、頭痛や痙攣で発見されたりすることが多い

→ほかには、神経脱落症状や、検査で偶然に発見されることもある。

③脳血管内治療単独では根治率が低く、直達手術や放射線治療の前治療として行われる

→スペッツラー・マーチンの分類や脳卒中治療ガイドラインを参考に、治療方針を検討する。

④脳血管内治療の術前画像診断としてCT、MRI/MRA、脳血管造影などが行われる

⑤治療後の血圧管理が重要である

→脳出血や浮腫の予防のためであるが、治療後の数時間から数日の間に発生することがある。

①脳の中にできた異常な血管の塊であり、脳内の動脈と静脈が毛細血管を介さず、この塊を介して直接つながっている状態である（図1）

　正常な脳循環は動脈→毛細血管→静脈と流れます。脳動静脈奇形では、血管抵抗の高い毛細血管がないため、血管抵抗の低いナイダスへ多量の血液が流れ込みます。ナイダスは正常の血管よりも壁が薄いため、高い血管内圧が続くと破れやすい状態になっています。これにより、脳内出血やくも膜下出血を起こします。

　脳動静脈奇形は毎年2％前後の確率で出血を生じるとされています[2]。一度出血した脳動静脈奇形は再出血を起こしやすく、初回出血後の1年以内の再出血の危険性は6～17.8％といわれています[2]。

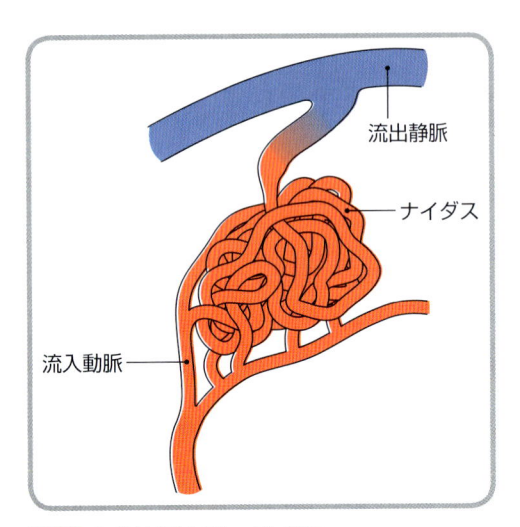

図1 脳動静脈奇形の模式図

脳動静脈奇形は流入動脈、ナイダス、流出静脈から成り立っている。

（図中ラベル）
流出静脈
ナイダス
流入動脈

表1 脳動静脈奇形に関するスペッツラー・マーチン分類（1986）（文献1より引用）

特徴		点数
大きさ（直径）	小（＜3cm）	1
	中（3～6cm）	2
	大（＞6cm）	3
周囲脳の機能的重要性	重要でない	0
	重要である	1
導出静脈の型	表在性のみ	0
	深在性	1

大きさ、周囲脳の機能的重要性、導出静脈の型の点数の合計点数をグレードとする。
重症度（グレード）＝（大きさ）＋（機能的重要性）＋（導出静脈の型）＝（1、2、3）＋（0、1）＋（0、1）
グレードは合計点1～5に分類され、合計点の高いものほど手術の危険性が高いとされる。脳機能重要部には、視床、視床下部、脳幹、小脳脚、運動・感覚領域、言語領域がある。

②脳内出血、くも膜下出血で発症したり、頭痛や痙攣で発見されたりすることが多い

ナイダスのなかでも**壁が特に薄い部分**（ナイダス内の動脈瘤や静脈瘤、ナイダスから流出静脈への移行部分など）から出血することが多いです（**図2**）。出血した場合にはその出血の局在に応じた巣症状（**麻痺**、**失語**、**視野障害**など）を生じます。出血が大きい場合には、**重度の後遺症**もしくは**生命の危険**にもつながります。また、髄膜刺激症状や圧迫症状による**頭痛**や、脳虚血状態による**痙攣**などを起こすことがあります。

③脳血管内治療単独では根治率が低く、直達手術や放射線治療の前治療として行われる

治療方法は開頭による**摘出手術**、ガンマナイフなどの**定位放射線治療**、血管内治療による**塞栓術**、**血圧管理**や**痙攣のコントロール**などの**経過観察**を、単独もしくは組み合わせ（複合治療）で行います。

血管内治療のみで根治できる脳動静脈奇形は全体の10％程度であり[3]、**直達手術の前治療**として行われることがほとんどです。一方、**ガンマナイフ前**の血管内治療は脳動静脈奇形の**根治率を下げる**という報告が多いとされています[4]。

スペッツラー・マーチンの分類により直達手術の難易度を評価し、治療方針を検討します。直達手術の対象となるのは**グレード1～3**であることが多いとされています（**表1**）。

また、**未破裂**の脳動静脈奇形においては治療介入（直達手術、定位放射線治療、血管内治療）よりも**保存的加療**の方が予後がよい、という無作為比較試験（ARUBA study）の発表[5]以後、慎重な治療方針決定が行われるようになっています。

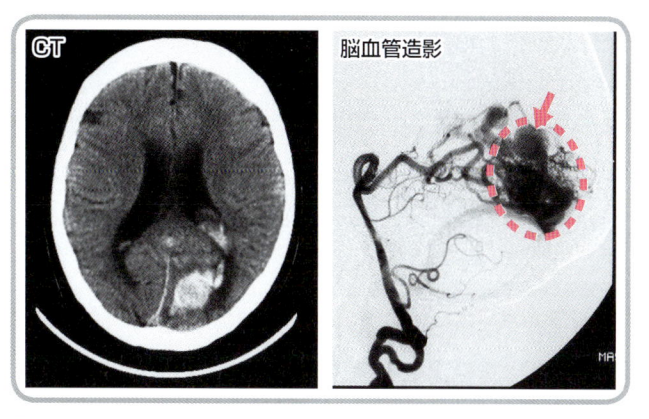

図2 出血発症の脳動静脈奇形

40歳代女性、突然の頭痛と視野障害で発症。CTでは左後頭葉に出血を認める。また、脳血管造影（右椎骨動脈撮影側面像）では後大脳動脈を流入動脈とする脳動静脈奇形（ナイダスを破線円で表示）と静脈瘤（➡）を認める。

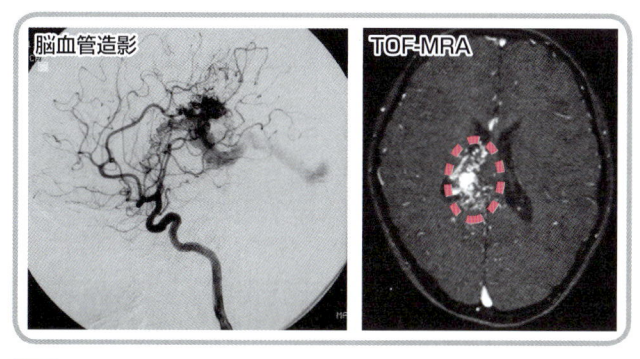

図3 脳動静脈奇形の脳血管造影とMRA画像

10歳代女性、頭痛発症。脳血管造影（右内頚動脈撮影側面像）では前大脳動脈と中大脳動脈を流入動脈とする脳動静脈奇形を認める。TOF-MRAではナイダス（破線円内）は脳室内に位置していることがわかる。

④脳血管内治療の術前画像診断としてCT、MRI/MRA、脳血管造影などが行われる（図2、3）

1．CT、MRI/MRA

　造影剤を用いた3次元CT画像やMRAでは、**脳動静脈奇形の位置**や**周辺の組織の状態**を調べます（図3）。また脳出血が存在している場合は**出血の広がり**をCTやMRIで評価します（図2）。**ナイダス周囲の脳実質の浮腫**の状況もMRIで確認します。

2．脳血管造影

　流入動脈、ナイダス、流出静脈の描出により**ほかの血管奇形と鑑別**し、脳動静脈奇形の診断を確定します（図3）。

⑤治療後の血圧管理が重要である

1. 出血性の合併症

前述の通り、血管内治療による塞栓術での根治は困難であり、治療直後に**残存している奇形からの出血**が起こり得ます。これは流出静脈の急激な血栓化、閉塞などによるナイダス、動脈瘤、静脈瘤壁へのストレスの増大によって起こることが多いとされています。

2. 虚血性の合併症

塞栓術によって、**虚血状態**で代償的に拡張していた周辺血管にナイダスに流れていた血液が流れることにより、**周囲脳の浮腫や出血**の原因となることがあり、**正常灌流圧突破**（normal perfusion pressure breakthrough；**NPPB**）と呼ばれています。

いずれの場合も管理として**適切な血圧の維持・管理**が極めて重要になるため、**塞栓術後も鎮静・麻酔を継続したまま**摘出術に向かうことも多いです。

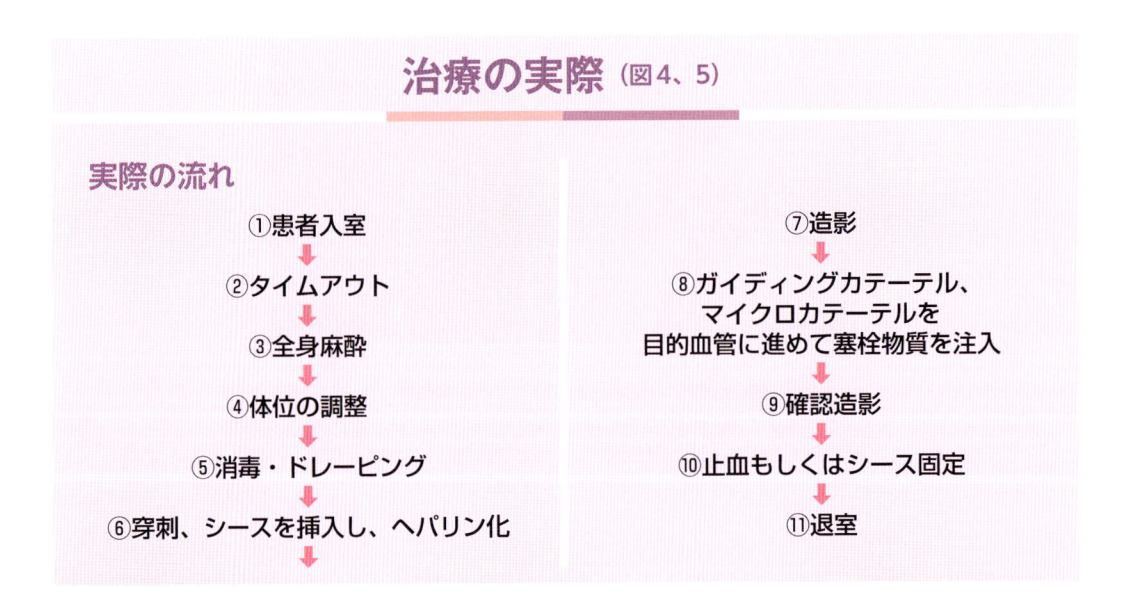

治療の実際（図4、5）

実際の流れ

①患者入室
②タイムアウト
③全身麻酔
④体位の調整
⑤消毒・ドレーピング
⑥穿刺、シースを挿入し、ヘパリン化

⑦造影
⑧ガイディングカテーテル、マイクロカテーテルを目的血管に進めて塞栓物質を注入
⑨確認造影
⑩止血もしくはシース固定
⑪退室

①患者入室

脳動静脈奇形が**未破裂**で予定入院の場合、**独歩**で入室します。また**症状がある場合**は**車椅子**、**ストレッチャー入室**や**鎮静下挿管管理**で入室を行います。患者の状態に応じて対応します。

ナースのすること

- 看護師の表情がわかるようにあいさつをして迎え、担当であることを伝える
- 患者確認のため患者に呼称を促し、バーコード認証システムを取り込む
- 病棟看護師からの申し送り事項の確認としてバイタルサイン、ライン類の確認、同意説明書とサインの確認、本人の病棟での言動、ご家族の待機の有無などの情報を共有する

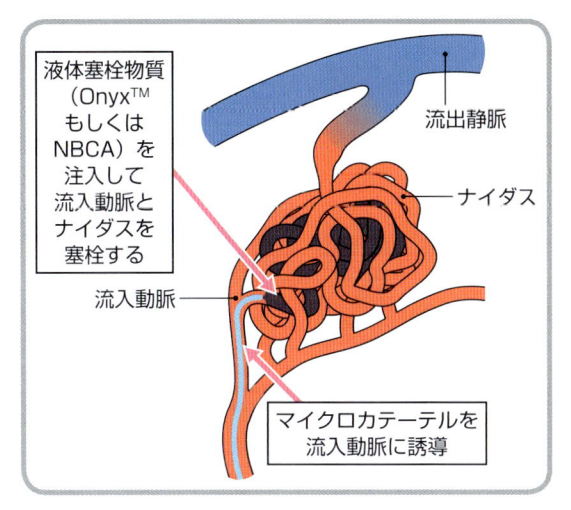

図4 脳動静脈奇形塞栓術の模式図

- 意識レベル、運動障害、視野障害などを確認する
- 頭痛の有無、痙攣などの既往を確認する
- 患者の表情や言動から、緊張や不安の程度を確認する
- 検査台に移動する際の転倒・転落予防として、スタッフは検査台の両サイドに立ち介助する
- 心電図モニター、血圧計、SpO₂のモニターを装着する

②タイムアウト

患者確認、アレルギー・薬剤禁忌の有無、穿刺部位、治療目的、患者の特性に応じた情報を患者、医師、看護師、診療放射線技師で共有します。

ナースのすること

- 患者の状態を確認したところで、タイムアウトすることを呼び掛ける
- 患者にタイムアウト内容の各項目を確認する

③全身麻酔

脳動静脈奇形塞栓術は**全身麻酔**で行われることが一般的です。

全身麻酔は、完全に患者を無動化できることにより、詳細で正確な造影所見が得られるため、血管造影装置のロードマップ機能が有効です。また、液体物質注入時は脳の血管痛、カテーテル挿入によって脳血管伸展による血管痛を伴うため、疼痛管理にも有効です。血圧管理も容易です。

麻酔科医師により**末梢静脈血管**を確保され、**鎮静・鎮痛薬**、**筋弛緩薬**が投与されます。十分に薬剤の効果が現れたら、**気管内チューブ**、**経鼻胃管**を麻酔科医が挿入します。

ナースのすること

- 患者をスタッフで一斉に取り囲む形で準備を行うと、より不安や恐怖を感じるため、患者のそばに寄り添い適宜声掛けを行う

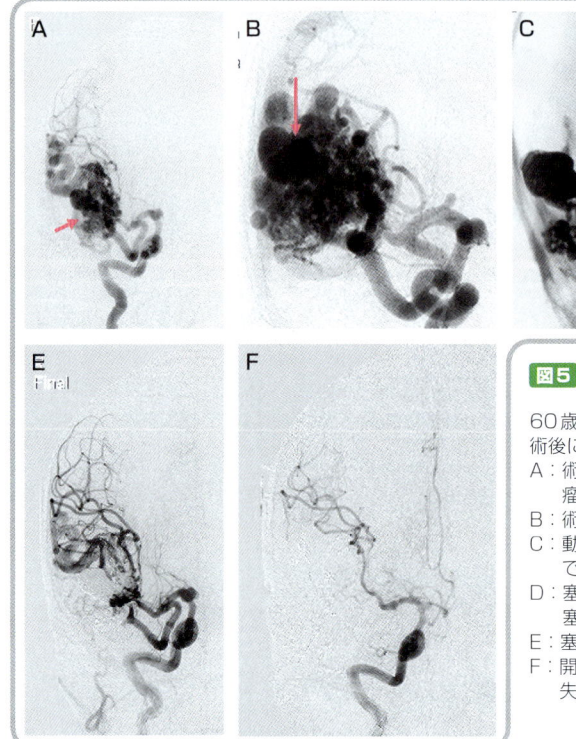
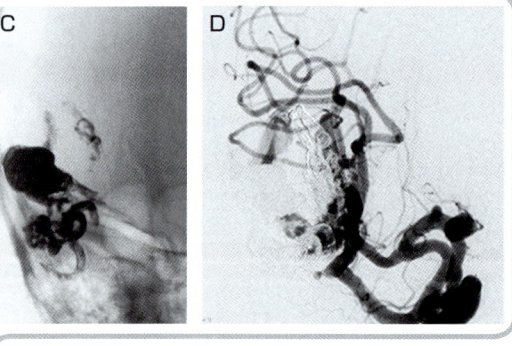

図5 脳動静脈奇形塞栓術の実際

60歳代男性、痙攣で発症した右側頭葉脳動静脈奇形。塞栓術後に摘出を企図した。
A：術前脳血管造影（右内頚動脈正面像）。ナイダス内に動脈瘤（矢印）を認める。
B：術前の拡大撮影。動脈瘤（矢印）を認める。
C：動脈瘤はコイルで、流入血管およびナイダスはOnyx™で塞栓。
D：塞栓術後の拡大撮影。動脈瘤およびナイダスの対部分が塞栓されている。
E：塞栓術後脳血管造影（右内頚動脈正面像）。
F：開頭摘出術後脳血管造影（右内頚動脈正面像）。奇形は消失している。

- 麻酔科医師の気管挿管・ライン留置を介助する
- 尿道カテーテル挿入、直腸温度プローブを挿入する

④体位の調整

医師、麻酔科医、診療放射線技師、看護師で、頭部の位置を含めて**体位の位置**を調整します。

ナースのすること

- 皮膚トラブルを予防するため、検査台が患者に直接接触しないよう調整する
- ポジショニングクッションを挿入し、効果的な除圧を図れているか、体圧測定で確認する
- 神経圧迫による神経障害を予防するため、良肢位の保持と圧迫の回避を行う
- 体圧測定やラインやチューブ類などによる局所的圧迫の予防、弾性ストッキングの適切な着用の確認を行う
- 適切な体温管理のため、バスタオルや保温ドレープによる保温、体温管理装置の作動確認を実施する

⑤消毒・ドレーピング

大腿部の消毒を行い、1分消毒効果が得られた時点で、清潔操作にてドレープを掛けます。

ナースのすること

- 消毒効果が得られる時間を把握し、適宜ドレープを掛ける医師への声掛けを行う

表2 術中合併症の種類

術中合併症		原因
出血性	• 血管損傷（解離・塞栓） • 血管攣縮 • 付随する動脈瘤の破裂	• カテーテル操作
	• 急な血行動態の変化	• 流入動脈の塞栓
	• ナイダス破綻	• 流出静脈の閉塞
虚血性	• 脳梗塞	• 過剰な塞栓 • 正常動脈への塞栓物質の迷入

表3 塞栓物質の種類

	形状
Onyx™	液体塞栓物質
NBCA（シアノアクリレート）	液体塞栓物質
コイル	固体塞栓物質

⑥穿刺、シースを挿入し、ヘパリン化

血栓予防のために、**全身ヘパリン化**を行います。

ナースのすること

- ACT測定、術者への数値の報告と、次回のACT測定時間の確認を行う
- 持続ヘパリンの流量変更指示を確認・実施する

⑦造影

挿入したカテーテルから**造影剤**を投与し撮影します。

ナースのすること

- 造影剤によるアレルギー症状としての皮膚の発赤や発疹・血圧低下に注意し観察する

⑧ガイディングカテーテル、マイクロカテーテルを目的血管に進めて塞栓物質を注入

血栓塞栓症、**血管閉塞**、**血管攣縮**、**血管穿孔**などの術中合併症リスクがあります（**表2**）。

ナースのすること

- 指示されたデバイスのサイズや物品、使用する塞栓物質（**表3**）を確認し、清潔操作で術者に渡す
- 術中合併症（**表2**）によるバイタルサインの変化を報告する
- 術中合併症が生じた場合、指示された薬剤の準備と投与を実施する

⑨確認造影

塞栓物質により**目的血管が閉塞**されたことを適宜確認します。

ナースのすること

- 塞栓物の内容を記録する

⑩止血もしくはシース固定

止血方法は、**用手圧迫法**と**止血デバイスによる方法**があります。症例によっては**シースを留置**して退室することもあります。

ナースのすること

- 止血前のヘパリン中和の必要性の有無を、ACT測定で確認する
- 圧迫止血介助：10〜15分の用手圧迫により、止血確認後、枕子とテープで固定する
- 止血デバイス：穿刺シースに合わせたサイズのデバイスを準備する
- シース固定：縫合するための絹糸・針・持針器、シースを清潔に管理するための被覆材を清潔野に準備する

⑪退室

正常灌流圧突破が起こりやすいと考えられる（流入血液量を著しく減らした）場合や、複合治療として数日中に開頭摘出術を控えている場合は、気管挿管、鎮静管理の状態で退室します。

覚醒抜管する場合は、麻酔科医の判断のもと、徐々に薬を減量・中止し、覚醒へと促します。

ナースのすること

- 覚醒抜管の場合は抜管を介助する
- 病棟看護師へ申し送りを行う

  申し送り内容は治療内容、術中合併症の有無、バイタルサイン（特に血圧値）・全身状態、IN-OUTバランス、止血状況、穿刺部末梢動脈触知、皮膚トラブルの有無、造影剤量、被曝線量による放射線障害の可能性など。

治療中の看護ポイント

①全身麻酔では多くの場合、モニター管理、薬剤管理を麻酔科医が行うが、看護師も麻酔科医を補助しながらバイタルサインやモニターを確認し、循環動態を把握する

→心機能低下、腎機能障害を有する場合は、急性心不全の可能性を考慮し、尿量の経時的な確認を行う。

②ガイディングカテーテルへのヘパリン加生理食塩水持続灌流の残量、加圧バッグの圧を確認する

③治療中のACTを適切にコントロールするため、指示された時間でACT測定できるよう確認し実施する。必要時は持続ヘパリンの流量を変更する

④塞栓物質に合わせた物品準備（表4）を行い、清潔に渡す

⑤術中記録として、塞栓物質の注入濃度、量を記録する

→体内に残る塞栓物質のため、確実に記録する必要がある。

⑥緊急時に備えて対応できるよう、救急カートの準備をする

→合併症に合わせた対応が必要である。カテーテル操作や塞栓物質が流出静脈まで達し、静脈側が閉塞することにより出血した場合は、ヘパリンを中和し、血圧を下げる必要がある。

表4 主な塞栓物質の特徴と治療に必要な物品

塞栓物質	特徴	必要物品
Onyx™	2009年に認可された脳動静脈奇形用の塞栓物質。溶媒のDMSOが析出していくことにより硬化していくため（析出型）、血液に触れてもすぐに硬化しない。ゆっくりと時間をかけてナイダスの中に注入していき、奇形を塞栓していくことが可能。マイクロカテーテルの中をDMSOで満たした後にOnyx™を注入する。この際には少しOnyx™を逆流させて血管に栓（プラグ）を作り、血流の影響を受けないようにしてから、ゆっくりと奇形に向かい注入していく方法（plug & push法）がよく用いられる。性状は黒色。バイアルでOnyx™18とOnyx™34の2種類がある。Onyx™18の方が粘稠度は低い。	• ワゴン（専用作業スペース） • 滅菌ドレープ • Onyx™専用キット（Onyx™、DMSO、専用シリンジ） • Onyx™：血液や水に触れると、溶媒のDMSOが拡散し、EVOHという物質が析出する。これにより外側から内側に硬化する。 • DMSO：カテーテル内を生理食塩水で洗浄した後、溶媒となるDMSOでカテーテル内を洗浄する。 • Onyx™撹拌機：Onyx™のバイアルには、X線不透過性を付与するため（透視下に見えるようにするため）タンタル（Ta）という金属の微粒子が入っているが、沈殿しやすいので、使用直前まで20分以上の撹拌が必要である。 • 18G注射針、1mLシリンジ • DMSO専用注射針 • パレット • ストップウォッチ
NBCA	N-ブチル-2-シアノアクリレート、商品名：ヒストアクリル®。瞬間接着剤にも使用されているシアノアクリレートが、血液やイオンに接触することで重合し、硬化する（重合型）。接着性があり、単体では造影性がないため、リピオドール®（油性造影剤）を混合したものを注入する。NBCAを低濃度（13～20％程度）にして硬化時間を長くすることで、より遠位に到達できる工夫が行われることが多い。カテーテル抜去が遅れるとカテーテルが血管に接着されるため、注意が必要。1980年代より脳動静脈奇形治療では汎用されてきた物質だが、2019年現在では脳血管内領域での保険適用はなく、適用外使用となる。	• ワゴン（専用作業スペース） • 滅菌ドレープ • 滅菌シャーレ • 1mL、2.5mL、20mLのシリンジ • 18G注射針、23Gカテラン針、三方活栓 • ドライヤー：使用前にヒストアクリル®とリピオドール®との混合液の粘稠度を下げるために使用する。作製したNBCAに温風を当てるため、ドライヤーをかけられるよう待機する。その際は温風が出ていることを必ず確認する。 • ヒストアクリル®：性状は青色透明の液体。0.5mLのバイアルに入っている。 • 5％ブドウ糖20mL：ヒストアクリル®と接触しても硬化しないので、NBCAを注入する前にマイクロカテーテル内を洗浄するために使用する。 • リピオドール®10mL：油性造影剤。性状は淡黄色～黄褐色透明。ヒストアクリル®単体ではX線での造影性がないため、混合液として使用する。加温することで粘稠度が低くなる。
コイル	Onyx™やNBCAなどの液体塞栓物質の使用が困難であると考えられる場合や、高流量の流入動脈の血流を減らす目的で、液体塞栓物質との併用、あるいは併存する動脈瘤の塞栓目的で使用されることがある。流入動脈の近位閉塞に終わることが多いため、効果は限定的である。	• プラチナコイル • メーカーによる離脱機器

［ 引用・参考文献 ］

1）小林士郎ほか監. 脳・神経. 神奈川, 海馬書房, 2015, 169,（Simple Step）.
2）太田富雄総編集. "脳AVM". 脳神経外科学. 改訂12版. 京都, 金芳堂, 2016, 997.
3）石井暁ほか. 脳動静脈奇形に対する集学的治療. 脳神経外科ジャーナル. 24（3）, 2015, 180-5.
4）Miyachi, S. et al. Effectiveness of Preradiosurgical Embolization with NBCA for Arteriovenous Malformations - Retrospective Outcome Analysis in a Japanese Registry of 73 Patients（J-REAL study）. Neurointervention. 12（2）, 2017, 100-9.
5）田中美千裕. 脳神経血管内治療医が知っておくべき論文：Medical management with or without interventional therapy for unruptured brain arteriovenous malformations（ARUBA）：a multicentre, non-blinded, randomised trial. JNET. 8（5）, 2014, 315-6.
6）日本脳卒中学会脳卒中ガイドライン［追補2017］委員会編. "脳動静脈奇形". 脳卒中治療ガイドライン2015［追補2017］. 東京, 日本脳卒中学会, 2017, 72.
7）奥村浩隆. 異常血管を詰める治療. BRAIN NURSING. 33（11）, 2017, 1090-9.
8）片岡丈人ほか編. 脳血管内治療看護ポケットマニュアル. 改訂第2版. 東京, 診断と治療社. 2017, 26-7, 117-21, 185-9.
9）佐藤徹ほか. AVMに対するmultimodality therapy：術前の血管内治療の戦略とその手技について. 脳神経外科ジャーナル. 17（9）, 2008, 693-701.
10）佐藤徹. 脳動静脈奇形塞栓術. イラストでまるわかり！脳神経外科の疾患＆治療. BRAIN NURSING春季増刊. 髙橋淳監. 大阪, メディカ出版, 2013, 174-9.
11）高木康志. AVMに対する治療選択と外科的治療の実際. 脳神経外科ジャーナル. 26（2）, 2017, 117-24.
12）吉村紳一編. チーム力Up脳血管治療. 東京, メジカルビュー社. 2017, 134-43, 192-9.

（竹脇奈々）

循環器領域の治療

1 経皮的冠動脈インターベンション（PCI）

さっと振り返る適応疾患の要点

虚血性心疾患

①虚血性心疾患は狭心症と心筋梗塞に分類される

→狭心症は一過性の心筋虚血、心筋梗塞は心筋虚血の持続により心筋壊死に陥る病態である。

②原因は動脈硬化であり、冠危険因子として疾患と生活習慣がある

→疾患は高血圧・糖尿病・脂質代謝異常症など、生活習慣は喫煙・肥満・運動不足・ストレスなどが原因となる。年齢や性別、家族歴も危険因子になる （図1）。

③狭心症の症状は、典型的には労作時の前胸部圧迫感、左肩や頚部などの放散痛、労作時の動悸・息切れで、安静になることで通常数分で症状は消失する。急性心筋梗塞は典型的には前胸部を中心とした激烈な痛みで、30分以上持続する

④検査は、心電図・採血・心エコー・運動負荷試験・心筋シンチグラフィー・冠動脈CTを実施することが多い （図2〜5）

⑤再発予防には、冠危険因子のリスク管理と生活習慣の改善が重要である

①虚血性心疾患は狭心症と心筋梗塞に分類される

　狭心症は、**労作性狭心症・冠攣縮性狭心症・不安定狭心症**に分類されます （図6）。狭心症のなかでも心筋梗塞に移行しやすい不安定狭心症と心筋梗塞を合わせて**急性冠症候群**（acute coronary syndrome；**ACS**）といい、緊急度が高く緊急経皮的冠動脈インターベンション（percutaneous coronary intervention；PCI）の適応になります。

②原因は動脈硬化であり、冠危険因子として疾患と生活習慣がある

　動脈は**内膜**、**中膜**、**外膜**の3層構造からなります。内膜を構成している**内皮細胞**が傷付いて、内膜の内側にLDLコレステロールなどの脂質が沈着して厚くなり、次第に**血管内腔を圧排**すると心筋虚血症状を現し、内膜が破綻し**血栓閉塞**すると、心筋梗塞に陥ります。この内皮細胞を傷付ける因子が、**冠危険因子**です。4大危険因子は**高血圧**、**糖尿病**、**喫煙**、**脂質代謝異常**です。

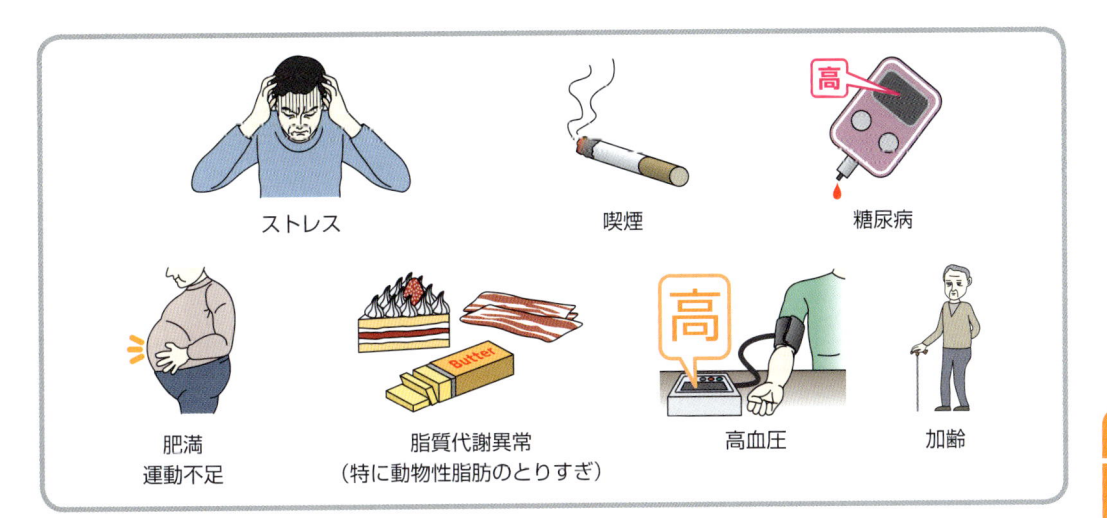

図1 冠危険因子の例

ストレス

喫煙

糖尿病

肥満
運動不足

脂質代謝異常
（特に動物性脂肪のとりすぎ）

高血圧

加齢

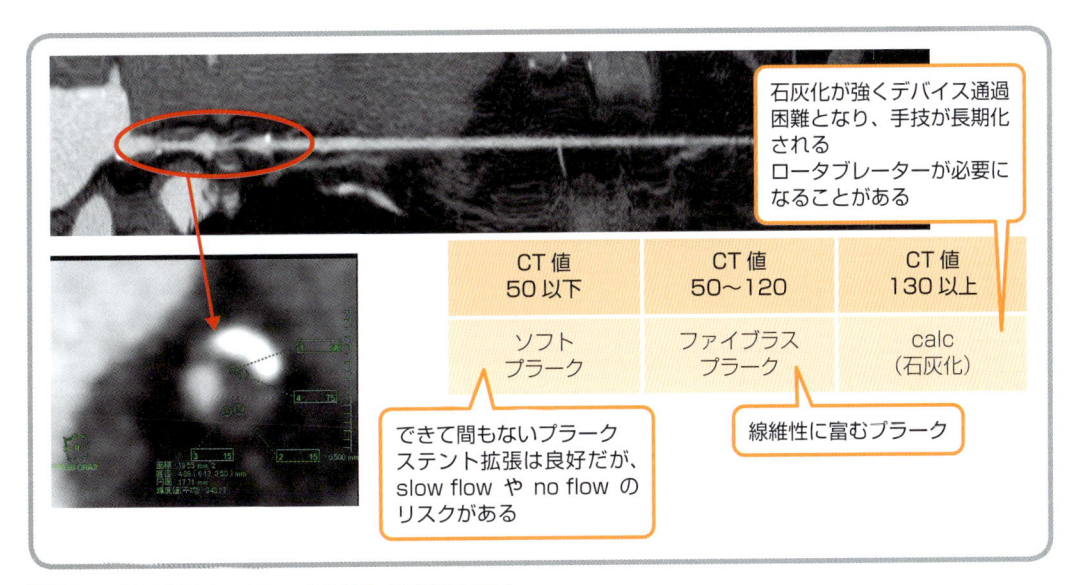

石灰化が強くデバイス通過
困難となり、手技が長期化
される
ロータブレーターが必要に
なることがある

CT 値 50 以下	CT 値 50〜120	CT 値 130 以上
ソフト プラーク	ファイブラス プラーク	calc （石灰化）

できて間もないプラーク
ステント拡張は良好だが、
slow flow や no flow の
リスクがある

線維性に富むブラーク

図2 冠動脈内腔とプラーク評価（冠動脈CT）

③狭心症の症状は、典型的には労作時の前胸部圧迫感、左肩や頚部などの放散痛、労作時の動悸・息切れで、安静になることで通常数分で症状は消失する。急性心筋梗塞は、典型的には前胸部を中心とした激烈な痛みで、30分以上持続する

　虚血性心疾患の問診は診断に非常に重要です。**いつから**、**どんな症状で**、**どのくらい続く**、**冠危険因子の有無**の聴取が重要です。虚血性心疾患では痛みをピンポイントで指し示すことは少なく、痛みの部位は**漠然**としていることが多いです（図7）。ただし、**糖尿病**の合併、**女性**や**高齢者**の場合、痛みを伴わない**無痛性心筋梗塞**や**非典型的な症状**を訴えることがあるので、注意が必要です。

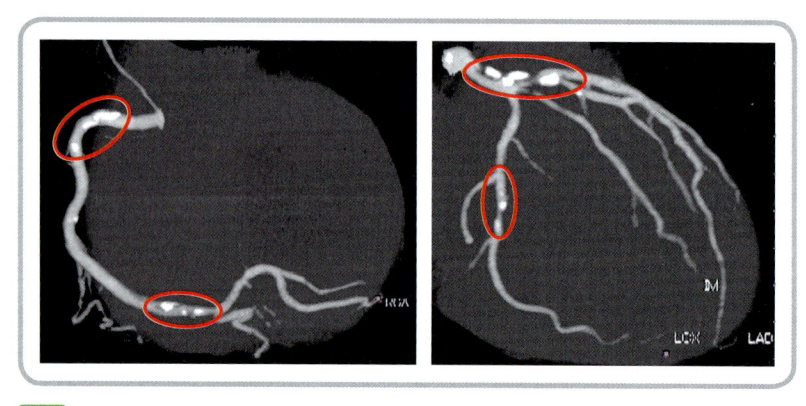

図3 冠動脈CT

石灰化病変は白く描出される。

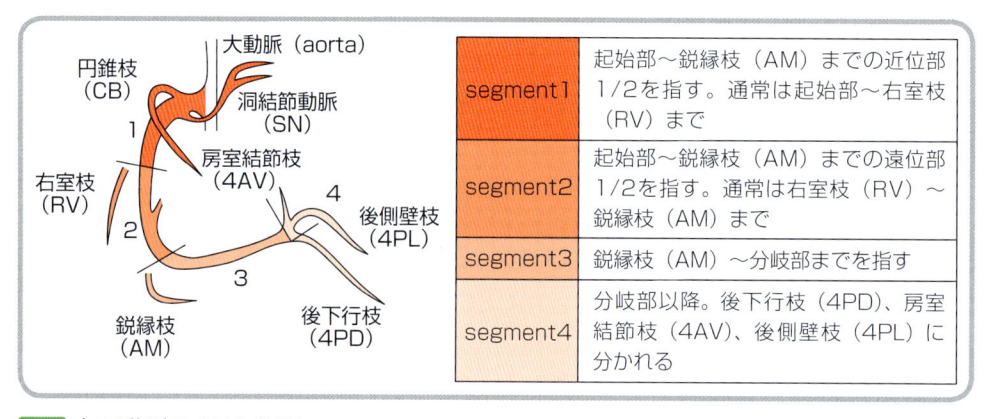

segment1	起始部〜鋭縁枝（AM）までの近位部1/2を指す。通常は起始部〜右室枝（RV）まで
segment2	起始部〜鋭縁枝（AM）までの遠位部1/2を指す。通常は右室枝（RV）〜鋭縁枝（AM）まで
segment3	鋭縁枝（AM）〜分岐部までを指す
segment4	分岐部以降。後下行枝（4PD）、房室結節枝（4AV）、後側壁枝（4PL）に分かれる

図4 右冠動脈のAHA分類

④検査は、心電図・採血・心エコー・運動負荷試験・心筋シンチグラフィー・冠動脈CTを実施することが多い（図2〜5）

　数週間発作を起こしていない**安定狭心症**の場合は、事前に各種検査を実施してからPCIに臨むことが多いですが、**急性冠症候群**の場合は循環動態が破綻するリスクがあります。病院到着から冠動脈再開通まで**90分以内**が推奨され、一刻も早くPCIを行う必要があるため、**事前検査は厳選**して行います。**背部痛**を伴う場合には、**大動脈解離の合併**や**右心負荷所見も強い**ときには**急性肺塞栓**も鑑別にあがるため、造影CTを行うこともあり、造影剤の使用がさらに増えることもあります。

　弁膜症があれば、感染性心内膜炎予防の観点から、**抗菌薬**の使用の確認が必要です。

　最近では**スタンバイPCI**、すなわち診断カテーテル検査に引き続きPCIを行うことも増えています。その際には、**冠動脈CT**の情報も非常に有用です。

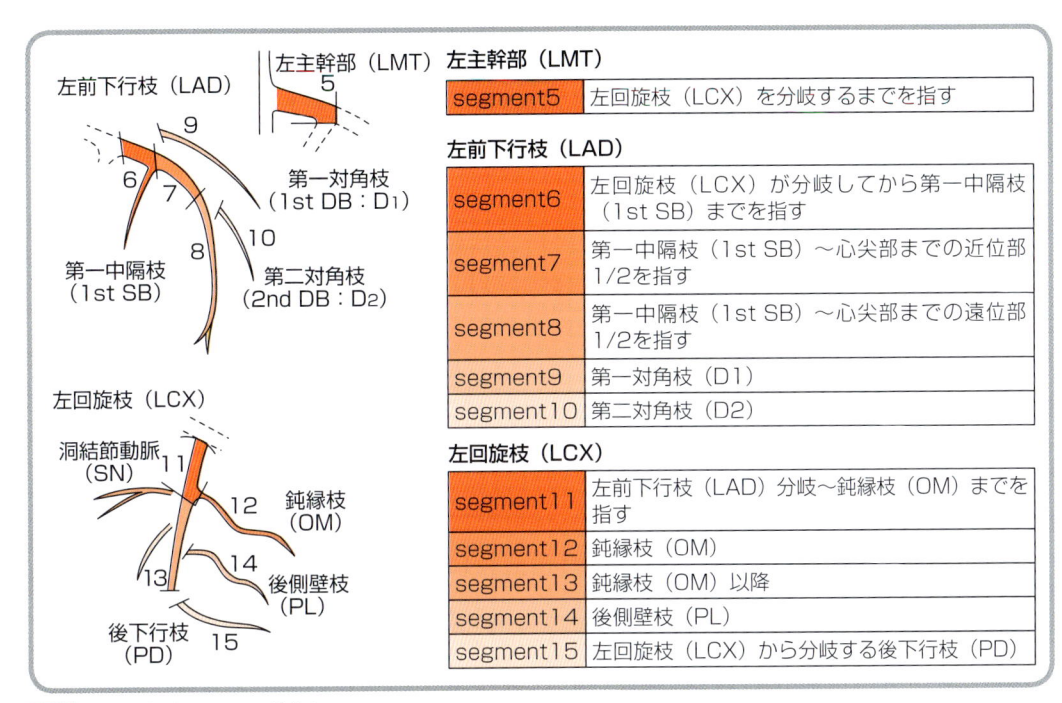

図5 左冠動脈のAHA分類

左主幹部（LMT）

segment5	左回旋枝（LCX）を分岐するまでを指す

左前下行枝（LAD）

segment6	左回旋枝（LCX）が分岐してから第一中隔枝（1st SB）までを指す
segment7	第一中隔枝（1st SB）～心尖部までの近位部1/2を指す
segment8	第一中隔枝（1st SB）～心尖部までの遠位部1/2を指す
segment9	第一対角枝（D1）
segment10	第二対角枝（D2）

左回旋枝（LCX）

segment11	左前下行枝（LAD）分岐～鈍縁枝（OM）までを指す
segment12	鈍縁枝（OM）
segment13	鈍縁枝（OM）以降
segment14	後側壁枝（PL）
segment15	左回旋枝（LCX）から分岐する後下行枝（PD）

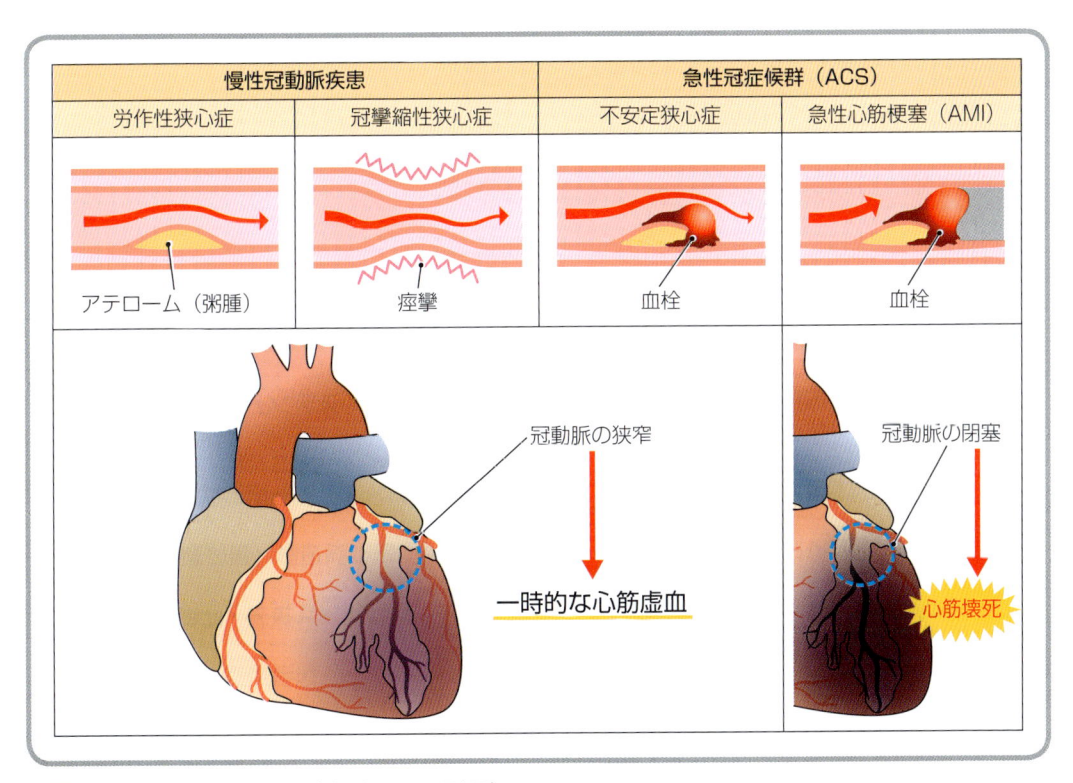

図6 虚血性心疾患の分類（文献4より引用）

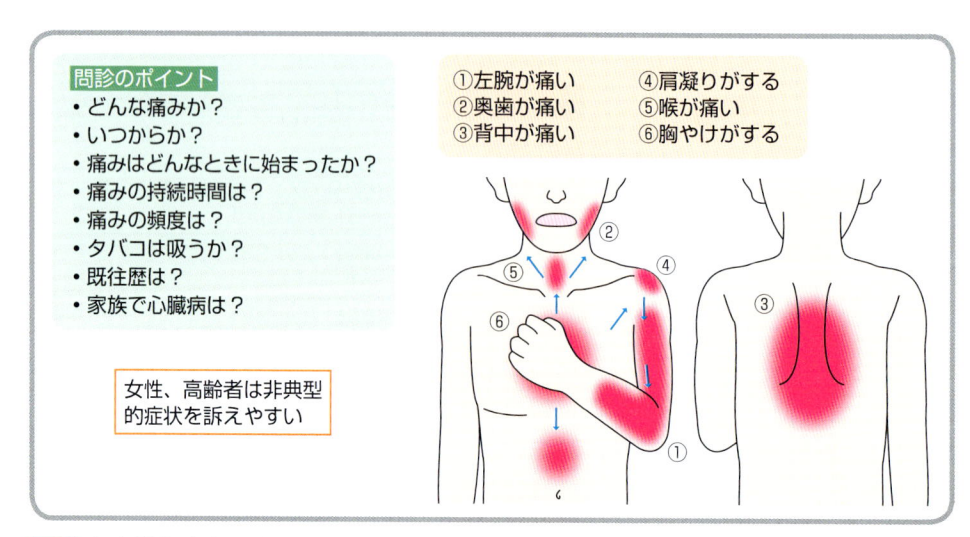

図7 虚血性心疾患の胸痛分布

⑤再発予防には、冠危険因子のリスク管理と生活習慣の改善が重要

　入院中に**禁煙**、**食事**、**運動**、**ストレス対策**、**服薬**に関して指導することで、生活習慣改善への意識変化が起こり、**再発予防**につながります。看護師だけでなく、**薬剤師**、**管理栄養士**、**理学療法士**など、各職種のかかわりが必要になります。運動療法のみでなく、知識や理解の促進も含め、心臓リハビリテーションを行います。

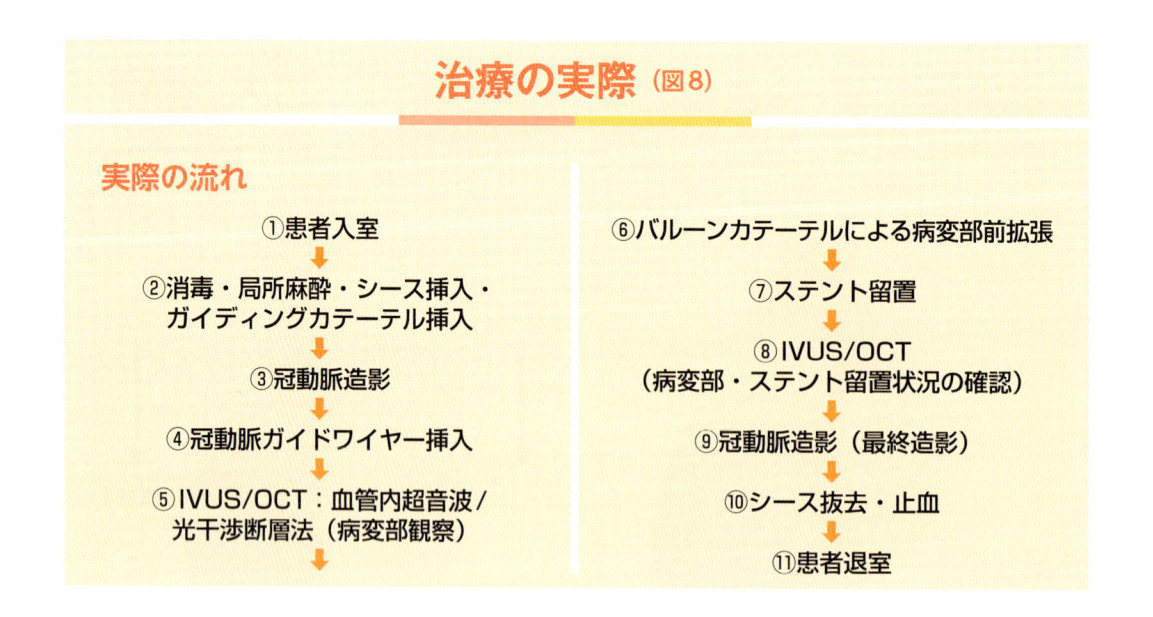

治療の実際 (図8)

実際の流れ

①患者入室
↓
②消毒・局所麻酔・シース挿入・ガイディングカテーテル挿入
↓
③冠動脈造影
↓
④冠動脈ガイドワイヤー挿入
↓
⑤IVUS/OCT：血管内超音波/光干渉断層法（病変部観察）
↓

⑥バルーンカテーテルによる病変部前拡張
↓
⑦ステント留置
↓
⑧IVUS/OCT（病変部・ステント留置状況の確認）
↓
⑨冠動脈造影（最終造影）
↓
⑩シース抜去・止血
↓
⑪患者退室

①患者入室

　患者の病態に合わせて、独歩や車椅子、またはストレッチャーで入室します。PCIは**局所麻酔**

で行うため、患者の**不安軽減**に努める必要があります。

ナースのすること

- 患者確認を行う
- 症状の有無を確認する
- 緊張の程度を確認する
- 点滴刺入部と点滴全開滴下（点滴を全開にしたときの滴下の状態）を確認する
- 内服薬（抗血小板薬・ビグアナイド系糖尿病薬）を確認する
- アレルギーの有無を確認する
- 腎機能を確認する（必要時ハイドレーションの確認）
- 書類（問診票・同意書）を確認する
- 家族の誰（続柄）が院内にいるか、いないなら不在を主治医に報告してあるか確認する
- 患者を検査台へ誘導する

②消毒・局所麻酔・シース挿入・ガイディングカテーテル挿入

安定した手技を実施するには、**穿刺部位のポジショニング**はとても重要です。穿刺部の伸展と挙上がポイントです。**エンゲージ**（ガイディングカテーテルが冠動脈入口部に留置されること）**困難時**は、**呼吸指示**（深呼吸や息止め）が出ることがあります。

ナースのすること

- 穿刺部のポジショニングを行う
- 局所麻酔時に声掛けする
- 痛みによる迷走神経反射の有無を確認する
- 必要時に患者へ呼吸指示を補足する
- シース挿入後、ヘパリン投与を確認する
- 硫酸イソソルビド冠注後は血圧低下に注意する

③冠動脈造影

病変がどの血管にどの程度あるのかを評価するために、**多方向**から撮影します。

ナースのすること

- 初回造影後に症状を確認する（造影剤アレルギー早期発見のため）
- バイタルサインを確認する

④冠動脈ガイドワイヤー挿入

病変部にガイドワイヤーを通過させ、**デバイス挿入の道筋**を作ります。

ナースのすること

- ガイドワイヤーの先端が血管外に迷入していないか、シネ画像（心臓の働きを1秒間に7.5〜15コマの動画で表示する画像診断法）を確認する

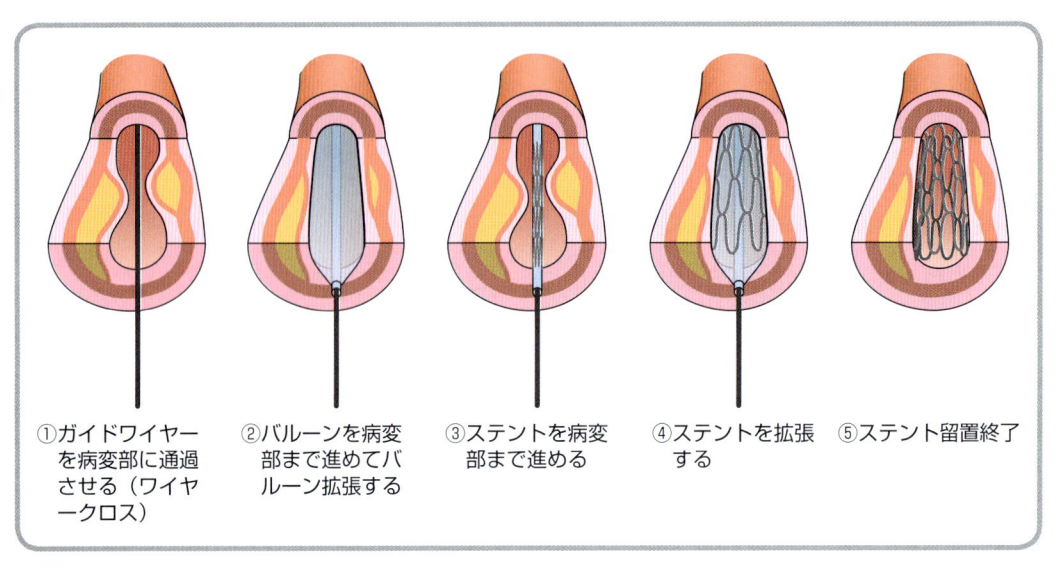

①ガイドワイヤーを病変部に通過させる（ワイヤークロス）　②バルーンを病変部まで進めてバルーン拡張する　③ステントを病変部まで進める　④ステントを拡張する　⑤ステント留置終了

図8 PCIの流れ

- 心室性期外収縮等の不整脈の有無がないかを確認する
- 患者の表情を確認する

⑤IVUS/OCT：血管内超音波/光干渉断層法（病変部観察）

　血管内超音波と光干渉断層法では**血管内腔**と**血管壁**、**病変プラーク**の情報が得られます。バルーンやステントのサイズ決定、吸引治療、末梢保護などの治療選択および判断に用いられます。ソフトプラーク、アテニュエーション（エコーの減衰）、リピッドプール（プラークの脂質部分）などの所見があれば、slow flow（狭窄が解除されたにもかかわらず、造影剤の流れが悪いこと）や側枝閉塞を懸念します。

ナースのすること

- 患者の表情変化を観察する
- 心電図変化を観察する
- slow flowや側枝閉塞が懸念されたら、必要薬剤（ニコランジル・ニトロプルシドナトリウム水和物・昇圧薬等）をすぐに投与できるよう準備する

⑥バルーンカテーテルによる病変部前拡張

　前拡張はステント留置前に**病変部を拡張**するために行います。緊急PCI時は**プラークが脆弱**なことが多く、前拡張せずにステント留置（**ダイレクトステント**）する場合があります。

ナースのすること

- 血管拡張中の患者の表情と心電図に変化がないかを観察する
- 苦痛表情や心電図変化時、声掛けし励ます
- 前拡張後の造影で、slow flow・no flow（狭窄が解除されたにもかかわらず、造影剤が流

れないこと）になっていないか、側枝閉塞がないかシネ画像を確認する

⑦ステント留置

ステント留置を行い、**再閉塞や再狭窄のリスクを軽減**します。

最近ではステント再狭窄や3mm以下の血管径治療の場合などは前拡張し、**薬剤コーテッドバルーン**で薬剤塗布のみ行い、**ステントを留置しない**こともあります。

ナースのすること

- 患者の表情と心電図変化を観察する
- バイタルサインを確認する
- ステント留置後の造影で、slow flow・no flow や側枝閉塞がないかシネ画像を確認する

⑧IVUS/OCT（病変部・ステント留置状況の確認）

ステント留置後の合併症（**解離・プラーク突出・攣縮**など）の有無、**ステントの拡張具合、ステントストラットの血管壁に対する圧着状況**を確認し、追加治療の必要性を判断します。追加拡張は**ノンコンプライアントバルーン**（高圧拡張すれば均一な拡張をするバルーン）を用いることが多いです。

ナースのすること

- 患者の表情に変化がないか観察する
- 心電図変化を観察する
- 合併症出現時、すぐに必要薬剤を投与できるように準備しておく
- 治療時間が長引いてきたときにはヘパリンの効果持続を確認するため、ACT（activated clotting time：活性凝固時間）を測定する。専用スピッツの場所を確認し、ACT機器の電源を立ち上げておく。ACT測定方法は事前に確認しておく（必要血液量・血液攪拌時間など）。ACTの目標値は250〜300秒である

⑨冠動脈造影（最終造影）

病変がしっかり拡張したか、末梢まで血流があるか、解離・穿孔・攣縮がないか、シネ画像を確認します。

ナースのすること

- シネ画像を確認する
- 患者の表情を観察する
- 心電図変化を観察する（入室時との比較）
- バイタルサインの変化を確認する
- 合併症出現時、すぐに必要薬剤を投与できるように準備しておく

⑩シース抜去・止血

手技終了後、シース抜去し止血を行います。

ナースのすること

- 止血デバイスを医師に渡す

- 患者へ声掛けを行う（手技は終わったが、まだ動けないことを説明する）

- 穿刺部の消毒を拭き取る

- 穿刺部周囲の血腫の有無を観察する

- 止血介助を行う

- 患者へ安静時間を説明する

- アレルギー症状の確認、特に前胸部や側腹部などに膨隆疹がないか観察する

- 胸部症状の有無を確認する

⑪患者退室

　穿刺部と患者の状態に合わせて帰室方法（独歩・車椅子・ストレッチャー）を選択します。**緊張が強かった患者**では、治療後に安心することで**迷走神経反射**を起こすこともあり、注意します。

ナースのすること

- 検査台からの移乗を介助する

- 患者の表情（生あくび・冷感・視線が合わない）を観察する

- 四肢脱力感・構音障害の有無（脳血管障害）を観察する

- 穿刺部出血・血腫の有無を観察する

- 病棟看護師へ申し送りを行う

治療中の看護ポイント

①安楽・安定したポジショニングを行う
②患者が痛みでパニックを起こさないよう、必要時声掛けを行う
③手技を理解し、先読みして必要な薬剤を投与できるよう準備する
④多職種で連携し、合併症対策を行う
⑤患者の様子を具体的に看護記録に記載する
⑥病棟看護につながる観点から申し送りを行う

①安楽・安定したポジショニングを行う

　患者にとって**安楽**であり、かつ**安定**したポジショニングが求められます。また、緊急時で**胸部症状が強い**場合や、**認知症で安静が保てない**場合などは、**抑制帯**や**テープ固定**等で穿刺部が動か

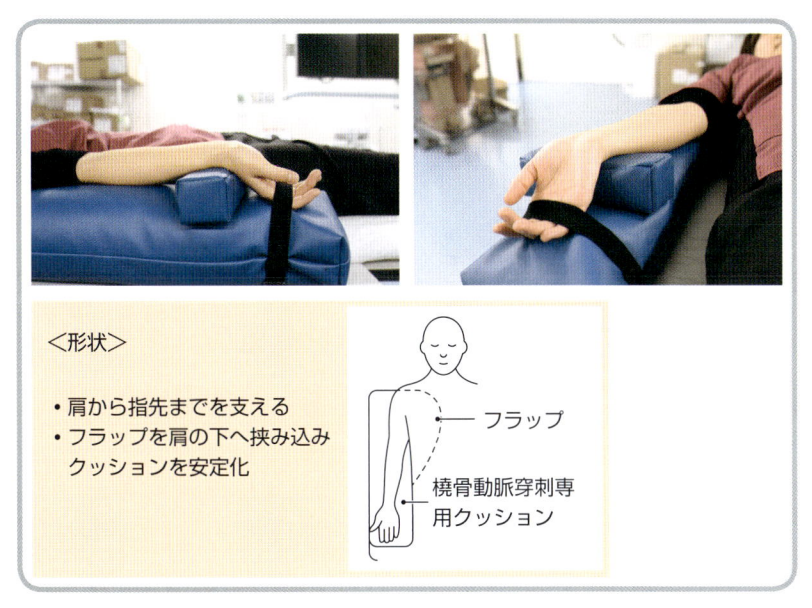

＜形状＞

- 肩から指先までを支える
- フラップを肩の下へ挟み込み
  クッションを安定化

フラップ

橈骨動脈穿刺専用クッション

図9 橈骨動脈穿刺時のポジショニング

ない工夫をすることも重要です **（図9）**。

②患者が痛みでパニックを起こさないよう、声掛けを行う

患者の**苦痛を傾聴**し**励まし**、痛みにより患者が**パニックにならないような声掛け**が求められます。ただし、**透視**や**撮影中**、**繊細な手技中**は、自身の**被曝**や**手技中断**につながるため患者に声掛けする際に**近づかない**ようにしましょう。

③手技を理解し、先読みして必要な薬剤を投与できるよう準備する

PCI中の薬剤投与は、ほとんどが**口頭指示**です。必要な薬剤を準備しすぐに投与するためにも、**手技の理解**と**先読み**が必要です。使用頻度の少ない薬剤も、組成と投与方法を間違えないように**組成一覧表（図10）**を掲示し、**ダブルチェックと復唱**することが重要になります。

④多職種で連携し、合併症対策を行う

合併症に対する処置では薬剤投与と看護記録、IABP（intra-aortic balloon pump：大動脈内バルーンポンプ）やPCPS（percutaneous cardiopulmonary support：経皮的心肺補助法）の準備と胸骨圧迫、気管挿管などの救命処置が並行します。**臨床工学技士や診療放射線技師などとの連携**が非常に重要となります。心臓血管外科がある施設では、すぐに連絡できるような体制（例えば、すぐにPHS番号がわかるようにしておく、院外に心臓外科医がいても連絡がつけられる電話番号を確認する）も重要です。**振り返りの勉強会**なども、習熟に非常に効果があります。

⑤患者の様子を具体的に看護記録に記載する

バイタルサインだけでなく、**患者の訴え**や**表情**などを記録に残します。どの手技のときに患者

薬剤一覧表

指示受け時「○○ですね」（復唱）
作成時「○○作ります」
投与直前「○○投与します」
投与後「○○投与しました」

薬剤は全てロック付シリンジで作成する
薬剤作成後は、シリンジに薬剤シールを貼る
患者へ投与後はコストをとる

		組成	注意点
準備	ヘパリン加生理食塩水	生理食塩水500mL＋ヘパリン2,000単位（2mL）	①大塚生食：CAG1本/PCI2本 ②テルモ生食：CAG1本/PCI1本
	ニトロール ヘパリン	ニトロール注（5mg）×1→赤シリンジ ヘパリン（5,000単位）×2→緑シリンジ	赤シリンジに吸う 緑シリンジに吸う
	キシロカイン	1％キシロカイン×1	※清潔野に2.5mLシリンジ（ロックなし）を出し注入 ※鼠径穿刺時は、1本清潔野に出す
血圧低下	ノルアドレナリン （20倍希釈） 1A（1mg）	生理食塩水19mL＋ノルアドレナリン1A（1mg）	※20mL生食シリンジで作成 ※2.5mLロック付きシリンジに分ける
	ネオシネジン（10倍希釈） 1A（1mg）	生理食塩水9mL＋ネオシネジン1A（1mg）	※10mLロック付きシリンジで作成
slow flow	ニトプロ 1A（6mg） 冷所	生理食塩水100mL＋ニトプロ1A（6mg）：冷所 ※1mL＝60μg	①清潔野でボトルから2mL吸ってもらう ②清潔野で2倍希釈（計10mLにする）にしてもらう ③医師がICした量を記録 ※空アンプルは捨てない。薬局へ要返却 ※ニトプロノートに患者名を記入
	ニコランジル （シグマート） 1V（12mg）冷所	生理食塩水12mL＋ニコランジル1V（12mg）：冷所 1mL＝1mg	①清潔野でボトルから5mL吸ってもらう ②清潔野で2倍希釈（計10mLにする）にしてもらう ③医師がICした量を記録
	アデホス-Lコーワ （ATP） 1A＝20mg 冷所	生理食塩水100mL＋アデホス-Lコーワ0.1mL：冷所	①滅菌カップ1個を清潔野に出す ②必ず1mLシリンジを使用 ③50mLシリンジに吸って、滅菌カップに全量注入 ④医師がICした量を記録
胸痛	モルヒネ塩酸塩 1A（1mg）	生理食塩水19mL＋モルヒネ塩酸塩1A（1mg）	※20mL生食シリンジで作成 ※空アンプル・残液は捨てない。薬局へ要返却 ※麻薬注射施用票とノート記入

図10 当院で使用している薬剤一覧表

はどういう状態だったのか、「○○医師が本人に○○と説明し理解を得た」「○○看護師が妻に○○と説明した」等、誰が誰に何をしたか、を記載することが重要です。

⑥病棟看護につながる申し送りを行う

手技中のことをすべて送るのではなく、病棟看護へつながるような観点から情報を取捨選択した内容での申し送りが求められます。どこを治療したのか、**手技中の患者の様子**（胸部症状の訴え）、**合併症の有無**、**心電図変化の有無**、**今後の治療方針**、**病棟での継続指示**などを簡潔に申し送ります。

【 引用・参考文献 】

1）及川裕二編．これから始めるPCI．東京，メジカルビュー社，2013，236p．
2）中川義久監．心臓カテーテル看護の新人成長おたすけブック．HEART nursing春季増刊．大阪，メディカ出版，2010，354p．
3）澤海綾子．冠動脈の正常を知ろう！．循環器ナーシング．6（12），2016，86-94．
4）慶応義塾大学病院 医療・健康情報サイト．虚血性心疾患（狭心症・心筋梗塞）．http://kompas.hosp.keio.ac.jp/contents/000236.html

（澤海綾子）

3章

1

経皮的冠動脈インターベンション（PCI）

2 経皮的末梢血管インターベンション（PPI）

さっと振り返る適応疾患の要点

下肢閉塞性動脈硬化症

①動脈硬化により下肢動脈が狭窄や閉塞することで生じる

②下肢動脈は冠動脈に比べ再狭窄率が高く、繰り返し治療が必要となることが多い

③体表面からの動脈の触診や下肢の状態の視診により、下肢動脈の狭窄や閉塞の程度を推察することが可能である

④検査は造影CT（図1）、足関節上腕血圧比（ABI）、血管エコー（下肢静脈エコー）、造影MRIを実施している。重症下肢虚血（図2）の場合、皮膚灌流圧測定（SPP）や経皮酸素分圧測定（tcpO₂）を実施している

⑤長期間無症状で経過したり、非典型的な症状を呈することが多く、発見が遅れることがある

⑥末梢動脈疾患、冠動脈疾患、脳血管疾患はそれぞれ合併して存在することが多い

⑦重症下肢虚血では下肢切断が必要となる場合がある

①動脈硬化により下肢動脈が狭窄や閉塞することで生じる

　下肢閉塞性動脈硬化症は、主に**加齢**や**高血圧**、**脂質異常症**、**喫煙**、**糖尿病**などの**生活習慣**が原因で発症する**末梢血管**の疾患です。

②下肢動脈は冠動脈に比べ再狭窄率が高く、繰り返し治療が必要となることが多い

　近年、治療機器が発展してきているとはいえ、経皮的冠動脈インターベンション（PCI）に比べ、治療が確立されてからまだ歴史が長くないため、**再狭窄率がいまだ高め**であり、**繰り返し治療が必要**となることが多いです。

③体表面からの動脈の触診や下肢の状態の視診により、下肢動脈の狭窄や閉塞の程度を推察することが可能である

　体表面から**大腿動脈**、**膝窩動脈**、**足背動脈**、**後脛骨動脈**の拍動を触知することができます。拍動を触知できない場合でも、**ドプラ**にて拍動音を聴取することで確認できます。

　拍動を触知できない場合や、**ドプラでも拍動音を聴取できない**場合は、**高度狭窄**や**閉塞**を疑います。

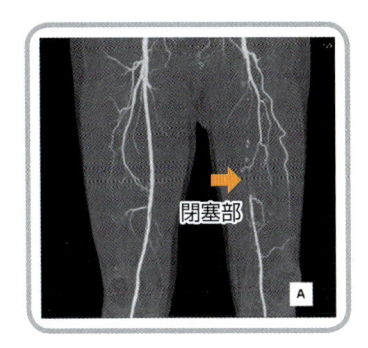

図1 下肢閉塞性動脈硬化症（左SFA）のCT画像

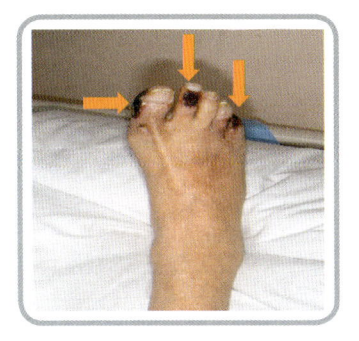

図2 重症下肢虚血（第1、2、5趾に色調不良あり）

④**検査は造影CT（図1）、足関節上腕血圧比（ABI）、血管エコー、造影MRIを実施している。重症下肢虚血（図2）の場合、皮膚灌流圧測定（SPP）や経皮的酸素分圧測定（tcpO2）を実施している**

動脈の狭窄や閉塞の部位など血管の状態を把握するために、**造影CT**や**足関節上腕血圧比**（ankle brachial index；**ABI**）を行います。ABIは下肢虚血の重症度を評価するために行います。また、皮膚灌流圧測定（skin perfusion pressure；SPP）、経皮酸素分圧測定（tcpO2）は重症下肢虚血の治療指標になります。慢性腎臓病（chronic kidney disease；CKD）を合併している場合やプラークの性状評価、下肢潰瘍の感染の評価を行う場合は、MRIを行います。

⑤**長期間無症状で経過したり、非典型的な症状を呈することが多く発見が遅れることがある**

症状はまず歩行時に痛みが生じ、休憩すると治るという**間欠性跛行**がみられます。さらに進行すると**安静時にも痛みやしびれ**が出現し、足趾の**色調不良**や、踵部や足趾間に**潰瘍形成**がみられます。**重症下肢虚血**を認める場合は、潰瘍が**難治性**となり潰瘍部に感染が生じ壊疽を起こします。

高齢者では活動量が低いため**無症状**であったり、**非典型的な症状**（腰の痛みなど）であることが多く、発見が遅れ、重症化してから初めて顕在化することもあるので、注意が必要です。

⑥**末梢動脈疾患、冠動脈疾患、脳血管疾患はそれぞれ合併して存在することが多い**

下肢閉塞性動脈硬化症の**約50％前後に冠動脈疾患**を、**約30％前後に脳血管疾患**を合併していることが多く[1]、生命予後に直結するため注意が必要です。

⑦**重症下肢虚血では下肢切断が必要となる場合がある**

重症下肢虚血では血流評価と感染の評価により**下肢切断**が必要となる場合があります。下肢切断後は血流量不足により創傷の治癒が遅れ、感染や壊死のため下肢切断を繰り返すことがあります。できるだけ下肢を残存するために**下肢切断直前**に経皮的末梢血管インターベンション（percutaneous peripheral intervention；**PPI**、EVT [endovascular treatment] ともいう）を行います。

治療の実際

実際の流れ

①患者入室

②穿刺部と末梢動脈の拍動確認

③神経ブロック施行（潰瘍形成時のみ）

④タイムアウト

⑤局所麻酔、穿刺

⑥ヘパリン投与

⑦下肢血管造影

⑧血管内超音波（IVUS）にて病変部を観察する

⑨狭窄部位をバルーンカテーテルにて拡張する（前拡張）

⑩前拡張後のIVUS所見により治療方法を選択しPPIの治療器具を使用・留置する

⑪IVUSにて治療効果を観察する

⑫必要時、治療部位をバルーンカテーテルにて拡張する（後拡張）

⑬IVUSにて後拡張の治療効果を観察する

⑭下肢血管造影後、カテーテル抜去

⑮止血後、末梢動脈の拍動確認

①患者入室

　治療部位により穿刺方法が異なるので、検査台の**臥床方向**に注意します。また検査台移乗時には**下肢痛**を伴うことが多いため、移乗介助を行います。治療中、**冷感**が強まり**下肢痛**が増強することにより安静が保てず、治療の進行を妨げる可能性があるため、術野の妨げにならないように下肢の保温を行います。

ナースがすること

- 頭の位置（向き）を確認する
- 移乗方法を確認する
- 安楽な体位を工夫する
- 下肢を観察する（下肢痛、冷感、色調不良の有無）
- 下肢末梢側を保温する

②穿刺部と末梢動脈の拍動確認

　穿刺部の拍動を確認します。治療後、穿刺側の合併症の早期発見と患肢の血流改善状態を比較するため、**末梢動脈の拍動**を確認します。下肢動脈は体表面近くを走行しているため、造影で確認できれば、**足背動脈領域**を穿刺する場合もあります。

ナースがすること

- 穿刺側、患肢の足背動脈、後脛骨動脈の拍動を触知またはドプラで確認する

- 下肢を観察する（下肢痛、冷感、色調不良の有無）
- 潰瘍形成している場合は潰瘍部を観察する（痛み、滲出液の有無）

③神経ブロック施行（潰瘍形成時のみ）

足趾に**潰瘍形成**している場合、**造影剤使用**により熱感が生じ下肢痛を増強させ、治療中の安静が保てない場合があります。そのため、治療中の疼痛緩和と安静保持、血行改善を目的に、麻酔科医によりエコーガイド下で神経刺激装置を用いて、**患側の坐骨神経**と**大腿神経**にブロックを行います。神経ブロック後、**アナフィラキシーショック症状**や**呼吸抑制**など、麻酔薬の副作用が出現する場合があるため注意します。

ナースがすること

- 下肢痛や神経症状の有無を確認する
- 神経ブロック中の体位保持を行う
- 患者の不安軽減に努める
- 抗血小板薬や抗凝固薬の内服状況を確認する
- 麻酔薬の副作用（ショック症状・意識障害など）を観察する
- 酸素投与の準備を行う

④タイムアウト

治療に必要な内容を**患者**、**医師**、**看護師**、**診療放射線技師**で情報を共有します。

ナースがすること

- 患者氏名、穿刺部位、治療部位などオーダー内容を確認する
- アレルギーの有無を確認する
- 抗血小板薬や抗凝固薬の内服状況を確認する
- 腎機能データを確認する（造影剤を使用するため）
- 前回の治療時に注意事項（治療中の痛みが強いなど）があればその内容を共有する

⑤局所麻酔、穿刺

穿刺部に**局所麻酔**を行い、穿刺します。

ナースがすること

- 声掛け、タッチングなどで患者の不安を軽減する
- 局所麻酔後の穿刺部痛や局所麻酔薬による副作用がないか確認する
- 迷走神経反射の有無を観察する

⑥ヘパリン投与

ヘパリンを投与し、**血栓の形成を予防**します。

ナースがすること

- 投与量を確認する

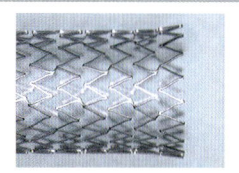
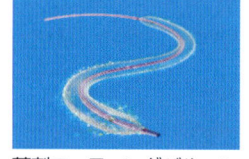
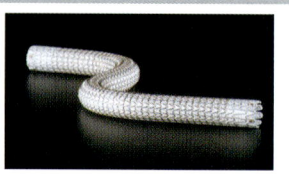

| ステント | 薬剤コーティングバルーン | 末梢血管用ステントグラフト |

図3 PPIの治療器具

①ステント：閉塞病変・長区域病変でも、バルーン拡張に比べてより良好な初期成功率・長期間開存が見込める（画像提供：Cardinal Health Japan G.K.）。
②薬剤コーティングバルーン（DCB）：バルーンに塗布された薬剤をバルーン拡張により血管壁に送達させ、ステントのように異物を留置することなく再狭窄を抑制でき、良好な長期開存成績が見込める。
③末梢血管用ステントグラフト：長区域の狭窄・閉塞病変に最も良好な長期開存成績が期待できるが、側副血管を閉塞してしまうリスクがある。
患者の病変の状態や日常生活動作（ADL）を考慮し、どの治療器具を用いて治療を行うかを決定している。

- ACT（activated clotting time：活性凝固時間）測定時間を確認する

⑦下肢血管造影

　造影剤を用いて、**下肢血管造影**を行います。下肢血管造影は**大動脈腸骨動脈領域、大腿膝窩動脈領域、膝下動脈領域**の造影を行います。**CKDを合併**している場合は、腎機能温存のため**二酸化炭素造影**を行うこともあります。

ナースがすること

- 造影剤アレルギーの有無を観察する
- 下肢痛の有無を確認する
- （二酸化炭素使用の場合）二酸化炭素注入時の痛みや腹部症状がないか観察する

⑧血管内超音波（IVUS）にて病変部を観察する

　血管内超音波（intravascular ultrasound；**IVUS**）を通して、**病変部の血管径、長さ、石灰化やプラークの状態**を確認します。

ナースがすること

- 下肢痛の有無を確認する

⑨狭窄部位をバルーンカテーテルにて拡張する（前拡張）

　狭窄部位に**バルーンカテーテル**を挿入し、狭窄部位を**拡張**します。

ナースがすること

- 痛みや違和感、患肢の色調不良の有無を確認する
- 痛みがあればその部位と程度を確認する

⑩前拡張後のIVUS所見により治療方法を選択しPPIの治療器具を使用・留置する

　IVUSにて前拡張後の病変部の状態を確認し、治療方法を選択します。治療には**ステント**や**薬剤コーテッドバルーン**（drug-coated balloon；**DCB**）、**末梢血管用ステントグラフト**などを使

用します（図3）。

ナースがすること

- 痛みや違和感、患肢の色調不良の有無を確認する
- 痛みがあればその部位と程度を確認する

⑪IVUSにて治療効果を観察する

IVUSを通して治療した部位の効果（**ステント拡張不良の有無**など）を確認します。

ナースがすること

- 下肢痛の有無を確認する

⑫必要時、治療部位をバルーンカテーテルにて拡張する（後拡張）

ステント拡張不良などが認められる場合、**後拡張**を行います。

ナースがすること

- 痛みや違和感、患肢の色調不良の有無を確認する
- 痛みがあればその部位と程度を確認する

⑬IVUSにて後拡張の治療効果を観察する

IVUSを通して後拡張した部位の状態を確認します。

ナースがすること

- 下肢痛の有無を確認する

⑭下肢血管造影後、カテーテル抜去

治療後の**下肢血管造影**を行います。治療部位の確認だけでなく、**患肢の末梢血管**まで造影し検査前と変化がないか確認します。

ナースがすること

- 穿刺部痛や血腫の有無を確認する
- 迷走神経反射がないかを観察する

⑮止血後、末梢動脈の拍動確認

止血後、止血の圧迫状態を確認するため、**穿刺側の末梢動脈の拍動**を確認します。

また患肢の血流改善状態を治療前と比較するため、**患肢の末梢動脈の拍動**を確認します。

潰瘍を形成している場合は、感染予防のため**ガーゼで潰瘍部を保護**します。

ナースがすること

- 穿刺側、患肢の足背動脈、後脛骨動脈の拍動を触知またはドプラで確認する
- 下肢を観察する（下肢痛、冷感、色調不良の有無）
- 潰瘍形成している場合は、潰瘍部を観察（痛み、滲出液の有無）し、ガーゼで保護する

治療中の看護ポイント

①合併症の早期発見に努める
②神経ブロック施行後は麻酔薬により呼吸抑制が生じる可能性がある
③不安の軽減に努める
④治療前後で末梢動脈の拍動を確認する
⑤二酸化炭素造影後は下肢の観察とともに腹部症状にも留意する

①合併症の早期発見に努める

　病変が**びまん性**であったり、**多量の血栓**が関与していることが多く、バルーン拡張時やステント留置時などにプラークや血栓が飛散し、**末梢塞栓**を生じることがあります。また**動脈硬化**により**血管損傷**や**動脈解離**を生じることもあります。このため、**下肢痛の有無**や**部位**とその**程度**、**足趾の色調**を確認します。

②神経ブロック施行後は麻酔薬により呼吸抑制が生じる可能性がある

　ショック症状や意識障害など、**麻酔薬の副作用**が出現する場合があります。そのため、神経ブロック後より**酸素投与**を開始します。また神経ブロックを必要とする場合、**末梢動脈（膝下動脈領域）** を治療することが多く、ドレープが顔を覆ってしまう体位となるため、**常に声掛け**を行い、**麻酔薬による副作用の早期発見**に努めましょう。

③不安の軽減に努める

　繰り返し治療が必要となることや**過去の経験**（前回の治療時に痛みが強かったなど）から、患者は**不安**を持っていることが多いです。また治療時間が**長時間**となることや、治療部位によってはドレープが顔に掛かり**治療状況を把握しにくい**ことから、**不安が増強する**恐れがあります。**治療の経過を説明**し、**声掛け**を行いながら不安の軽減に努めましょう。

④治療前後で末梢動脈の拍動を確認する

　治療の効果を評価するために**患肢の末梢動脈**を確認します。治療前後の末梢動脈の拍動を同じ部位、同じ方法で確認することで評価が得られるため、**治療前**に確認した**末梢動脈**の部位には**マーキング**をしておきます。

⑤二酸化炭素造影後は下肢の観察とともに腹部症状にも留意する

　二酸化炭素はアレルギー性のない気体で、血液に注入されると10～30秒で血中に吸収され、呼気で体外に排泄されるため、**長時間体内にとどまることは少ない**のが特徴です。しかし、**重症下肢虚血**の場合、まれに治療後、二酸化炭素が動脈内腔に停滞し、末梢へ流出しない現象（**vapor lock現象**）が起こることがあります。vapor lock現象が起こると、足趾の色調不良が

強くみられるため、治療中より観察を十分に行い、**一時的**であることを説明します。また腸を栄養する動脈に二酸化炭素が悪影響を及ぼすと、**虚血性腸炎、腸管壊死**を発症することもあるため、**腹部症状**にも留意する必要があります。

◀ 引用・参考文献 ▶

1）重松宏. 重症虚血肢をめぐる諸問題：日本の現状と診断基準. THERAPEUTIC RESEARCH. 13（10），1992，4099.
2）Cacoub, PP. et al. Cardiovascular risk factor control and outcomes in peripheral artery disease patients in the Reduction of Atherothrombosis for Continued Health（REACH）Registry. Atherosclerosis. 204（2），2008，e86-92.
3）Kawasaki, D. et al. Safety and efficacy of endovascular therapy with a simple homemade carbon dioxide delivery system in patients with iliofemoral artery diseases. Circ J. 76（7），2012，1722-8.
4）Ghumman, SS. et al. Contrast induced-acute kidney injury following peripheral angiography with carbon dioxide versus iodinated contrast media：A meta-analysis and systematic review of current literature. Catheter Cardiovasc Interv. 90（3），2017，437-48.
5）南都伸介ほか編. PCI・EVTスペシャルハンドブック. 東京，南江堂，2010，290p.

（檜本美由紀）

3 カテーテルアブレーション

カテーテルアブレーションとは？

　高周波カテーテルアブレーション（radiofrequency catheter ablation；RFCA）は、電磁波のエネルギーを熱エネルギーに変換して生じた熱で組織を焼灼しています。電極カテーテルの先端を**不整脈の原因となっている心筋部位**に接触させ、体表面に付着した**対極板**との間に**通電**して、先端に接触している心筋を焼灼する治療法です。

さっと振り返る適応疾患の要点

頻脈性の不整脈

①**心房細動**（atrial fibrillation；AF）

②**心房粗動**（atrial flutter；AFL）

③**発作性上室頻拍**（paroxysmal supraventricular tachycardia；PSVT）

- 房室結節リエントリー頻拍（atrioventricular nodal reentrant tachycardia；AVNRT）
- 房室回帰性頻拍（atrioventricular reciprocating tachycardia；AVRT）≒ WPW症候群（Wolff-Parkinson-White syndrome）
- 心房頻拍（atrial tachycardia；AT）

④**心室頻拍**（ventricular tachycardia；VT）

期外収縮

⑤**期外収縮（心室性・上室性）**（premature ventricular contraction；PVC・premature atrial contraction；PAC）

※当院では、**心房細動**、および**患者が強く希望する場合**や、**難渋することが予測されるとき**は、**鎮静下**でアブレーションを行っています。

①心房細動

　心房細動は、主に肺静脈由来の**期外収縮（PAC）**から発症し、**心房が不規則に痙攣**し起こる不整脈です。心房細動は持続期間によって**表1**のように分類されます。

②心房粗動

心房粗動は、心房の１カ所から命令が出て、**心房が規則的に痙攣**し起こる不整脈です。興奮する場所によって、**通常型・非通常型**の２種類があり、さらに心室への伝導の割合により一般的に**4：1、3：1、2：1、1：1**の４つの伝導型に分けられます。

③発作性上室頻拍

1. 房室結節リエントリー頻拍

房室結節内で、**伝導の速さ・不応期**の違う２本の**伝導路**（fast pathway［速伝導路］とslow pathway［遅伝導路］）の働きによって引き起こされる頻拍です。

2. 房室回帰性頻拍≒WPW症候群

正常な伝導路以外に**副伝導路**（ケント束）があるために引き起こされる頻拍です。心電図で**デルタ波**が見られ、**V1誘導**では副伝導路の位置を予測できます。

3. 心房頻拍（AT）

心房内で**洞結節以外から命令**が出たり（局所性AT）、**大きな回路を回る**こと（マクロリエントリー性AT）により起こる頻拍です。

④心室頻拍

心室頻拍は、**心室**（ヒス束およびヒス束以下の刺激伝導系も含む）**を刺激する３連発以上続く頻拍**で、通常は心拍数で**100回/分以上**のものを指します。

心室細動に移行することもある、注意が必要な頻拍で、特に頻拍中の波形が一つ一つ違って崩れている**多形性心室頻拍**は最も危険な致死性不整脈で、心室細動と同様に心肺蘇生など早急な処置が必要となります。

⑤期外収縮（心室性・上室性）

期外収縮は、**心房または心室から発生する不整脈**です。心房性の場合は**右心房・肺静脈・上大静脈**を起源とすることが多く、心室性は**左右心室**・特に**流出路・心尖部・心室中隔**を起源とすることが多いです。

表1 心房細動の種類

種類	特徴
発作性心房細動 paroxysmal atrial fibrillation	発作的に出現して、１週間以内に自然に治まるもの
持続性心房細動 persistent atrial fibrillation	自然に停止することなく、１週間以上続くもの
永続性心房細動 long-lasting atrial fibrillation	常に持続しており、電気的除細動を用いても停止しないもの

治療の実際

実際の流れ①　鎮静が必要な場合の例：心房細動症例（当院の場合）

① 治療準備
↓
② 患者入室
↓
③ 電極パッド・モニター装着、酸素投与
↓
④ タイムアウト
↓
⑤ 鎮静開始・i-gel®挿入
↓
⑥ 食道温プローブ・尿道カテーテル挿入
↓
⑦ 体位固定
↓
⑧ 消毒・局所麻酔・穿刺開始
↓
⑨ シース・電極カテーテル挿入
↓
⑩ 心腔内心エコー（マージ）・心房中隔穿刺
↓
⑪ 左房・肺静脈造影
↓
⑫ 活性凝固時間（ACT）のチェック
↓
⑬ （状態に応じて）心房細動基質に関する評価・起源の同定
↓
⑭ アブレーション
↓
⑮ 肺静脈隔離の確認・薬剤を用いた誘発試験
↓
⑯ 手技の終了
↓
⑰ i-gel®抜去・退室準備
↓
⑱ 退室

①治療準備

　施設によって分担が異なりますが、看護師・臨床工学技士・診療放射線技師・臨床検査技師にて、**情報収集・使用薬品（表2）・物品・機器**の準備を行います。患者入室に向けて、空調の調節等の**環境調整**を行います。

ナースのすること

- 情報収集を行う
- 薬剤を準備する
- 環境調整を行う

②患者入室

　病棟看護師より申し送りを受けます（同意書類の確認・重篤なアレルギーの最終確認など）。患者誤認防止のため同意書を確認しながら、**患者自身**に氏名・**治療内容**を答えてもらいます。気道確保デバイスの**i-gel®**の固定が安定するよう、**顔にクリームを塗っていないか、義歯を装着してきているか**確認します[注1]。

　患者を検査台へ移乗する際、**転倒・転落**に注意します。当院は前投薬としてペンタゾシン

表2 カテーテルアブレーションで使用される薬剤

種類	薬剤名
鎮静・鎮痛薬	• チオペンタールナトリウム（ラボナール®） • プロポフォール（1％ディプリバン®） • デクスメデトミジン塩酸塩（プレセデックス®） • モルヒネ塩酸塩水和物 • フェンタニルクエン酸塩（フェンタニル®） • レミフェンタニル塩酸塩（アルチバ®） • ペンタゾシン（ソセゴン®）
治療に使用する薬	• イソプレナリン塩酸塩（プロタノール®） • アデノシン三リン酸二ナトリウム水和物（トリノシン®、ATP®） • アトロピン硫酸塩水和物（アトロピン硫酸塩®）
その他	• 昇圧薬：ドパミン塩酸塩（カコージン®）、ノルアドレナリン、エフェドリン塩酸塩 • 降圧薬：ニカルジピン塩酸塩 • 制吐薬：メトクロプラミド • 筋弛緩薬：ロクロニウム臭化物

15mg＋生理食塩水100mLを使用しているため、特に注意しています。

注1）クリームを塗っているとi-gel®の固定テープが剥がれやすくなります。また、義歯があると i-gel®の固定が安定します。

ナースのすること

- 病棟看護師より申し送りを受ける
- 同意書類を確認する（特に身体抑制・アレルギー問診票）
- 患者氏名を確認する
- 患者移乗時の転倒・転落を防止する

③電極パッド・モニター装着、酸素投与

検査着を脱ぎ、**各種電極パッド（図1、2）の貼付・各種モニター**（血圧計・SpO₂モニター・心電図モニター・バイスペクトラルインデックス［BIS］モニター）**の装着**、**鎮静**に備え、酸素

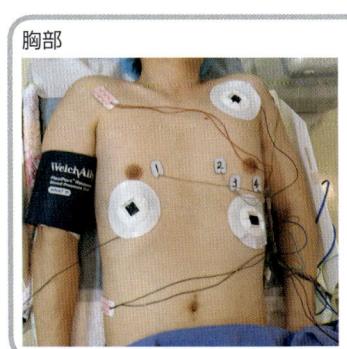
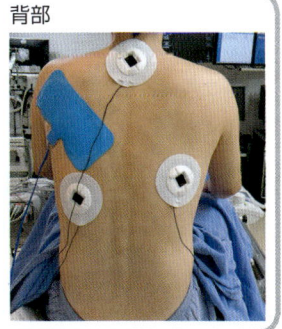

胸部　　　背部

図1 CARTO® 3システムの電極パッド貼付位置

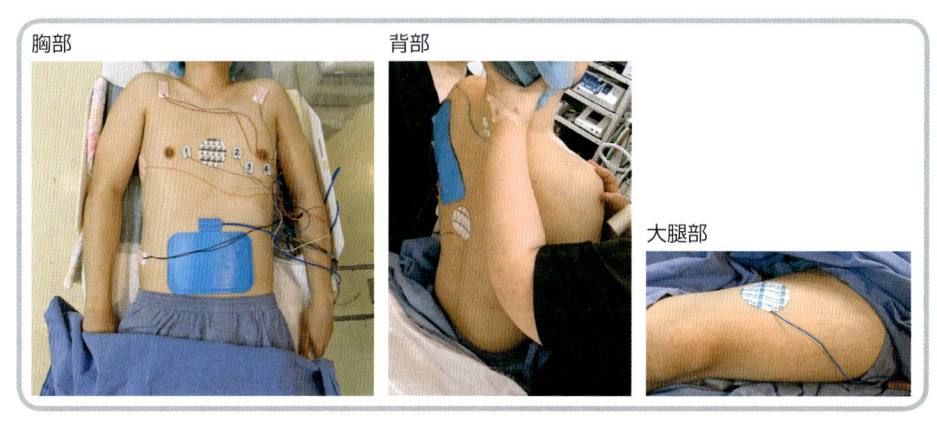

図2 EnSite^{TM}システムの電極パッド貼付位置

マスクで**6L酸素投与**します。

　タオルやシーツ等を使用し、**保温**と**肌の露出防止**に努め、**羞恥心への配慮**を行います。

　患者の**緊張を和らげる**ことができるよう、**声掛け**を密にしながら行います。このとき、**皮膚にトラブルがないか**確認し、看護記録へ記載します。

ナースのすること

- 肌の露出を防止する
- 保温する
- 患者の緊張を緩和する
- 皮膚トラブルがないか確認する

④タイムアウト

　鎮静導入前に、**患者氏名**・**術式確認**を行うタイムアウトを**スタッフ全員**で行います。

⑤鎮静開始・i-gel®挿入

1. 鎮静薬の投与

　入室直後に**血圧**・**SpO₂**を測定し、電極パッド等を貼付している間に**デクスメデトミジン塩酸塩**投与を開始します。鎮静薬を早く投与することで、緊張して治療開始を待っている患者を**早い段階で緊張から解放する**ことができます。また早いタイミングでの気道確保デバイスの挿入が可能となり、**治療開始時間が早くなります（図3）**。

　デクスメデトミジン塩酸塩の初期負荷投与開始から5分以上経過後、**ペンタゾシン**7.5mg・**1％プロポフォール**2～2.5mg/kgを投与します。

2. i-gel®挿入介助

　就眠が得られたらi-gel®挿入^{注2)}のための介助を行います。挿入後、人工呼吸器を装着し**SIMVモード**にて換気を開始し、以後、**自発呼吸がない状態**、かつ**BISが30～40**を維持できる

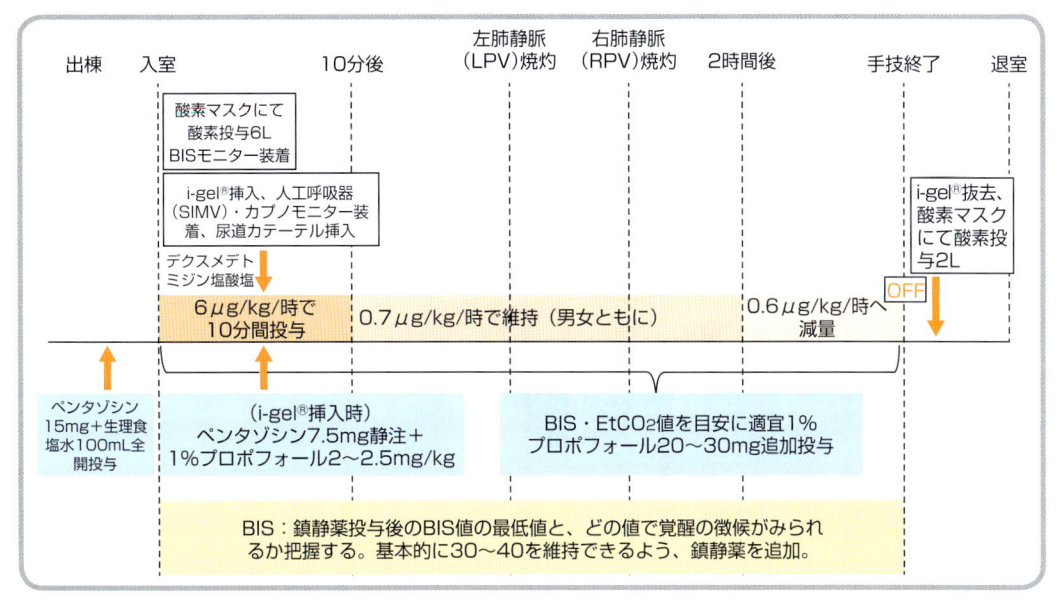

図3 術中の鎮痛・鎮静薬使用の流れ

よう、鎮静薬を追加します。

注2）i-gel®挿入時・挿入中に鎮静が十分でないと、刺激が加わることにより喉頭痙攣が引き起こされ
ることがあります。声門が閉じ換気困難となるので、血圧等が許す限りプロポフォールを投与し
痙攣解除を試みますが、それでも不可能なときはロクロニウム臭化物の投与や気管挿管が必要な
こともあることを常に認識しておきます。

3. モニターの観察

深鎮静状態とするため、血圧・SpO2・呼気終末二酸化炭素分圧（EtCO2）・カプノモニター・
BISモニターを密に観察します。

ナースのすること

- スムーズな鎮静薬投与を行う
- i-gel®の挿入を介助する
- バイタルサインを観察する
- BISモニターを確認する
- 呼吸状態を観察する
- 喉頭痙攣時に対応する準備を行う

⑥食道温プローブ・尿道カテーテル挿入

p.146に示す食道関連合併症を予防するため、i-gel®の側孔へオリーブ油を少量注入し、術
者にて食道温プローブ（温度センサー付き電極カテーテル）を挿入します。同じタイミングで尿
道カテーテルを挿入します。

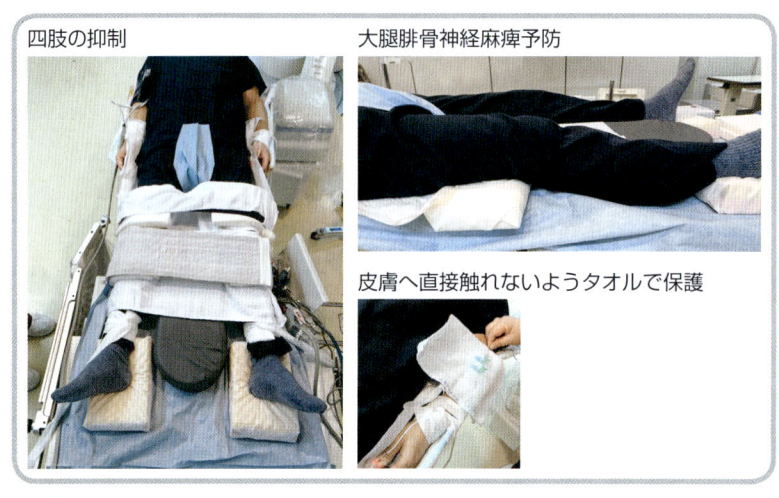

四肢の抑制　　　　大腿腓骨神経麻痺予防

皮膚へ直接触れないようタオルで保護

図4 術中の体位固定

⑦体位固定

　鎮静下での治療であり、検査台からの転落等を予防するため、**四肢を抑制**します。また**神経麻痺・皮膚圧迫予防**のため、**枕・スポンジ**などを使用し体位を固定します（**図4**）。

ナースのすること

- 四肢を抑制する
- 皮膚圧迫予防に努める

⑧消毒・局所麻酔・穿刺開始

　局所麻酔・穿刺の際は、患者が覚醒しないか、**血圧・BIS**を評価し、**苦顔**の有無を確認します。

ナースのすること

- ドレーピングを介助する
- 鎮静状態を確認する

⑨シース・電極カテーテル挿入

　シースを挿入し、電極カテーテルを配置します（**図5**）。シースが挿入されたら、**ヘパリンを3,000単位**投与します。**鎮静状態**かどうか確認します。

ナースのすること

- ヘパリンを投与する
- 鎮静状態を確認する

⑩心腔内心エコー（マージ）[注3]・心房中隔穿刺

　心腔内心エコー（intracardiac echocardiography；ICE）で**卵円窩**を確認し、高周波ニードルを用いて**心房中隔穿刺（図6）**を行います。合併症として**心タンポナーデ**が生じる可能性があるため、**血圧変動**に注意が必要です。製品によっては心腔内心エコーでマージが可能なものも

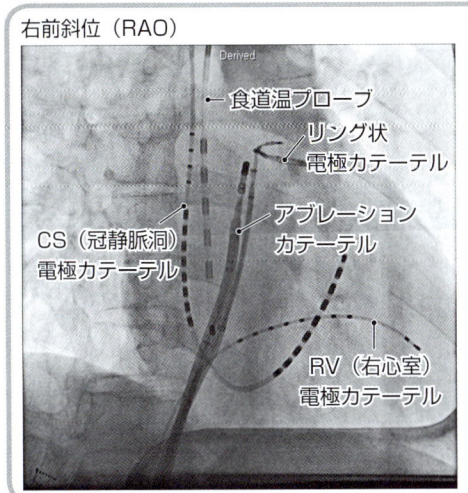
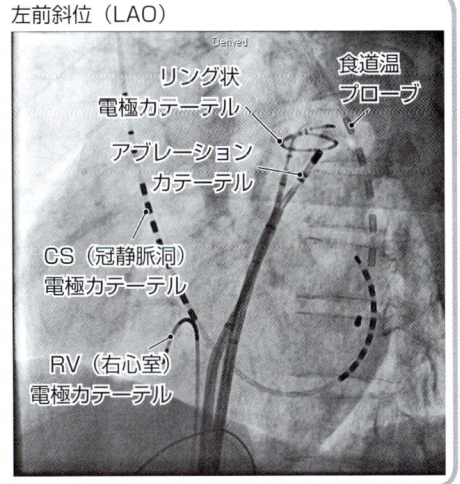

右前斜位（RAO）

食道温プローブ
リング状
電極カテーテル
アブレーション
カテーテル
CS（冠静脈洞）
電極カテーテル
RV（右心室）
電極カテーテル

左前斜位（LAO）

リング状
電極カテーテル
食道温
プローブ
アブレーション
カテーテル
CS（冠静脈洞）
電極カテーテル
RV（右心室）
電極カテーテル

図5 心房細動（AF）電極配置画像

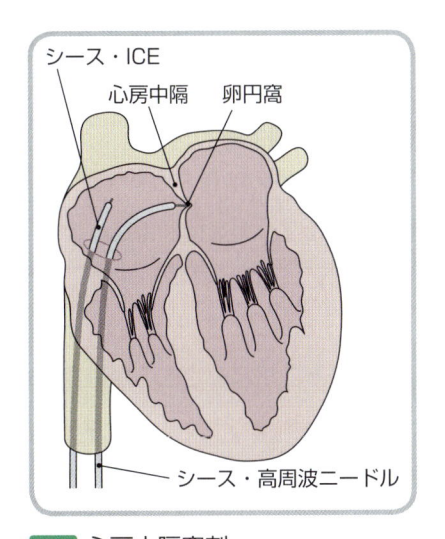

シース・ICE
心房中隔　卵円窩

シース・高周波ニードル

図6 心房中隔穿刺

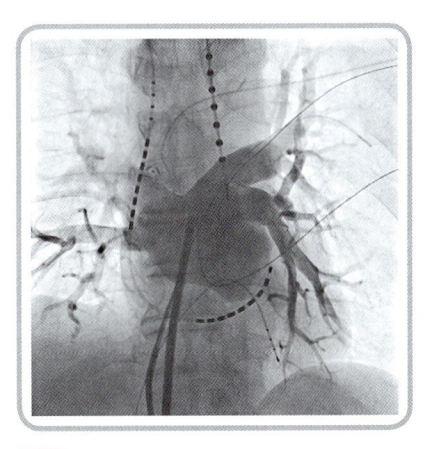

図7 左房・肺静脈造影

あります。左房へワイヤー・シースが挿入されたら、**ヘパリンを3,000単位**投与します。

注3）マージとは、術前に撮影した心臓CTの画像とカテーテルの位置を合わせることです。

ナースのすること

- 血圧変動をチェックする
- 合併症出現時に必要物品・薬品を準備する
- ヘパリンを投与する

⑪左房・肺静脈造影

　右室から高頻度ペーシング（ラピッドペーシング）を行い、左房の収縮を抑制した状態で**左房・肺静脈造影**を行います（**図7**）。この方法で造影することで、左房に造影剤が滞留し肺静脈

と左房の全体がわかります。

⑫活性凝固時間（ACT）のチェック

ACT（activated clotting time：活性凝固時間）を測定します。**左心系**の不整脈治療の場合は**30分ごと**に測定し、値に応じてヘパリンを追加投与します。脳梗塞等の合併症予防のためACTは**300秒以上**を維持する必要があり、**スタッフ全員**で管理を意識できるようなツールがあるとよいかもしれません **（図8）**。

血栓予防のためにRFCAの場合、2本のシースから**ヘパリン500単位＋生理食塩水500mLを3mL/時**で持続投与します。

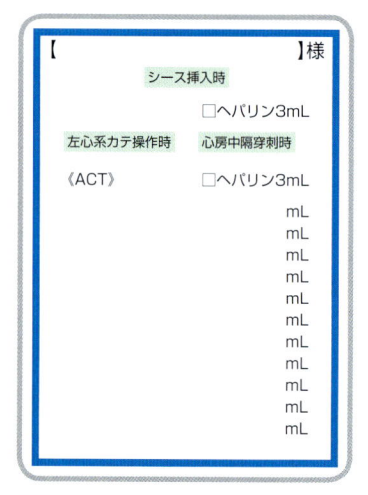

図8 当院で使用しているACT・ヘパリン投与確認表

ナースのすること

- ACTを測定する
- 30分タイマーをセットする

⑬（状態に応じて）心房細動基質に関する評価・起源の同定

各種電極カテーテルと3Dマッピングシステムを用いて不整脈の精査・治療を開始します。まず、術前のCT画像と造影画像・カテーテルの位置を合わせるマージを行います。

その後、電気生理学的検査（electrophysiologic study：EPS）を行います。EPSは、状態に応じて心房細動基質に関する評価（サブストレートマッピング）を行ったり、トリガーとなる場所（起源）を探します。この際、心房細動の状態ではどこが起源であるか確認できないので、まず**心腔内除細動**を施行し、いったん**洞調律**に戻し、**心房細動を誘発**、または**自然に心房細動となったとき**に起源を見つけます。

ナースのすること

- 心腔内除細動施行時・EPS施行時に鎮静状態を確認する

⑭アブレーション

1．アブレーションの種類

症例に応じて**RFCA、クライオバルーンアブレーション・レーザーバルーンアブレーション・ホットバルーンアブレーション**を行います **（図9）**。バルーンアブレーションは基本的に発作性心房細動を対象としています。

治療としては、**肺静脈隔離術**（pulmonary vein isolation：**PVI**）が標準的治療となります。必要に応じて、非肺静脈性トリガーに対する追加治療や線状焼灼を行うことがあります。

2．特に注意が必要な場合

クライオバルーンアブレーション後の復温時や**横隔神経刺激時、疼痛好発部位（肺静脈後壁**

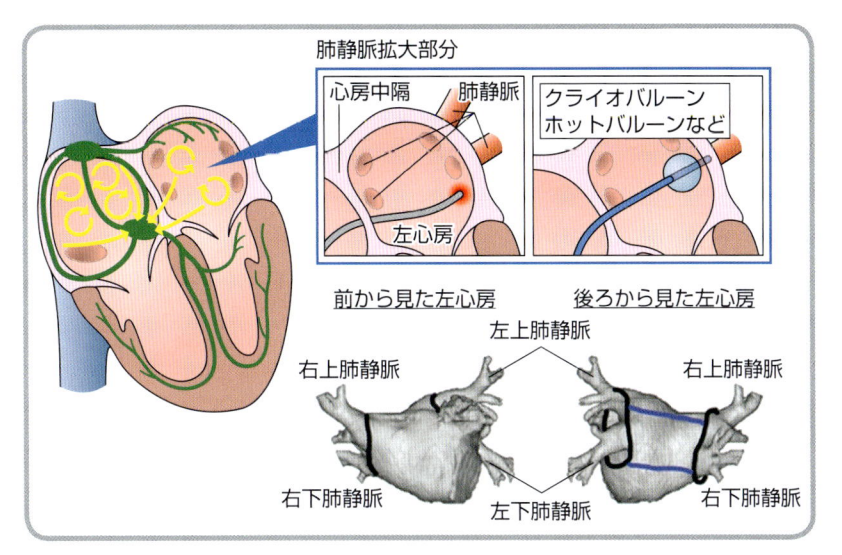

図9 心房細動の焼灼部位

側）の焼灼時は血圧変動・鎮静の維持困難が起こり得るため、密な観察が必要です。

また**心タンポナーデ**等の合併症に注意が必要です。

ナースのすること

- バイタルサインを観察する
- 鎮静状態を観察する

⑮肺静脈隔離の確認・薬剤を用いた誘発試験

EPSを行い、**心房細動**が誘発されないか確認します。また**ATP**や**イソプレナリン塩酸塩**を投与し、肺静脈隔離ラインの再発や非肺静脈性トリガーの有無を確認します。薬剤投与時は**気分不良**が出現したり**洞停止・房室ブロック**が起こるので、**鎮静状態が浅くなったり、血圧低下・徐脈**が起こるため注意が必要です。

ナースのすること

- ATP・イソプレナリン塩酸塩投与の準備を行う
- バイタルサインを観察する
- 鎮静状態を観察する

⑯手技の終了

電極カテーテルとシースを抜去し、**用手圧迫**にて止血します。止血後は**圧迫止血包帯**（キノプレス®）と**枕子**にて圧迫固定します。

最終ACTを測定し、必要時には**プロタミン硫酸塩**を投与します。**プロタミンショック**に注意し慎重に投与します。**インスリン使用者**はショックの危険性が上昇するため、当院では基本的に使用しません。**動脈圧ライン**は**鼠径部の止血終了後**に抜去します。

IN-OUTのチェックを行い、医師に報告します。ヘパリン加生理食塩水で灌流を行うイリゲーションを使用するため**INトータルが増加**し、**心不全患者**の場合は**利尿薬**を投与することもあります。

ナースのすること

- ACTを測定する
- プロタミン硫酸塩を投与する（インスリン使用歴確認要）
- 圧迫固定を介助する
- IN-OUTバランスの確認・報告を行う

⑰i-gel®抜去・退室準備

手技が終了したら、**鎮静薬投与を終了**し覚醒を促していきます（デクスメデトミジン塩酸塩開始後**2時間**が経過したら**投与量を減らし**、終了後の覚醒遅延を防止します）。

多くの場合、用手圧迫中に自発呼吸が出て覚醒されるので、**患者が指示に応じられれば**i-gel®を抜去し、酸素マスクで**2L酸素投与**します。用手圧迫終了後も覚醒しない場合は、**BISモニター**を見ながら、**大きな声で声掛け**を行い覚醒を促します。

i-gel®抜去後はまだ鎮静が残っているため、**呼吸状態**に注意します。

電極パッド・モニター類を除去し、消毒薬や血液を拭き取り、寝衣を着せます。このとき、**皮膚トラブル**の有無を観察します。

ナースのすること

- 覚醒状態・呼吸状態を観察する
- i-gel®抜去を介助する
- 皮膚状態を観察する
- 着衣の介助を行う

⑱退室

血圧・呼吸状態・覚醒状態の最終チェックを行い、ストレッチャーで退室します。病棟看護師へ申し送りをします。

補足

当院は施行していませんが、施設によって以下のことも知っておく必要があります。

- 食道温プローブを**鼻腔**より挿入する場合があり、挿入時は**飲み込みタイミングの声掛け**や、**苦痛に対しての励まし**が必要です。
- 左房と食道の位置を確認する一つの方法として、**食道造影**を行います。食道造影は**経鼻**または**経口チューブ**から水溶性消化管造影剤を注入する場合が多いです。
- 心房細動アブレーションの鎮静方法は施設によってもさまざまです。鎮静の段階により使用する気道確保デバイスが異なります。当院はi-gel®と人工呼吸器（SIMVモード）を使用します

が、必要時に**口腔・鼻腔エアウェイ**や**ASV**を用いるところもあります。

- EPS時、深鎮静下ではなく中等度鎮静の場合には、患者は声掛けに反応し意図のある動きができる（合目的）状態であるため、覚醒があれば「**不整脈の場所を探すために発作を起こしているので、心配ないですよ。しんどいですが頑張りましょう**」等、励ますような声掛けを行います。

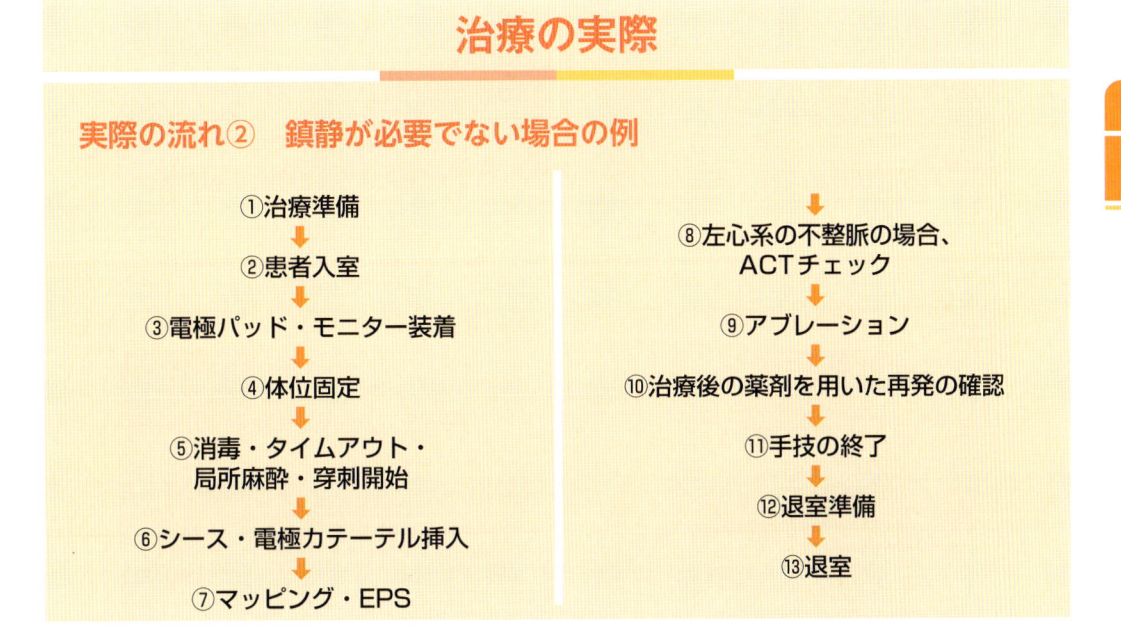

治療の実際

実際の流れ②　鎮静が必要でない場合の例

①治療準備
↓
②患者入室
↓
③電極パッド・モニター装着
↓
④体位固定
↓
⑤消毒・タイムアウト・
局所麻酔・穿刺開始
↓
⑥シース・電極カテーテル挿入
↓
⑦マッピング・EPS

⑧左心系の不整脈の場合、
ACTチェック
↓
⑨アブレーション
↓
⑩治療後の薬剤を用いた再発の確認
↓
⑪手技の終了
↓
⑫退室準備
↓
⑬退室

①治療準備　②患者入室　③電極パッド・モニター装着　④体位固定

心房細動症例に準じて準備を行います。鎮静はしないので**酸素投与・BISモニター装着は行いません**。また、体位固定は**下肢の膝固定のみ**行います。

⑤消毒・タイムアウト・局所麻酔・穿刺開始

局所麻酔開始前にスタッフ全員でタイムアウトを行います。局所麻酔時には疼痛や緊張から生じる**迷走神経反射**に注意が必要です。鎮静薬は使用していないので、**穿刺時に痛み**があること、**何かあれば我慢せずに教えてもらいたい**ことを伝え、**患者のそば**でバイタルサインを確認しながら、声掛けを行います。

ナースのすること

- ドレーピングを介助する
- 患者へ声掛けを行う
- 迷走神経反射時に対応する

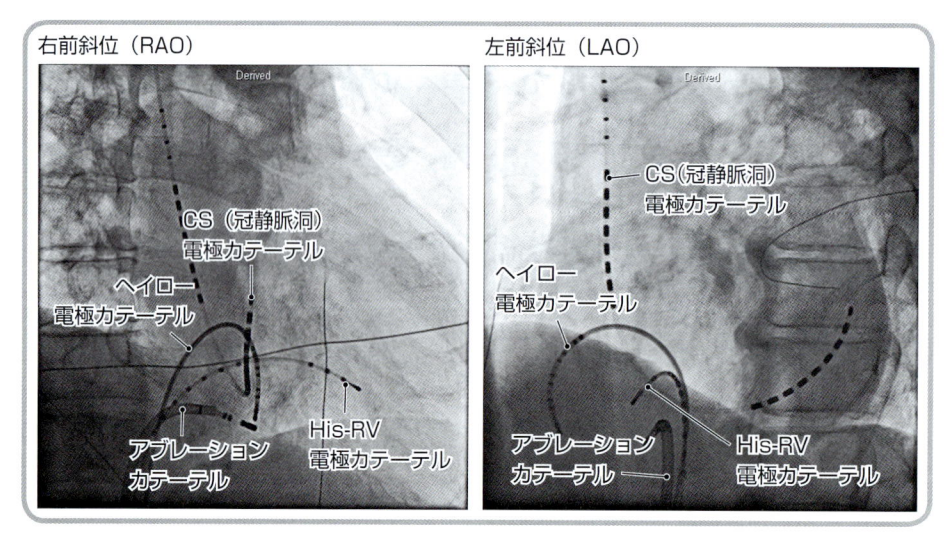

図10 心房粗動（AFL）電極配置画像

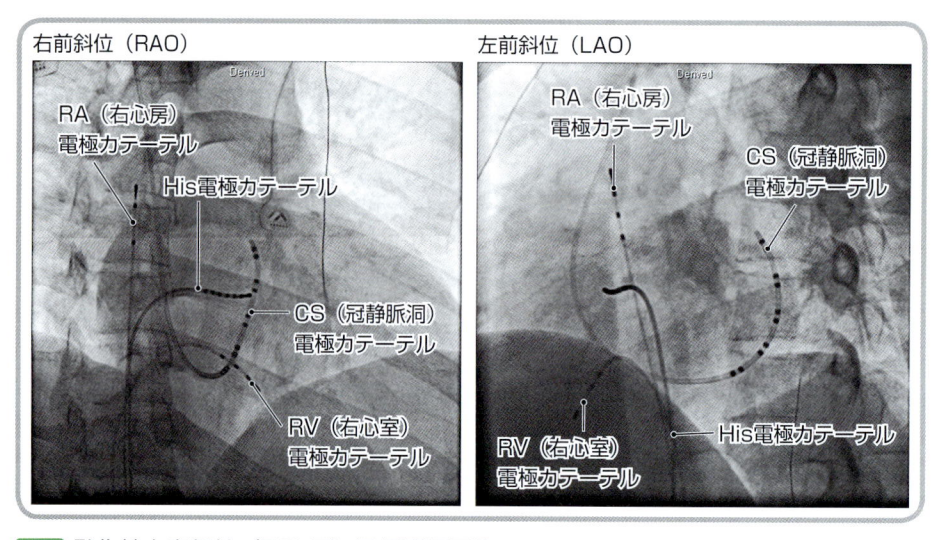

図11 発作性上室頻拍（PSVT）電極配置画像

⑥シース・電極カテーテル挿入

シースを挿入し、電極カテーテルを配置します **（図10、11）**。シースが挿入されたら、**ヘパリンを3,000単位**投与し、**30分または60分のタイマー**をかけます。

ナースのすること

- ヘパリンを投与する
- タイマーをかける

⑦マッピング・EPS

EPSは疾患によって心房または心室を順番に、あるいは同時に、などペーシングを行い、各

場所で不整脈が起こるか確認します。必要時**イソプレナリン塩酸塩**や**アトロピン硫酸塩**にて薬物負荷を行い、誘発することもあります。

　EPSや薬物負荷中は、頻拍による動悸や血圧低下が起こるため、**気分不良**がないか確認します。また開始時には「**これから少しドキドキしますが、不整脈の場所を探すために発作を起こしているので、心配ないですよ。しんどいですが頑張りましょう**」と声を掛けます。

ナースのすること

- 患者へ声掛けを行う
- 薬物負荷の準備・投与を行う

⑧左心系の不整脈の場合、ACTチェック

　ターゲット部位が**左心系**と診断がついたら、**大腿動脈**へシースを挿入するか、**心房中隔穿刺**を行い、左心系へカテーテルを挿入することになります。**ACT**を参照し、**ヘパリンの追加投与**を行って血栓を予防します。

ナースのすること

- ACTを測定する
- ヘパリンを追加投与する

⑨アブレーション

　ターゲット部位を焼灼します（**図12、13**）。焼灼中は疼痛が生じるため必要時**ペンタゾシン**等の鎮痛薬を使用します。

　焼灼中、**深呼吸**をするとアブレーションカテーテルの位置が動き、適切な焼灼ができなくなるので、できるだけ**浅い呼吸**、**普段の呼**

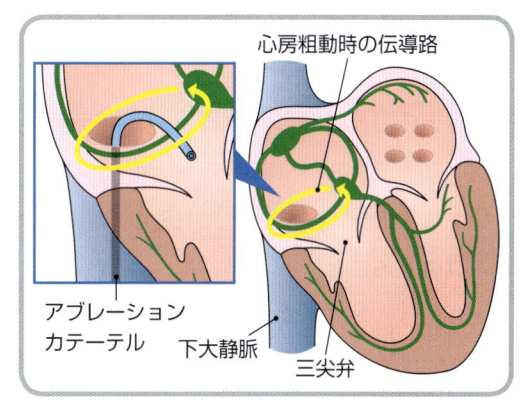

図12 心房粗動（AFL）の焼灼部位
三尖弁と下大静脈の間を焼灼する。

図13 発作性上室頻拍（PSVT）の焼灼部位
房室結節遅伝導路や副伝導路（ケント束）を焼灼する。

吸をしてもらうよう説明します。

ナースのすること

- 患者へ声掛け・指導を行う
- 鎮痛薬を準備する

⑩治療後の薬剤を用いた再発の確認

イソプレナリン塩酸塩やATPの投与、ペーシングにて誘発し、**不整脈が起こらないか**確認します。薬剤負荷・ペーシングを行うため、再び**動悸**や**気分不良**を感じることがあるので、患者へ**治療効果を確認していることを説明**し、励まします。

ナースのすること

- 薬剤負荷の準備・投与を行う
- 患者へ声掛けを行う

⑪手技の終了

電極カテーテルとシースを抜去し、**用手圧迫**にて止血します。止血後は**圧迫止血包帯**（キノプレス®）と**枕子**にて、圧迫固定をします。

左心系の治療の場合は**ACT**を測定します。**止血困難・ACTの遅延**があれば**プロタミン硫酸塩**を投与することもあります。

IN-OUTのチェックを行い、医師に報告します。

ナースのすること

- 圧迫固定を介助する
- IN-OUTバランスの確認・報告を行う
- ACT測定を行う（必要時）
- プロタミン硫酸塩を投与する（必要時）（インスリン使用歴確認要）

⑫退室準備・退室

心房細動に準じて退室準備・退室を行い、病棟看護師へ申し送りをします。

治療中の看護ポイント

①メディカルスタッフでも鎮痛・鎮静管理の方法を知る必要がある
②患者の不安を増強しないよう、手技を一つ一つ説明する
③テープかぶれの既往がある場合は、パッド・テープ類の貼付時に工夫する
④術後合併症を理解し、適切な対応を行う

表3 アメリカ麻酔科学会（ASA）による鎮静・麻酔の区分

1	minimal sedation （最小限の鎮静・不安寛解）	認識機能や協調機能は抑制されるが言葉による指示に反応し、呼吸や心血管機能は保たれている状態
2	moderate sedation/analgesia （中等度鎮静/鎮痛）	意識は抑制されるが言葉による指示や軽い触知刺激に対して合目的に反応する状態であり、呼吸・循環機能は保たれ、防御反応は抑制されない
3	deep sedation/analgesia （深鎮静/鎮痛）	容易に覚醒することなく、繰り返す痛み刺激にようやく反応する程度の深い鎮静で、循環機能は保たれるが、防御反応や自発呼吸が不十分となり気道確保が必要となる可能性がある状態
4	general anesthesia （全身麻酔）	痛み刺激によっても覚醒せず、自発呼吸が不十分となり、しばしば気道確保が必要となって、循環機能も障害されることがある状態

① メディカルスタッフでも鎮痛・鎮静管理の方法を知る必要がある

近年のアブレーションの鎮静の管理は、**ほぼ麻酔科医の領域に近く**、私たちメディカルスタッフも鎮痛・鎮静管理の方法を知る必要があります。

1．鎮静の目的

アブレーションの鎮静の目的は「**身体的・精神的ストレスから患者を守る**」、「**手技が円滑に行えるようにする**」という2点になり、患者の体動を少なくすることで術者のストレスも軽減し、治療に集中できます。

2．鎮静のポイント

鎮静のポイントとしては「**十分な鎮痛を行い、鎮静深度を一定に保つ**」「**気道を確実に確保し呼吸パターンの変動を軽減する**」という2点になります。

アブレーションに適した鎮静深度は、**中等度鎮静**と**深鎮静**です（**表3**）。

鎮静は、**呼吸**と**循環**に注意が必要です。これらを観察するために必要なモニター類は、**心電図・血圧計・SpO₂モニター・BISモニター・カプノモニター**で、日本麻酔科学会の定める「麻酔中のモニター指針」（**表4**）を参考に観察する

表4 安全な麻酔のためのモニター指針（文献7より引用）

①現場に麻酔を担当する医師がいて、絶え間なく看視すること
②酸素化のチェックについて ・皮膚、粘膜、血液の色などを看視すること ・パルスオキシメータを装着すること
③換気のチェックについて ・胸郭や呼吸バッグの動き及び呼吸音を看視すること ・全身麻酔ではカプノメータを装着すること ・換気量モニターを適宜使用することが望ましい
④循環のチェックについて ・心音、動脈の触診、動脈波形または脈波のいずれか一つを看視すること ・心電図モニターを用いること ・血圧測定を行うこと ・原則として5分間隔で測定し、必要ならば頻回に測定すること。観血式血圧測定は必要に応じて行う
⑤体温のチェックについて ・体温測定を行うこと
⑥筋弛緩のチェックについて ・筋弛緩モニターは必要に応じて行う
⑦脳波モニターの装着について ・脳波モニターは必要に応じて装着すること

とよいです。

3. 鎮静中のケア

手技中は、**鎮静状態・呼吸状態・循環動態**に応じて**鎮静薬の追加・投与方法の変更**（側注から持続投与など）や、**気道確保デバイスに応じた換気**（酸素投与・呼吸器の使用およびモードを選択）や、**昇圧薬・降圧薬の投与**を行います。

4. 鎮静中のモニター

鎮静中のモニターとして**BISモニター**と**カプノモニター**があります。

・BISモニター

BISモニターは、得られた脳波をもとに鎮静度を推定するもので、**鎮静薬による鎮静・無記憶・無意識**や**脳の代謝の低下**を含む鎮静効果の指標として用います。気道確保デバイスに合わせて、**図14**の矢印の範囲で管理するとよいです。当院が施行しているi-gel®と人工呼吸器（SIMVモード）を用いた呼吸管理だと**BIS30〜40**を目安に管理しています。

・カプノモニター

カプノモニターは、呼気終末二酸化炭素分圧（EtCO$_2$）を測定し、**換気を行えているか**を評価する指標となるものです（**図15**）。見方として、波形がしっかり出ているが、**値が高すぎたり低すぎたりする場合**は医師に換気設定の変更を確認します。

波形が**急激に低下**した場合は、**呼吸回路のはずれ**、**事故抜管**、**痰詰まり**、**喉頭痙攣**などを想定します。

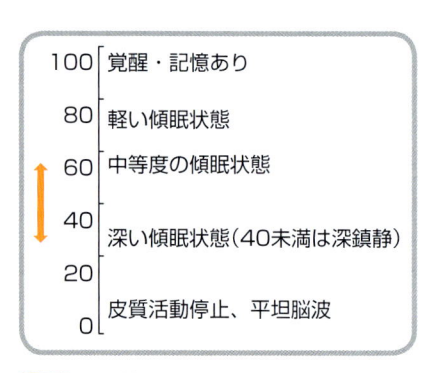

図14 BIS値の指標

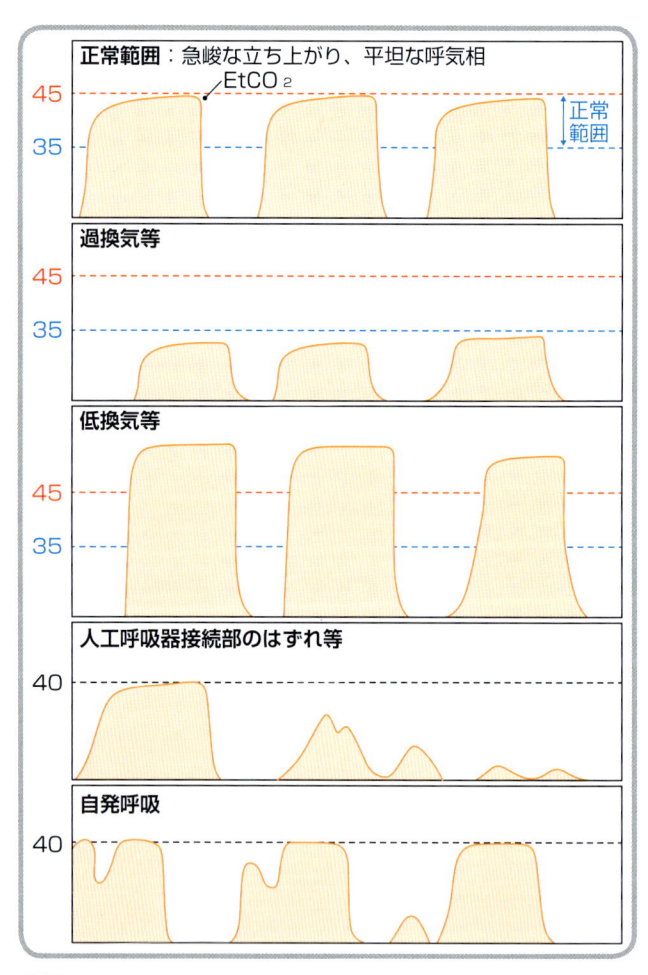

図15 代表的なカプノグラフとEtCO$_2$（文献8を参考に作成）

陥没した波形は鎮静が浅くて自発呼吸が出現しようとしている状態です。この状態で刺激が加わると喉頭痙攣などの有害反応が引き起こされる可能性があるので、鎮静薬を追加します。

5. 覚醒後のケア

覚醒後のケアも重要で、意識はしっかり戻っているか、気道は通っているか、呼吸状態は問題ないかの観察が大事です（表5）。鎮静を行った後は必ず退室可能な状態かチェックすることを心掛けます。

②患者の不安を増強しないよう、手技を一つ一つ説明する

入室後治療開始まで、電極パッド貼付・モニター類の装着・抑制の準備など同時進行で行われます。これが患者の緊張・不安を増強させてしまう可能性もあるため、一つ一つ説明しながら準備を行います。

③テープかぶれの既往がある場合は、パッド・テープ類の貼付時に工夫する

テープかぶれの既往がある方へは、電極パッドや穿刺部位の止血後に使用する圧迫固定用テープを貼付する際に注意が必要です。皮膚保護剤や透明フィルムなどを塗布・貼付し皮膚保護に努めます。皮膚保護剤は必要に応じて電極パッド貼付部や穿刺部位の止血後に使用する圧迫テープの貼付部に塗布し使用します。圧迫テープ貼付部には必要があればさらに透明フィルムを貼付し、その上に圧迫固定用のテープを貼付するとよいです。

④術後合併症を理解し、適切な対応を行う

カテーテルアブレーション後の主な合併症と、発見後の対応を表6に示します。

表5 アブレーション後の退室基準

項目	退室基準
呼吸	SpO_2 > 95%、呼吸回数 > 8回/分、呼吸音清
循環	収縮期圧 > 90mmHg、心拍数 < 100回/分、心電図異常なし
体温	> 36.0℃もしくは冷感なし、シバリングなし
嘔気	なし
疼痛	なし
神経症状	なし
RASSスコア	-1点もしくは0点（-1：傾眠状態、完全に清明ではないが、呼び掛けに10秒以上の開眼およびアイコンタクトで応答する、0：覚醒・静穏状態、意識清明で落ち着いている）

表6 主な術後合併症と対応

合併症	症状・対応
血栓塞栓症	治療前に経食道エコーと造影CTにて**左房・左心耳内**に血栓が見られないことを確認しておく。治療中は**ヘパリン投与**と**ACT測定**を確実に行い、左心系に留置するシースは**ヘパリン加生理食塩水にて灌流**することを忘れないようする。
心穿孔・心タンポナーデ	**血圧変動**（特に**動脈圧**）に注意し観察して、早期に発見・対処できるようにする。**血圧低下**や透視にて**心房の動きに低下**が見られたら、**心タンポナーデ**のサインであるため、速やかに心エコーで確認する。**心嚢水の貯留**がある場合はヘパリン効果を抑制するため、速やかに**プロタミン硫酸塩**を投与し、**心嚢穿刺**を行う。
洞機能障害・房室ブロック	アブレーション治療中、**心臓神経節に影響した場合**は、**徐脈**や**血圧変動**が出現することがある。戻らない場合は**アトロピン硫酸塩**や**昇圧薬**を投与する。また刺激伝導系付近を治療している際には、**房室ブロック**が出現し**ペースメーカー**が必要となる場合がある。
左房食道瘻・食道潰瘍	解剖学的に左房と食道は接しており、まれにだが、焼灼により左房と食道が交通して**瘻孔**ができてしまったり、**食道潰瘍**を作ってしまうことがある。予防のために**食道温**を持続的に測定し**39℃以上**にならないよう気を付ける。瘻孔や潰瘍が発生してしまった場合は、早急に**外科的処置**を行う必要がある。
迷走神経障害	まれだが、食道周囲の神経障害から、**急性胃拡張**を起こすことがある。術後に**嘔吐・腹部膨満感**が出現することで気付くことがあり、発生した場合は絶飲食とし、対症療法を行う。**外科的手術**が必要となることもある。
横隔神経障害	横隔神経障害は特に**クライオバルーンアブレーション**で生じる恐れがあるが、**横隔神経刺激**を行い、**複合筋活動電位**（compound motor action potential；**CMAP**）を確認しながら行うことにより予防できる。横隔神経障害は、発生してしまったとしても**多くは症状がなく自然軽快**する。**胸部X線撮影**を定期的に行い、完治まで経過を観察する。
肺静脈狭窄	肺静脈狭窄はカテーテル技術の進歩に伴い減少しているが、**術後しばらくして起こる**ことがある。**高度狭窄**や**肺静脈が4本とも狭窄**した場合は、**バルーン形成術**等の治療が必要となることがある。
血管損傷	カテーテルやガイドワイヤーによって血管壁を傷つけ、**血管損傷**が発生する場合がある。血管の壁が裂けたところへ血液が留まり瘤状に膨らむ**仮性動脈瘤**や、動脈と静脈が交通してしまう**動静脈瘻**がある。

引用・参考文献

1) 中川義久監. 看護師・研修医・臨床工学技士のための実践！カテーテルアブレーション治療とケア. 大阪, メディカ出版, 2010, 288p.
2) 浅野拓編. メディカルスタッフのためのカテーテルアブレーション必須知識. 東京, メジカルビュー社, 2015, 220p.
3) 奥村謙編. 不整脈治療のためのカテーテルアブレーション. 大阪, 医薬ジャーナル社, 2014, 115p,（インフォームドコンセントのための図説シリーズ）.
4) 山根禎一編. カテーテルアブレーションのためのチャートで学ぶトラブルシューティング！. 東京, メジカルビュー社, 2017, 244p.
5) 大塚崇之編. これから始めるカテーテルアブレーション. 東京, メジカルビュー社, 2016, 224p.
6) 宮内靖史. カテーテル治療中のセデーションの方法・現状と問題点. CIRCULATION Up-to-Date. 8（2）, 2013, 169-77.
7) 日本麻酔科学会. 安全な麻酔のためのモニター指針. https://www.jssoc.or.jp/other/info/anesth_guideline_monitor.pdf
8) 日本光電パンフレット. ETCO₂（終末呼気炭酸ガス分圧）と代表的なカプノグラフ.

（井手佐智子）

4 ペースメーカー・ICD・CRT植込み術

植込み型心臓治療デバイスとは？

植込み型心臓治療デバイスは、**体内に直接植え込み**、**心臓治療**（不整脈・心不全）**を行う医療機器**です。主な種類に①**植込み型ペースメーカー**（permanent pacemaker；**PPM**）②**植込み型除細動器**（implantable cardioverter defibrillator；**ICD**）③**両室ペースメーカー**（**心臓再同期療法**：cardiac resynchronization therapy；**CRT**）があります（**表1、図1〜5**）。

さっと振り返る適応疾患の要点

植込み型ペースメーカー（PPM）

①〜③などの徐脈性疾患が適応となる。

①**洞不全症候群**（sick sinus syndrome；SSS）

②**房室ブロック**（AVブロック）

③**徐脈性心房細動**（Af）

植込み型除細動器（ICD）

①**心室頻拍**（ventricular tachycardia；VT）

②**心室細動**（ventricular fibrillation；VF）（**図6**）

③**ブルガダ症候群**

両室ペースメーカー（心臓再同期療法：CRT）

①**重症心不全**

植込み型心臓治療デバイスを理解するために、基本となる刺激伝導系を確認しておきましょう（**図7**）。

植込み型ペースメーカー（PPM）

本体からリードを通して**電気刺激**を出し、脈を整えます。

1. 洞不全症候群（SSS）

洞結節（一番最初に電気刺激を発生させる部位）**から、電気刺激が発生しない**状態です。

2. 房室ブロック（AVブロック）

洞結節から心房と心室の境目（房室結節）まで障害があり、電気刺激が伝わらない状態です。

表1 植込み型心臓治療デバイス

主な構造	ジェネレーター （図1）	電池と制御回路（コンピューター）が組み込まれたもの。ペースメーカーの本体。	 **図1** ペースメーカーの構成
	ペーシングリード （図2）	患者本人の脈を感知し、制御回路に伝え、心臓に必要な刺激を出す電極。ジェネレーターに接続し、刺激部位に挿入する。	 **図2** ペーシングリード
主な種類	植込み型ペースメーカー （PPM） （図3）	心臓の脈拍を整える。制御回路とペーシングリードによって構成される。	 **図3** MRI対応用ペースメーカー
	植込み型除細動器(ICD) （図4）	致死的不整脈が発生した場合、脈を整える。ペースメーカーの構造に加え、電気ショックを起こすためのコイルがリードに付属している。	 **図4** 植込み型除細動器（ICD）
	両室ペースメーカー （心臓同期療法：CRT） （図5）	心臓の左右収縮の動きを整える。心臓内伝導障害を伴う重症心不全の治療法。右房・右室・左室用の3本のリードがある。	 **図5** 両室ペースメーカー

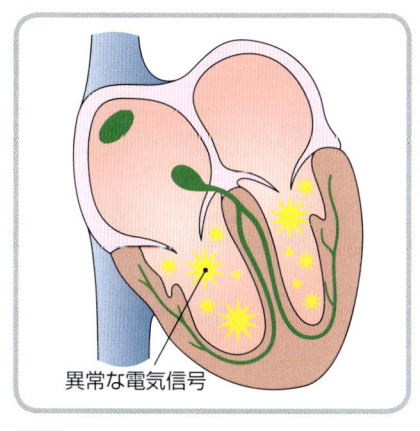

図6 心室細動（VF）

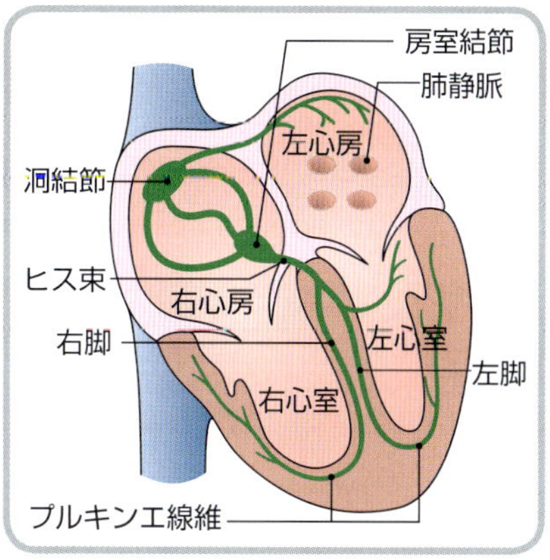

図7 刺激伝導系

図7内のラベル：房室結節、肺静脈、左心房、洞結節、ヒス束、右心房、右脚、左心室、左脚、右心室、プルキンエ線維

図6内のラベル：異常な電気信号

または、**房室結節より下（心室）**に電気刺激が伝わらない状態です（ブロックされている状態）。

3. 徐脈性心房細動（Af）

電気刺激が洞結節ではなく、主に**肺静脈に不規則な電気の流れ**が起こり、しっかりとした脈にならず、**心拍数が少ない**状態です。

■ 植込み型除細動器（ICD）

ペースメーカーの機能に加え、リードに付属した**コイルからの電気ショック**による**除細動**で脈を整えます。

1. 心室頻拍（VT）・心室細動（VF）

両者とも**致死的な不整脈**です。脈は打っていますが、しっかりした拍動にならず、**心臓が震えている**状態です。

2. ブルガダ症候群

突然の失神や**心肺停止の既往**がある患者（症候性ブルガダ症候群の患者）が適応となります。

■ 両室ペースメーカー（心臓再同期療法：CRT）

右房に挿入されたリードが、正しい調律の指令を出すことで、**心房から心室への規則正しい収縮と血液の流れ**を作り出します。さらに、**右室に1本**と**冠状静脈洞を介した左室側のリード**が、**左右収縮のタイミングのずれを補正**します（図8）。

• 重症心不全

重症心不全は虚血性心疾患・心筋症・心筋炎・さ

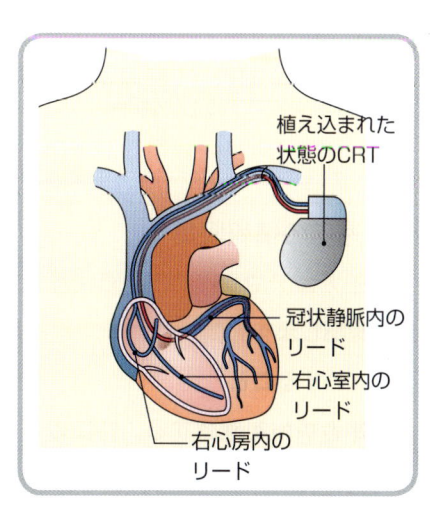

図8内のラベル：植え込まれた状態のCRT、冠状静脈内のリード、右心室内のリード、右心房内のリード

図8 両室ペースメーカーの留置位置

まざまな不整脈・弁の狭窄や閉鎖不全などを引き金に、**心臓の収縮や拡張機能が衰えた状態**をいいます。**息苦しさ、動悸、むくみ**などさまざまな症状が起こります。心不全では、**心室の伝導障害**が起こる場合があります。そのために、**左室の中隔壁と左室自由壁（側壁）の収縮のタイミングがずれ**、十分な血液が送り出せなくなります。CRTを植込む適応は、**左室駆出分画**（left ventricular ejection fraction；**LVEF**）**35％以下**で**QRS幅が120ms以上**、または、**ペーシングに依存する症例**とされています。

CRTには、**除細動機能**を備えた**CRT-D**と、**ペーシング機能のみ**の**CRT-P**があります。

治療の実際 (図9)
※今回は一例としてペースメーカー植込み術の流れを紹介します。

実際のペースメーカー植込み術の流れ

①入室前の情報収集
↓
②患者入室・入室確認
↓
③治療前準備
↓
④タイムアウト
↓
⑤鎖骨下静脈造影
↓
⑥消毒
↓
⑦ドレーピング
↓
⑧局所麻酔
↓
⑨皮膚切開
↓

⑩鎖骨下静脈穿刺
↓
⑪ガイドワイヤー挿入・シース挿入・リード挿入
↓
⑫ペーシング閾値（いきち）確認
↓
⑬リード固定
↓
⑭ジェネレーター接続
↓
⑮止血確認（必要時洗浄）
↓
⑯皮膚縫合
↓
⑰サインアウト
↓
⑱創部の圧迫
↓
⑲申し送り

①入室前の情報収集

電子カルテや**看護記録**から治療に必要な項目を確認します。

ナースのすること

- 患者情報を確認する。特に以下の項目について**確認**する
  1）承諾書を取得しているかどうか

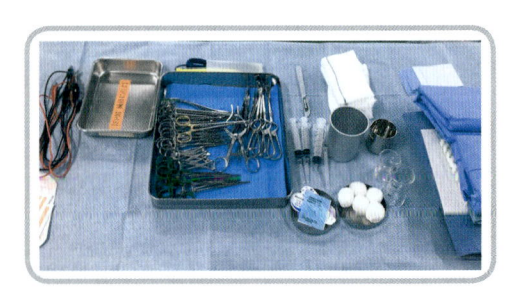

図9 必要物品（一例）

2）鎖骨下静脈造影時に造影剤を使用するため、造影剤投与による影響がないか

- 造影剤副作用履歴の有無
- ビグアナイド系血糖降下薬の内服の有無：造影剤との併用は、乳酸アシドーシスを起こす危険性があり、腎機能が低下している場合はビグアナイド系血糖降下薬の休薬が必要になる

3）その他の薬剤アレルギーや禁忌薬の有無

- 消毒・テープかぶれの有無を確認する

②患者入室・入室確認

入室時に**術中に必要な事項**がないかを問診により確認します。

ナースのすること

- 閉所恐怖症の有無を確認する

  患者の顔はドレープで覆われます。閉所恐怖症の患者では、パニックになる恐れもあります。ドレープの掛け方を工夫しましょう。

- 金属類を装着していないか確認する

  電気メスを使用します。またICDやCRTの植込みを行う際には除細動テストを行う場合もあるため、金属類は外します。

- 患者と看護内容を共有する

  患者が、我慢せず自分の希望に沿った対応が受けられるために、どのような看護を希望するのか確認をするとよいでしょう。

  初めての治療は、処置のイメージを持つことが不安の軽減につながると考え、先々に説明をしがちです。しかし、患者によってはいろいろと説明を聞くことで、不安が強くなる人もいます。個々の患者が希望する看護が受けられるよう、あらかじめ患者とスタッフで共有するとよいでしょう。

  また、治療や不整脈以外のことも、今気になることやつらいことがないかを確認します。「普段から腰痛が起きやすい」「右耳に難聴がある」などもスタッフ間で共有し、患者の希望に合わせ看護を進めることが大切です。

③治療前準備

患者が安全・安楽な治療を受けられるよう、**モニターや体位の準備**を行います。

ナースのすること

- モニタリングの準備
- 体位の調整

  治療中は安静臥床のため、患者と相談しながら除圧枕などを活用し、安全安楽な良肢位を整えます。

※ペースメーカー植込み術は、下肢の動きに厳重な制限はありません。動かないことを強調せず、体位がつらくなる前にスタッフに伝えること、タイミングにより看護師がマッサージできることや体を動かせることを説明します。

④タイムアウト

治療前に、**患者とスタッフ全員で**必要な安全項目（使用造影剤・禁忌薬剤・その他の注意事項）を確認します。

⑤鎖骨下静脈造影

必要時、植込み型ペースメーカーを入れる側の上肢に確保した静脈ルートから、鎖骨下静脈造影を行い、**血管の走行**を確認します。

ナースのすること

- 造影剤で体が熱く感じるため、驚いて動かないように患者に説明する
- 造影剤の副作用に注意して観察する

  造影剤投与直後にめまい・くしゃみ・咽頭違和感・バイタルサインの変化がなくても、蕁麻疹^{じん}などの症状が出現する場合もあります。経時的に観察を行います。

⑥消毒

感染防止のため、消毒前に**穿刺部周辺の皮膚**を確認します。心電図電極の糊残りなど、汚れはきれいに拭き取ります。

ナースのすること

- 穿刺部周囲の皮膚を確認する（必要時、清拭）

⑦ドレーピング

穿刺部以外を**ドレープ**で覆います。

ナースのすること

- ドレーピングは離被架などを使用し、息苦しいなど閉塞感がないように工夫する
- ドレープはできるだけ顔から離すよう工夫する **（図10）**

⑧局所麻酔

穿刺部周囲の局所麻酔のため、**リドカイン塩酸塩**を投与します。

ナースのすること

- 迷走神経反射やリドカインショックがないか観察する
- タッチングや声掛けで不安軽減に努める
- 患者の表情は術者から見えにくいため、看護師が観察し医師に伝達する
- 局所麻酔の追加や必要時に鎮痛薬の調整を術者に相談する

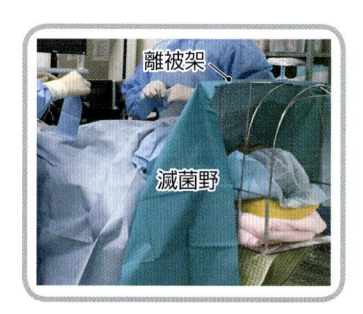

図10 閉塞感のないドレープの工夫

⑨皮膚切開

ジェネレーターの大きさに合わせ、大胸筋膜上に**ポケット**（5〜7cm）を作製します。

ナースのすること

- 筋膜と脂肪組織を剥離するときは、疼痛が増強するため、患者の近くで観察し支援する

⑩鎖骨下静脈穿刺

ガイドワイヤーやリードを挿入するために**鎖骨下静脈**を穿刺します。

ナースのすること

- 鎖骨下静脈穿刺時は、会話や大きな呼吸は肺の位置が変動し、気胸・動脈穿刺につながるため、穿刺前に必要事項を説明し、声掛けは最小限にする

⑪ガイドワイヤー挿入・シース挿入・リード挿入

穿刺部からガイドワイヤー、シースの順で挿入し、ガイドワイヤーを抜去後、リードを挿入します。

ナースのすること

- 心房内を刺激し不整脈が発生する可能性があるため、動悸やバイタルサインの変化に注意する

⑫ペーシング閾値確認

リードと刺激装置を接続し、**ペーシング閾値**（心筋を興奮させるのに必要な刺激出力の最小値）を確認します。電池が長持ちするように、**効率よくペーシングできる位置**を確認します。

⑬リード固定

挿入位置が確定したら、心筋にリードを固定します。

⑭ジェネレーター接続

ジェネレーターとリードを接続し、固定します。

⑮止血確認

止血を確認します。**血腫**ができると**デバイス感染**の原因になります。必要時には**生理食塩水での洗浄**も行います。

術野と**使用済みのガーゼ残数をカウント**しポケット内にガーゼがないことを確認します。

ナースのすること

- 止血を確認する（必要時、生理食塩水洗浄）
- 術野の観察と使用済みガーゼ残数のカウントを行う

⑯皮膚縫合

止血・ガーゼカウント確認後、**閉創**のため皮膚を縫合します。

⑰サインアウト

縫合後、**安全の最終確認**を行います。

表2 ペースメーカーの設定モード

モード	適応	ペーシング部位	センシング部位	感知に対する反応	リードの数・挿入部位
AAI	SSS など	心房	心房	**抑制** 心房で心拍（P波）を感知したら、刺激しない	右房に1本
VVI (図11)	徐脈性心房細動 など	心室	心室	**抑制** 心室で心拍（R波）を感知したら、刺激しない	右室に1本
DDD	房室ブロック など	心房 心室	心房 心室	**抑制と 同期** 心房で心拍（P波）を感知した後に、心室で心拍（R波）を感知したら、心室を刺激しない。R波を感知できなければ刺激する	右房と右室に2本
DDI (図12)	徐脈性心房細動 など	心房 心室	心房 心室	**抑制** 心室で心拍（R波）を感知したら、刺激しない	右房と右室に2本
AAI⇔DDD ※注1)				**基本をAAI→必要時のみDDDを行う**	

モードの表記内容
1文字目：ペーシング（刺激を与える）部位、2文字目：センシング（心拍を感知する）部位、3文字目：感知に対する反応
1文字目・2文字目　A：心房、V：心室、D：心房・心室
3文字目　I：抑制（心拍を感知したら刺激しない）、T：同期（心房の心拍を感知したら、心室に刺激を出す）、D：抑制と同期の両方（心房の心拍を感知後、心室の心拍を感知できなければ刺激を出す、心室の心拍を感知したら刺激を出さない）
※注1）メーカーによってモード名が異なる。MVP（メドトロニック）、RYTHMIQ（ボストンサイエンティフィック）。

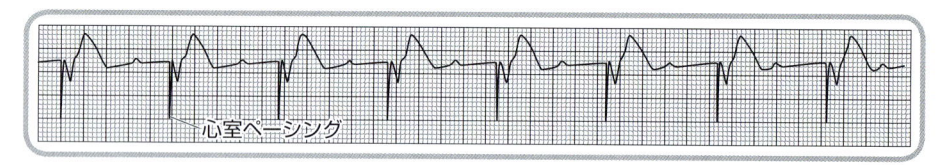

図11 VVIの心電図

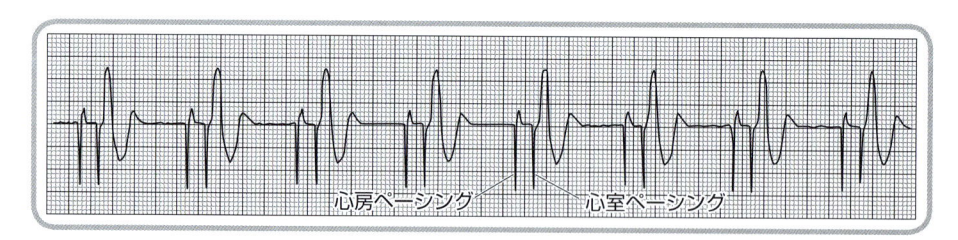

図12 DDIの心電図

ナースのすること

- 圧迫安静時間・透視線量・特記事項を確認する

⑩創部の圧迫

術後、創周囲に**十分な圧迫**を行い、**血腫形成**を防止します。必要時、粘着力の強いテープにて**広範囲に圧迫固定**します。この場合テープかぶれを起こしやすいため、**皮膚保護剤**を使用するな

ど、工夫をします。または、**砂嚢**などで一定時間、圧迫を行います。

ナースのすること

- 創部を圧迫する（必要時、テープにて圧迫固定）

⑲申し送り

ペースメーカー挿入後の申し送りの特徴は、**設定モード（表2）**の伝達と**ペースメーカー手帳**を病棟へ渡すことです。

治療中の看護ポイント

①心臓内にペーシングリードを挿入する処置を行うため、不整脈による胸部症状やバイタルサインに注意する

②いつでも急変時に備えられる準備と、予測した観察を行う

③植込み型心臓治療デバイス挿入による合併症に注意する（表3）

④体内に異物が挿入されるため、物品準備から処置終了まで、感染に注意して対応する

⑤処置のほとんどが意識下であり、患者には見えない状況で処置が行われるため、患者がリラックスできるよう、細やかな配慮を心掛ける

表3 心臓治療デバイス植込み後の主な合併症と対応

合併症	症状・対応
迷走神経反射	局所麻酔時や筋膜の剥離時の疼痛、患者の不安・緊張などの刺激が、迷走神経を介して、脳中枢を刺激して発生する。症状には、生あくび、顔色不良、徐脈、血圧低下、冷汗があり、時に心停止することもある。穿刺時や縫合終了直後でも起こる。表情やバイタルサインの観察が必要である。軽度の場合はクーリング、必要時にはアトロピン硫酸塩水和物の投与や補液速度を早めることで対応する。
気胸・血胸・心タンポナーデ・リード穿孔・動脈穿刺	これらは穿刺やリード操作時に起こり得る合併症で、息苦しさや痛み、バイタルサインの変化に注意して観察する。
感染	植込み型心臓治療デバイスは人体にとって異物のため、感染に十分な注意が必要である。植込み部が感染すると、皮膚の発赤・腫脹・熱感が起こる。ドレナージや再開創による排膿が必要になる。

〔 引用・参考文献 〕

1）森山美知子ほか. "循環器". エビデンスに基づく疾患別看護ケア関連図. 改訂版. 東京, 中央法規出版, 2018, 308p.
2）森島逸郎編. 新人ナースのための目で見るペースメーカー・ICD・CRTの治療とケア. 大阪, メディカ出版, 2018, 112p.

（松橋正子）

5 下大静脈フィルター留置術・抜去術

下大静脈フィルター留置術・抜去術とは？

深部静脈血栓症（deep vein thrombosis；DVT）のある患者における肺血栓塞栓症（pulmonary thromboembolism；PTE）発症予防と、肺血栓塞栓症の再発予防を目的とした治療です。

さっと振り返る適応疾患の要点

適応疾患は深部静脈血栓症（DVT）と肺血栓塞栓症（PTE）であり、DVTとPTEは一連の症候群として総称して、静脈性血栓塞栓症（venous thromboembolism；VTE）といわれる。

深部静脈血栓症（DVT）

静脈内で形成された血栓が、主に下肢の深部静脈に形成された状態を深部静脈血栓症（DVT）という。

①静脈血栓の形成には、主に静脈の内皮障害、血液の凝固亢進、静脈血流の停滞の3つの成因があるとされている

②発生部位は主に下肢であるが、頚部・上肢静脈や上大静脈でもみられる

③急性静脈還流障害として、浮腫、疼痛、四肢の色調変化が主にみられる

④画像診断としては下肢静脈エコー、造影CT、MRI等がある

⑤治療法は抗凝固療法が第1選択である。DVT再発予防、PTE防止として下大静脈フィルターを挿入する場合がある

急性肺血栓塞栓症（APTE）

急性肺血栓塞栓症（acute pulmonary thromboemborism；APTE）はDVTの重篤な合併症の一つで、心腔内や静脈内に形成された血栓が肺血管を塞栓したものである。

①DVTに続発して生じる

②死亡率は14％、心原性ショックを呈した症例は30％程度と重症化しやすい[1]

③臨床症状としては、呼吸困難、胸痛、低酸素血症が主要症状である

④画像診断としては造影CT検査、肺動脈造影、肺シンチグラフィー等がある

⑤治療法は重症度に応じて抗凝固療法と血栓溶解療法が検討される。抗凝固療法が実施できない場合等は下大静脈フィルターを挿入する場合がある

■ 深部静脈血栓症（DVT）と急性肺血栓塞栓症（APTE）

1. 静脈血栓の形成には、主に静脈の内皮障害、血液の凝固亢進、静脈血流の停滞の3つの成因があり、DVTに続発してAPTEが生じる

　手術やカテーテル留置、外傷などで**血管内が損傷**した場合や、悪性腫瘍や妊娠、脱水等で**血液凝固能が亢進**した場合、**術後の長期臥床や下肢の可動能力が低下している**場合等は、静脈内に**血栓が形成**されてしまう可能性が高くなります。この危険因子は**Virchowの3因子**（ウィルヒョウ）といわれており（**表1**）、DVTの危険因子リスク評価に役立てられています。また主に下肢にできた血栓が**遊離**し、**肺動脈へ流入**することで**APTE**を引き起こします。DVTとAPTEは一連の病態であり、**DVTを予防**することが重要です[1、2]。

2. DVTの発生部位は主に下肢であり、APTEは致死性疾患である

　DVTの大部分が下肢に発生し、**左下肢**での発生が多数です。一方、**頚部**や**上肢静脈**ではCVカテーテル留置やペースメーカー留置等、**医原性**にDVTが発生することが多いです。APTEは致死性ですが、**急性期に適切に治療を行えば予後は比較的良好**とされ、早期治療が重要となります[1、3]。

3. 急性静脈還流障害として浮腫、四肢の色調変化や呼吸困難が主にみられる

　DVTでは**片側下肢のみの浮腫**が特徴的であり、患肢の静脈うっ滞により**暗赤色**への下肢色調変化がみられます（**図1**）。APTEでは**呼吸困難**が最も特徴的であり、**頻脈**や**咳嗽**（がいそう）、**動悸**や**冷汗**がみられます。

4. 画像診断としては下肢静脈エコー、造影CT、MRI等がある

　DVTに対しては非侵襲的な**エコー**が第1選択となります。エコーでDVTが発見された場合やAPTEの確定診断の場合は、**造影CT**が最も有用であるとされています。**造影剤アレルギー**がある患者や被曝が問題となる患者（**妊婦**や**小児**）は

表1 Virchowの3因子

因子	原因
血管壁の障害	・中心静脈カテーテル留置 ・カテーテル治療 ・各種手術 ・外傷 ・膠原病、血管炎 ・高ホモシステイン血症　など
血液凝固能の亢進	・悪性腫瘍 ・妊娠・産後 ・感染症 ・ネフローゼ ・脱水　など
血液の停滞	・長期臥床 ・肥満、妊娠 ・うっ血性心不全 ・下肢麻痺 ・下肢静脈瘤　など

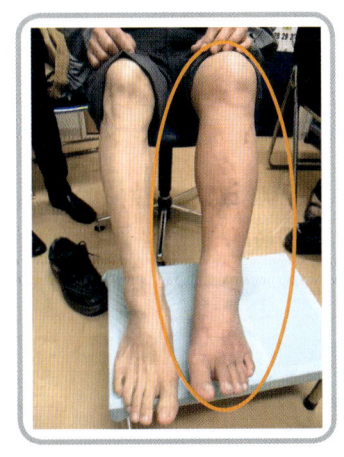

図1 下肢の浮腫と色調変化（左下肢）

（画像提供：沖縄県立南部医療センター・こども医療センター　我那覇文清医師）

肺シンチグラフィーや**MRI**で診断する場合もあります[3]。

5. 治療法は重症度に応じて抗凝固療法が第1選択である。DVT再発予防、PTE防止として下大静脈フィルターを挿入する場合があり、血栓吸引や血栓溶解療法も検討される

　出血リスクがなければ、未分画ヘパリンの投与やワルファリンカリウム、Xa阻害薬の投与等による**抗凝固療法**が基本となります。病態に応じて、下大静脈フィルターを留置し、カテーテルによる血栓回収・溶解療法や外科的血栓摘除術を実施する場合があります[1]。

下大静脈（IVC）フィルター（図2）の概要と動向

1．IVCフィルター留置の目的

　IVCフィルター留置の目的は、**DVTの再発予防**と、**DVTのある患者におけるPTE発症予防**です。

2．血管アプローチ部位

　右大腿静脈穿刺または**右内頚静脈穿刺**から選択します。いずれの血管も血栓等によりアプローチが困難な場合は、**上腕静脈穿刺**を選択する場合もあります（上腕静脈穿刺を推奨していない製品もあります）。

3．フィルターの留置および抜去

　留置期間は**通常2週間以内**とされています（製品により異なります）。抜去する際に、**フィルター内に大きな血栓**が認められた場合は、**血栓吸引**や**血栓溶解**等で除去を試み、血栓縮小後に抜去します。長期的に見ると、DVTの再発率がフィルター留置後で有意に高いとの報告がみられることもあり、可能な限り**永久留置型の留置は避け**、**早期の抜去**が求められています[1, 3, 4]。

4．IVCフィルターの種類

　IVCフィルターの種類と特徴を**表2**に示します。

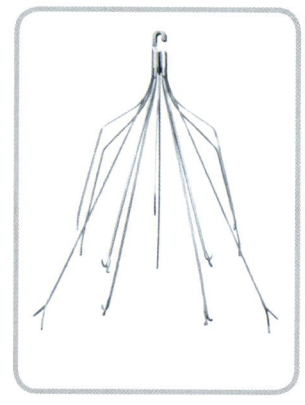

図2 代表的なIVCフィルターの例

DENARI（メディコン）

表2 IVCフィルターの種類（文献1より引用・一部改変）

カテゴリー	フィルター名	適合血管径	フィルター長	カテーテル径	抜去カテーテル内径	回収可能期間
永久留置型	Greenfield ステンレス スチールタイプ	<28mm	50mm	12Fr.（内径）		
	Greenfield チタニウムタイプ	<28mm	50mm	12Fr.（内径）		
	TrapEase	18〜30mm	50〜60mm	6Fr.（内径）		
回収可能型	Günther Tulip	18〜30mm	50mm	8.5Fr.（内径）	11Fr.	担当医の判断
	OptEase	≦30mm	54〜66mm	6Fr.（内径）	10Fr.	12日以内
	ALN	16〜28mm	55mm	7Fr.（内径）	9Fr.	10日以内
	DENARI（図2）	≦28mm	51mm	8.4Fr.（内径）	11Fr.	担当医の判断
一時留置型	ニューハウス プロテクトSE	13〜32mm		8Fr.（外径）		10日以内

治療の実際

実際の流れ

①患者情報収集・受け入れ準備
↓
②患者入室
↓
③経皮的エコー・検査体位セッティング
↓
④消毒・ドレーピング
↓

⑤タイムアウト・麻酔・穿刺
↓
⑥下大静脈造影・IVCフィルター留置・抜去
↓
⑦カテーテル抜去・圧迫止血
↓
⑧患者退室

①患者情報収集・受け入れ準備

　患者の状態を電子カルテ等から収集します。事前の患者状態把握は、安全な治療の遂行に不可欠です。APTE症例は患者が重症化していることも多く、**人工呼吸器**や**PCPS**（経皮的心肺補助装置）を装着していることもあります。患者情報に基づいて、**必要な物品の準備**や**治療環境のレイアウト作成・確認**を、担当診療放射線技師、医師とともに実施しておくとよいでしょう。

ナースのすること

- 患者情報を収集する

- 必要物品を準備する
- 治療室のレイアウト作成・確認を行う

②患者入室

　患者の安全を守るために、可能な限り**チェックリストを用いた患者情報の引き継ぎ**を行います。同時に**患者状態の把握**（特に**呼吸状態**）を実施します。酸素や輸液、その他の医療機器を装着していることも多く、検査台への**移乗は慎重に**実施する必要があります。

ナースのすること

- 患者情報の引き継ぎを行う
- 患者状態を把握する
- 検査台へ患者の移乗を行う

③経皮的エコー・検査体位セッティング

　術者により穿刺部位静脈の**エコー**が行われ、**穿刺予定部の血栓の有無**や**血管径**の評価を行います。**術者が操作しやすい場所**にエコー機器をセットし、必要に応じて**患者の体位を調整**します。術者と治療体位の最終確認を行い、適切な体位保持のためのセッティングを**診療放射線技師と共同**で実施します（大腿静脈穿刺または内頚静脈穿刺のどちらかを術者に確認する）。

　必要に応じて、安全ベルト等を使用し**患者体位にずれが生じないように**調整します。また、**内頚静脈穿刺**の場合は、患者の不安の緩和に努めつつ、穿刺側の対側に頭部を傾ける等、医師が穿刺手技を実施しやすいように調整が必要になります。

ナースのすること

- エコー機器のセット・体位調整を行う
- 体位保持のセッティングを行う

④消毒・ドレーピング

　患者体位に合わせて穿刺部位の消毒とドレーピングが行われます。特に**内頚静脈穿刺**の場合は**患者の顔面が直接ドレープで覆われる**ので、患者の**不安緩和**や**患者観察のための工夫**が必要になります。

ナースのすること

- 穿刺部位の消毒を行う
- 患者の不安を軽減し、患者観察ができるようなドレーピングを行う

⑤タイムアウト・麻酔・穿刺

　各施設の運用に合わせて、治療内容の共有（**タイムアウト**）を行います。患者状態に応じて、適切な麻酔方法を選択し、**必要時**、医師の指示を受けて**鎮静薬**の投与を行います。患者は**呼吸状態が不安定**な場合も多く、慎重な患者観察が必要になります。

ナースのすること

- 治療にかかわる全職種でタイムアウトを行う
- 必要時、鎮静薬を投与する
- 鎮静薬投与後は慎重な患者観察を行う

⑥下大静脈造影・IVCフィルター留置・抜去

　術前の各種モダリティー画像に基づいて、留置部位の確認造影が行われます。IVCフィルターの留置が行われる際は、**患者の体動を生じさせないように**に、患者への**適切な声掛け**を行います。原則的に**腎静脈下部**へ留置しますが、**妊婦**や**精巣・卵巣静脈血栓症**がPTEの原因である場合等は、**腎静脈上部**へ留置する場合もあり[6]、最終的に**留置部位を医師に確認し記録**します。フィルター抜去は通常セット内の専用抜去デバイスを用いますが、抜去困難な事例はさまざまなデバイスを活用して抜去を試行するので、**必要なデバイスの提供**を行います。

ナースのすること

- 体動を生じさせないよう、適切な声掛けを行う
- 状況に応じたデバイスの提供を行う

⑦カテーテル抜去・圧迫止血

　医師によりカテーテルが抜去され、穿刺部位の圧迫止血が行われます。カテーテル径が太い（6～12Fr.）ことや、ほとんどの場合抗凝固療法を実施していることから、**止血がしっかり実施できているか**、慎重に観察します。止血時の**圧迫に伴う疼痛**に対して、患者へ**適切な声掛け**を行い、患者の不安緩和に努めます。

ナースのすること

- 十分に止血できているか観察する
- 圧迫時の疼痛に対して適切な声掛けをする

⑧患者退室

　入院病棟看護師に治療内容の申し送りを行い、患者を引き継ぎます。**呼吸状態を中心とした患者状態**、**留置したIVCフィルターの部位**、**患者の症状や合併症の有無**、**使用した薬剤の量と時間**、**患者の反応**、**実施した看護ケア**を申し送ります。治療中の観察項目や看護ケア、治療内容は**全て看護記録に記載**し、引き継いだ病棟ナースと供覧ができるようにします。

ナースのすること

- 治療内容を病棟ナースに申し送る
- 治療中の観察事項や看護ケア、治療内容を看護記録に記載する

<h1>治療中の看護ポイント</h1>

①穿刺部位に従って治療環境のレイアウトを調整する
②患者が不安にならないよう注意しながら、患者観察の工夫を行う
③励ましと適切な看護ケアによって、患者の不安を緩和する
④呼吸状態の観察を中心とした術中患者管理を行う
⑤適切な看護記録を行う

①穿刺部位に従って治療環境のレイアウトを調整する

　特に**内頚静脈穿刺**の場合、通常血管内治療時の大腿動静脈穿刺時のレイアウトと異なるため、**事前の調整**が重要です（図3）。

②患者が不安にならないよう注意しながら、患者観察の工夫を行う

　特に**内頚静脈穿刺**の場合、患者の**顔面を直接ドレープが覆う**ので、患者の不安緩和や患者観察のために工夫が必要です。例えば、麻酔回路ホルダーを代用するなどして、ドレープが患者に直接触れないように工夫します（図4）。

③励ましと適切な看護ケアによって、患者の不安を緩和する

　患者は呼吸状態が悪化している場合が多く、**強い不安**を感じていたり、**生命の危機**に直面しています。**患者に寄り添い、励ましと適切な看護ケア**によって積極的に患者の不安緩和を図る必要があります。

④呼吸状態の観察を中心とした術中患者管理を行う

　IVCフィルター**留置手技中にも**APTEが生じる可能性があります。**バイタルサイン**や**呼吸困難、胸痛、咳嗽、SpO$_2$の低下、冷汗**等に十分に注意して、患者の観察を継続する必要があります。

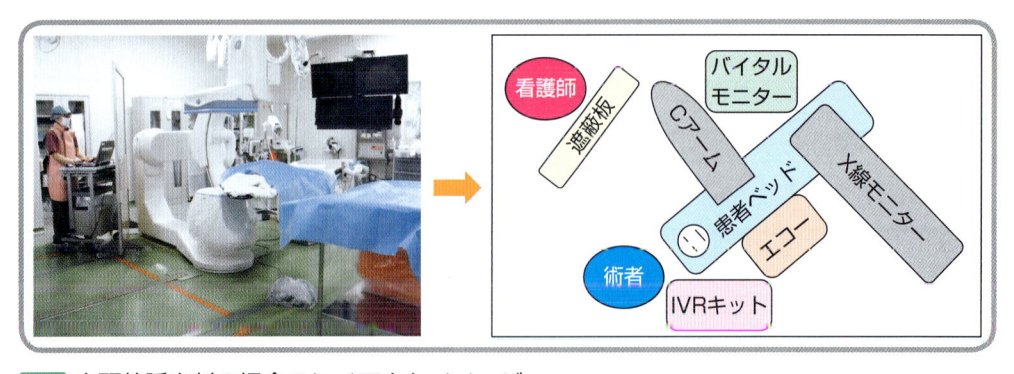

図3 内頚静脈穿刺の場合のレイアウトイメージ

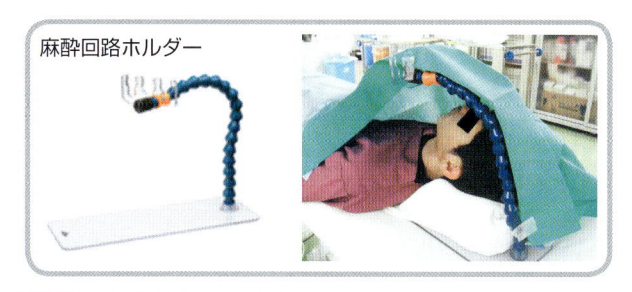

図4 頭部離被架の工夫例

麻酔回路ホルダーで代用し、ドレープが患者に直接掛からないようにする。

⑤適切な看護記録を行う

　患者状態は重症なことも多く、手技の展開も早いです。患者状態の変化やそれに応じた看護ケアの記録を適切に実施し、**スタッフ間で患者情報が供覧ができるように**努める必要があります。

❰ 引用・参考文献 ❱

1) 日本循環器学会ほか. 肺血栓塞栓症および深部静脈血栓症の診断，治療，予防に関するガイドライン（2017年改訂版）. http://j-circ.or.jp/guideline/pdf/JCS2017_ito_h.pdf
2) 太田覚史. ナースが防ぐ深部静脈血栓症. Expert Nurse. 29（3），2013，34-61.
3) 田島廣之ほか. 特集：静脈血栓塞栓症 Update. 臨床画像. 31（1），2015，3-137.
4) 京滋IVR懇話会編. ナースのためのIVRの実際と看護. 大阪，バイエル薬品，2011，116-20.
5) 橋本東児ほか. 下大静脈フィルタ. 臨床放射線. 51（11），2006，181-8.
6) 我那覇文清. 産婦人科のIVR（産科出血を除く）. 臨床画像. 34（4），2018，80-8.
7) 栗林幸夫ほか編. "血管に対するIVR　下大静脈フィルタ留置術". IVRマニュアル. 東京，医学書院，2002，63-7.

（伊波 稔）

3章

5

下大静脈フィルター留置術・抜去術

6 その他（TAVI、Impella®、MitraClip®、左心耳閉鎖）

経カテーテル大動脈弁植え込み術（TAVI）

さっと振り返る適応疾患の要点

大動脈弁狭窄症（aortic stenosis；AS）

①原因は大動脈弁の退行変性、先天性二尖弁、リウマチによる炎症性変化などである

②診断は経食道心エコー、MDCT（マルチスライスCT）を実施する

③症状が出現してからの高度大動脈弁狭窄症は予後不良である

④保存的治療法（バルーン拡張術：BAV）、外科的治療法（大動脈弁置換術：AVR）、経カテーテル大動脈弁植え込み術（TAVI）の3つの治療法がある

---

①原因は大動脈弁の退行変性、先天性二尖弁、リウマチによる炎症性変化などである

大動脈弁狭窄症は**退行変性（老人性）**により生じるものが多く、比較的若い年齢層には**先天性二尖弁**が原因によるものが多いとされています。リウマチによると考えられる炎症性変化は減少しつつあります[1]。

②診断は経食道心エコー、MDCT（マルチスライスCT）を実施する

理学所見（**遅脈、収縮期駆出性雑音**）、**心電図の左室肥大**などで大動脈弁狭窄症が疑われたときは**断層心エコー**を実施し、**弁の状態・動き**、**左室の求心性肥大**、**上行大動脈基部の形態把握**、**計測**などを精査します。

その後、**連続波ドプラ法**により左室と大動脈圧の**最大圧較差**を求め、大動脈弁狭窄症の**重症度（表1）**[2]を診断します。

重症度は弁口面積や収縮期平均圧較差、最高血流速度により**軽度**、**中等度**、**高度**の3つに分類されます。主にTAVIの対象となるものは高度大動脈弁狭窄症と診断されたものです。

③症状が出現してからの高度大動脈弁狭窄症は予後不良である

高度大動脈弁狭窄症の症状として**狭心症**が出現してからの平均余命は**5年**、**失神**では**3年**、**心不全**では**2年**とされています[3]。死因として多い突然死はこれらの症状がある患者であるため、**早期に弁置換治療**をしなければなりません。また、**無症状**である場合は**突然死の危険性は高くな**

表1 大動脈弁狭窄症の重症度分類（文献2より引用）

	軽度	中等度	高度
連続波ドプラ法による 最高血流速度（m/秒）	＜3.0	3.0～4.0	≧4.0
簡易ベルヌイ式による 収縮期平均圧較差（mmHg）	＜25	25～40	≧40
弁口面積（cm^2）	＞1.5	1.0～1.5	≦1.0
弁口面積係数（cm^2/m^2）	－	－	＜0.6

いとされていますが、血行動態的に高度大動脈弁狭窄症（**最高血流速度4.0m/秒以上**）では注意深い経過観察を必要とします[4]。

④保存的治療法（バルーン拡張術：BAV）、外科的治療法（大動脈弁置換術：AVR）、経カテーテル大動脈弁植え込み術（TAVI）の3つの治療法がある

1．保存的治療法（バルーン拡張術：balloon aortic valvuloplasty；BAV）

鼠径部からバルーン付きのカテーテルを挿入し、**大動脈弁の狭窄をバルーンによって拡張する**治療法です。

2．外科的治療（大動脈弁置換術：aortic valve replacement；AVR）

胸骨正中切開を行い、人工心肺下にて上行大動脈を切開し、**直視下にて人工弁を大動脈弁に置換**する治療法です。

3．経カテーテル大動脈弁植え込み術（transcatheter aortic valve implantation；TAVI）

鼠径部から折りたたまれた**人工弁付きカテーテル**を大動脈まで挿入し、**透視下にて人工弁を留置**してくる治療法です。今回は、この経カテーテル大動脈弁植え込み術（以下、**TAVI**）について説明します**（表2）**。

3章

6

その他（TAVI、Impella®、MitraClip®、左心耳閉鎖）

表2 TAVIの実際

適応		• 高齢（おおむね80歳以上）　　• 身体的な脆弱度（frailty）が高い • 全周性の大動脈石灰化　　• 慢性閉塞性肺疾患　　• 頚部動脈狭窄 • 大動脈弁狭窄症に加え悪性疾患を合併（1年以上の予後が期待） • 狭小弁輪　　• 胸壁奇形　　　など	
合併症	心臓関連	• 弁周囲逆流 • 不整脈 • 冠動脈閉塞 • 心臓損傷 • 人工弁機能不全（血栓、感染）	
	非心臓関連	• 脳卒中 • 血管損傷 • 造影剤による腎機能障害	
主な アプローチ 方法	大腿動脈アプローチ （transfemoral approach；TF）	大腿動脈から人工弁を留置する方法。左右の大腿動脈で、特に蛇行や石灰化などによる狭窄などないか、術前のCTで確認する。人工弁付きのカテーテルは太くて一般的に使用される血管造影用カテーテルよりも硬いため、大腿動脈の性状を把握するのは大切である。対側の大腿動脈には血管造影用のカテーテルを挿入し、人工弁の留置場所の確認造影用等に使用する。確認造影用に確保する動脈は上肢の動脈でもよい。	
	心尖部アプローチ （transapical approach；TA）	左前胸部（第4・5肋骨間）に小切開を置き、心尖部から直接、人工弁付きカテーテルを挿入し人工弁を留置する方法	
弁の種類	SAPIEN3 バルーン拡張型	バルーンに人工弁を被せたもの。バルーンを膨らませることにより大動脈弁に留置する。 （画像提供：エドワーズライフサイエンス）	
	CoreValve Evolut PRO 自己拡張型	カテーテルに自己拡張型の人工弁を被せたもの。大動脈に人工弁が到着したら、カテーテルを引き抜いてくることで拡張・留置される。 （画像提供：日本メドトロニック）	

治療の実際

実際の流れ

①患者入室

↓

②全身麻酔導入
※局所麻酔では鎮静開始

↓

③高心拍用の
体外式ペーシングカテーテル挿入

↓

④前胸部と両側鼠径部を
アルコール入り消毒綿で清拭

↓

⑤タイムアウト

↓

⑥左右の鼠径部からシース挿入

↓

⑦ガイドワイヤー、造影カテーテルを
使用し胸部大動脈造影

↓

⑧同時圧測定し、圧較差を測定

⑨高心拍ペーシング下でBAV実施

↓

⑩人工弁留置

↓

⑪確認造影

↓

⑫経食道心エコーにて逆流評価
※局所麻酔では経胸壁心エコー

↓

⑬腹部〜大腿動脈造影後、
カテーテル抜去

↓

⑭全身麻酔覚醒、抜管
※局所麻酔では鎮静を解除

↓

⑮帰室

①患者入室

患者のほとんどが**高齢患者**のため、検査台への移乗には転倒・転落しないよう注意が必要です。

ナースのすること

- 手術前日に術前訪問を行い、患者の日常生活動作（ADL）、仰臥位での体勢がつらくないか、耳の聞こえ方などを確認する
- 検査台への移乗時は多くのスタッフで安全に移動できるように介助を行う
- 仰臥位でどこかに痛みがあるときは、クッションや介助枕を用いて安楽な状態を確保する
- 術中のバイタルサインを把握するため、モニタリングを確実に行う

②全身麻酔導入

耳が聞こえにくい患者には聞こえるように声掛けを行い、全身麻酔の導入を行います。局所麻酔での手術はここで鎮静を行います。

ナースのすること

- バイタルサインを確認しながら、気管挿管の介助を行う
- 麻酔科医とコミュニケーションをとり、安全に麻酔の導入ができたら患者のそばを離れる
- この後、麻酔科医は経食道心エコーの準備をする

3章 ⁶

その他（TAVI、Impella®、MitraClip®、左心耳閉鎖）

③高心拍用の体外式ペーシングカテーテル挿入 [4)]

内頚静脈から体外式ペーシングカテーテルをエコー下にて挿入します。

ナースのすること

- 体外式ペーシングカテーテルの挿入準備を行う
- 頚部の消毒が後頚部に垂れこまないように消毒よけを行う
- 挿入部は滅菌されたドレッシング材で保護する

④前胸部と両側鼠径部をアルコール入り消毒綿で清拭

術中の緊急事態に備え、**ただちに開胸ができるように**消毒範囲は**頚部から大腿**までとします。術後感染予防として、**胸骨正中切開線**と**両側鼠径部**は消毒前に**アルコール綿にて清拭**を行っておきましょう。

ナースのすること

- 消毒範囲に消毒よけを行う
- アルコールにアレルギーがある患者には、代替の消毒薬（アルコール含有でないポビドンヨードなど）を用意する

⑤タイムアウト

手術開始前に手術にかかわる**全てのスタッフ**でタイムアウトを行います。

ナースのすること

- 術者が術中に注意する点、留置する人工弁のサイズなどを確認し、また、看護師は全てのスタッフが理解できていることを確認しながら、進行役としてタイムアウトを行う
- 使用する造影剤とそれによるアレルギーがないかを確認する

⑥左右の鼠径部からシース挿入

片側は**デバイス挿入用**に、もう片側は**造影用カテーテル**を挿入するために**左右の大腿動脈**を使用します。

ナースのすること

- 使用するカテーテル、シース、ガイドワイヤーなどの準備を行う

⑦ガイドワイヤー、造影カテーテルを使用し胸部大動脈造影

シースからガイドワイヤーと造影カテーテルを挿入し、胸部大動脈を造影します。**血管の性状、左右の冠動脈の高さ**などは術前のCTなどで把握はできていますが、**実際の性状はこの造影で確認します**（**大動脈弁の石灰化が強いほど**、ガイドワイヤーやカテーテルの**左室挿入が難しい**ことが多い）。

ナースのすること

- 造影剤アレルギーが出現していないか、バイタルサイン、患者の状態など観察する
- 挿入に難渋していたら違うカテーテルを選択する可能性があるため、準備しておく

- ガイドワイヤー操作中に不整脈の出現などないかモニターで確認し、異常の早期発見・早期対応に努める

⑧同時圧測定し、圧較差を測定

弁置換前の**左心圧と大動脈弁の圧較差**を測定します。経食道心エコーにて**大動脈弁狭窄症**や**大動脈弁閉鎖不全症**の程度なども観察をし、弁置換直前の評価を行います。

ナースのすること

- エコーの結果を記録に残し、術後の評価と比べられるようにする

⑨高心拍ペーシング下でBAV実施

バルーンにて大動脈弁の狭窄を拡張するため、**患者の呼吸を止める**と同時に、**高心拍でペーシング**を行います。

ナースのすること

- 高心拍ペーシングをどのくらい行ったか、ストップウォッチで測定し、記録する
- とにかくバイタルサインに注意する
- 急変時の対応を把握し、いつでも行動できるように準備する

⑩人工弁留置

人工弁留置の場面は、**この手術において一番スタッフ全員が集中しなければなりません。デバイスが問題なく大動脈弁までたどり着くか、モニターで観察します**。弁の位置調整が終わったら人工弁を留置します。

ナースのすること

- 患者の状態を常にモニターで把握する
- 緊急時は慌てずに術者や麻酔科医とコミュニケーションを図りつつ、救命に全力を尽くす。経皮的心肺補助装置（PCPS）の用意や体外式除細動器の準備などに取り掛かれるようにする
- 器械出し看護師は開胸がただちに必要な状況（人工弁脱落、心嚢液の増大など）になった場合の準備（胸骨切開の器械など）を行う

⑪確認造影

人工弁留置後に確認造影を行い、**弁の位置**、**逆流**、**冠動脈狭窄**がないか等を評価します。

ナースのすること

- 合併症の出現がないかモニターで確認する
- 合併症の出現があったときは医師の指示に従い準備する

⑫経食道心エコーにて逆流評価

人工弁の留置後、経食道心エコーにて**大動脈弁の動き**（逆流がないか）を評価します。**心嚢水のたまり**がないか等観察し、**合併症の評価**も行います。局所麻酔下では**経胸壁心エコー**を行います。

ナースのすること

- 術後のエコー下で大動脈弁の評価を記録する
- 心嚢水の有無、大動脈弁閉鎖不全症の評価も術後の循環動態管理において必要なため、記録しておく

⑬腹部～大腿動脈造影後、カテーテル抜去

経食道エコーで問題がなければ、腹部～大腿動脈の血管に異常がないか造影にて確認します。造影にて異常がなければカテーテル、シースを抜去します。

ナースのすること

- モニターで血管の損傷などないか、状態を観察する
- カテーテル抜去後に圧迫止血の固定を介助する

⑭全身麻酔覚醒、抜管

患者が全身麻酔から覚醒したら、気管チューブを抜去します。局所麻酔下では鎮静を解除します。

⑮帰室

麻酔の覚醒の程度や退室基準を満たしているかチェックし、患者を帰室させます。

治療中の看護ポイント

①全身麻酔導入時循環動態の変化に注意が必要
②BAV 施行時の血圧に注意
③人工弁留置時は透視モニター、心エコーモニターで弁の位置を十分に観察
④術後の不穏に注意
⑤穿刺部の出血、血腫の有無を確認

①全身麻酔導入時循環動態の変化に注意が必要

麻酔導入薬などで**血圧低下**をきたしやすいため、麻酔導入中は**バイタルサイン**をしっかり観察し、麻酔科医とともに術前より**緊急薬品**などを準備しておきましょう。

②BAV 施行時の血圧に注意

狭窄した大動脈弁をバルーンにて拡張した後は、**血圧の変化が起こりやすい**ため注意します。**血圧が拡張前の値に戻らない**ときは**体外式除細動器**の準備や、**PCPS** の挿入を頭に入れ、必要時に速やかに行動でさるように準備しておさます。

③人工弁留置時は透視モニター、心エコーモニターで弁の位置を十分に観察

弁の留置位置がずれることによる**冠動脈の閉塞**や、左心室内、大動脈内に**人工弁の脱落**等の合

併症が発生したときは、術者の判断に従いただちに**救命処置**を行います。**開胸手術**に移行したときは**他職種と連携**を図り、それぞれがスムーズに動けるように、**日ごろから緊急時の対処方法をスタッフ全員で確認**しておきましょう。

④術後の不穏に注意

高齢患者が多いため、術後の**不穏**に注意が必要です。**麻酔の覚醒程度**や、退室基準としてよく用いられる**アルドレートスコアが9点以上**なのか、しっかりと判断し、病棟に帰室させます。また、局所麻酔下でも**鎮静から確実に覚醒していない場合**は、**呼吸状態**に十分に注意して観察を行います。

⑤穿刺部の出血、血腫の有無を確認

穿刺部位の**圧迫止血**が十分にできているか観察します。**血腫**ができてしまったときは、**血腫の範囲に印**を付け、記録に残します。

■ 補助循環用ポンプカテーテル Impella®

Impella®とは

Impella®とはカテーテルの先端についている**モーターの回転機能**により、**左心室から直接脱血**を行い、左心室の負荷を軽減する**補助循環**の一つです。大腿動脈や鎖骨下動脈から経皮的にポンプカテーテルを挿入し、ポンプ内の羽根車を高速回転させることで左心室内から脱血を行い、上行大動脈に位置した吐出部へ送血を行います**（図1）**。**順行性送血**（本来の血液の流れと同じ補助循環）を可能にするカテーテルです。

さっと振り返るImpella®の適応

①一時的に心臓のポンプ機能の代償機転が破綻した状態

→急性心筋梗塞、心筋症、心筋炎などにより循環動態を維持できず、機械的補助循環が必要な病態の心原性ショック症例[5]が適応になる。

②流量補助法ではないIABP（大動脈内バルーンパンピング）では十分な補助循環が困難な病態

→IABP（intra aortic balloon pumping：大動脈内バルーンパンピング）では良好な循環血液量を確保できない心原性のショック状態が適応になる。

Impella®の種類

Impella®にはImpella®2.5とImpella®5.0の2種類があります。1分間に行う左心室からの脱血流量により種類が異なります**（表3）**。

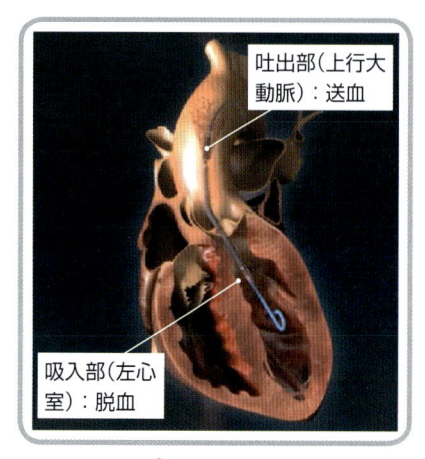

図1 Impella®のポンプカテーテル挿入
　（画像提供：日本アビオメッド）

表3 Impella®の種類

種類	脱血量	アプローチ法
Impella® 2.5	2.5 L／分	大腿動脈穿刺にて挿入
Impella® 5.0	5.0 L／分	大腿動脈か鎖骨下動脈に4〜5cmの皮膚切開を置き、動脈を露出させる。10mm径の人工血管を動脈に端側吻合し、人工血管の断端から挿入する。※Impella®5.0は2.5に比べカテーテルの径が太いため、人工血管が必要となる。

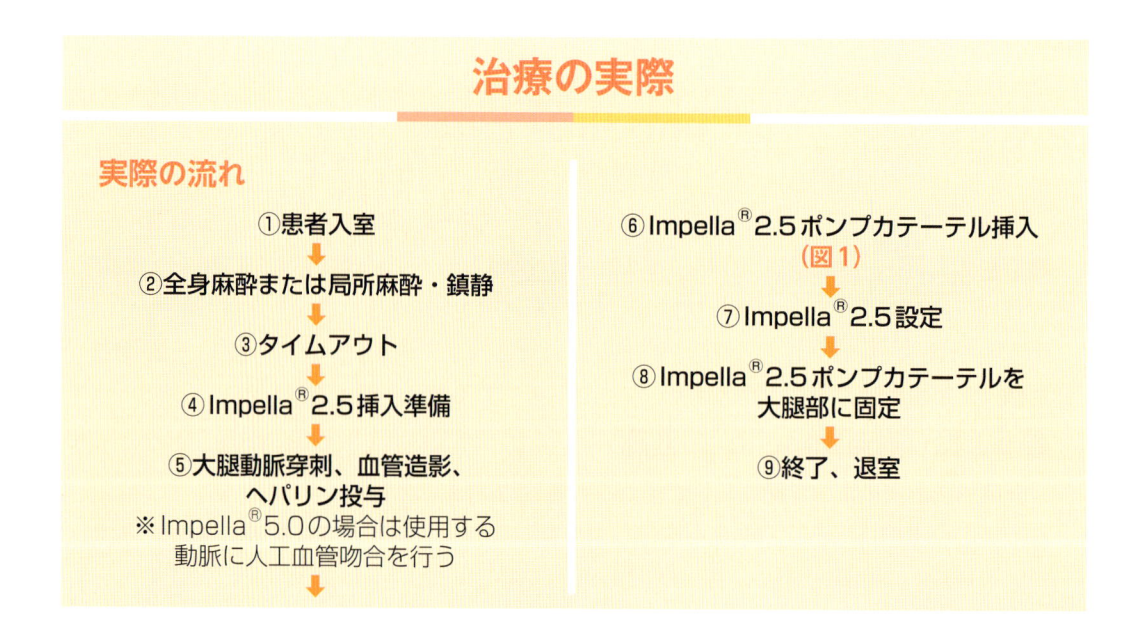

治療の実際

実際の流れ

①患者入室

↓

②全身麻酔または局所麻酔・鎮静

↓

③タイムアウト

↓

④Impella®2.5挿入準備

↓

⑤大腿動脈穿刺、血管造影、ヘパリン投与
※Impella®5.0の場合は使用する動脈に人工血管吻合を行う

↓

⑥Impella®2.5ポンプカテーテル挿入
（図1）

↓

⑦Impella®2.5設定

↓

⑧Impella®2.5ポンプカテーテルを大腿部に固定

↓

⑨終了、退室

①患者入室

　Impella®を挿入しなければならない患者は**循環動態が不安定**な状態であり、循環動態をコントロールするための**薬剤を数多く使用しています。**

ナースのすること

- 確実なモニタリングを実施する
- 循環コントロールに使用されている薬剤を把握する
- 意識レベル、胸部症状などを確認する

②全身麻酔または局所麻酔・鎮静

Impella®を挿入し、循環動態が安定するまでは**苦痛**が伴うため、また**呼吸状態を確保**するために**全身麻酔**や**局所麻酔・鎮静**を行う。

ナースのすること

- 患者の不安や苦痛を取り除くために声掛けを行う
- 麻酔科医とコミュニケーションを図り、鎮静時の気道確保、全身麻酔での気管挿管介助を行う

③タイムアウト

患者の状態が安定していればタイムアウトを行いますが、**生命が脅かされる状態等の緊急症例では省略することもあります。**

ナースのすること

- この時点までに使用する物品の準備が完了し、使用する器械などのカウントが終了している

④Impella®2.5挿入準備

Impella®本体を起動させパージカセットを制御装置に装着させます。Impella®2.5ポンプカテーテルとパージカセットを**清潔**に接続し、**本体にカテーテルを認識**させます。パージカセットそれぞれの**プライミング**が終了したらカテーテル挿入の準備を行います。

ナースのすること

- ヘパリン加生理食塩水などの薬剤を準備する（プライミングや機械の設定は基本的に医師と臨床工学技士が行うため）

⑤大腿動脈穿刺、血管造影、ヘパリン投与

Impella®2.5キット内のイントロデューサーを用いて、大腿動脈にシースを挿入します。血管にシースが挿入されたら、**ルート血管の造影**を行い、**重度の蛇行・屈曲**がないか、**末梢血管に閉塞**がないか、Impella®2.5が**挿入可能な血管径があるか**等を確認します。ヘパリンを投与し、ACT（activated clotting time：活性凝固時間）が**250秒以上**に到達するまで待ちます。

ナースのすること

- 局所麻酔薬準備、イントロデューサーキット、造影用のカテーテルを医師に提供する
  ※Impella®5.0の場合
  - 人工血管吻合の介助を行う
  - 動脈損傷などの緊急事態に備え、動脈遮断鉗子、血管修復に使用する縫合糸などを準備しておく

⑥Impella®2.5ポンプカテーテル挿入

透視で確認しながら、血管造影用のカテーテルが左心室内にある状態で、留置用のガイドワイヤーを左心室に挿入し、血管造影用のカテーテルを抜去する。留置用ガイドワイヤーを固定した

状態で、Impella®2.5ポンプカテーテルを挿入します。

ナースのすること

- 血管造影中は造影剤アレルギーの発現がないか、患者のバイタルサインに注意する

⑦Impella®2.5設定

吸入部（回転羽）と吐出部が良好な位置（不透過マーカーが大動脈弁位にある、カテーテルが僧帽弁や乳頭筋などと絡んだり接触していない）に留置できたら、駆動を開始します。カテーテルの細かい位置設定は経胸壁エコー下にて行います。駆動の設定は基本的に臨床工学技士や医師が行います。

ナースのすること

- 設定数値を記録する
- 本体のモニターでバイタルサインのモニタリングを行い、異常がないか確認する
- 人工血管使用時は吻合部の出血がないか確認し、問題がなければ閉創の介助を行う

⑧Impella®2.5ポンプカテーテルを大腿部に固定

カテーテルが抜去しないように皮膚に固定する。

ナースのすること

- 固定の介助、固定部分にドレッシング材等を使用し、清潔に保てるように保護する

⑨終了、退室

Impella®本体や循環動態コントロールのための点滴等、病室への移動にはあらゆる障害があるため、カテーテルの抜去がないように注意が必要です。

ナースのすること

- 患者の状態を把握する（循環コントロール薬剤の把握、意識レベル、カテーテル挿入部位の観察）
- 移動の障害になるものがないか全体を確認し、スタッフ全員に声掛けを行い、移動の介助を行う
- カテーテルの位置がずれないように注意し、モニターにて常にバイタルサインを確認する

治療中の看護ポイント

①Impella®の装置を熟知する
②循環動態を観察する
③急変時は人員の確保を行う

①Impella®の装置を熟知する

パージシステムのトラブルシューティングを把握し、**異常アラーム音**が発生したら、ただちにImpella®のモニターを確認し、原因の検索を行います。

②循環動態を観察する

適切な位置にカテーテルを留置できないと有効な脱血・送血ができないため、循環動態がコントロールできず**急変**する可能性があります。そのため**急変時の対応は、術前からしっかり確認しておく**必要があります。

③急変時は人員の確保を行う

急変があったときはただちに**人員の確保**を行い、指示を出すリーダー、記録を残す記録係などそれぞれの役割分担に分かれ、救命に全力を尽くしましょう。

循環器領域のその他新しい血管内治療

1 経カテーテル僧帽弁閉鎖術（MitraClip®）

MitraClip®とは？

僧帽弁閉鎖不全症などの**僧帽弁の逆流**に対して、**外科手術が何らかの理由で受けられない**、または**外科手術が向いてない**患者（悪性腫瘍の合併がある、免疫不全症、全身状態が脆弱等）に、**胸を切開せず**、経大腿静脈的にカテーテルを用いて僧帽弁逆流を減少させる治療のことです。

MitraClip®のメリット

①身体への負担が少ない

→外科的な弁置換手術で行うような心停止や開心をせずに治療できるので、**患者の負担を少なくできる**。

②外科手術が行えない、または手術リスクが高い患者にも実施可能

→**高齢者**や**心臓以外の併存症**（悪性腫瘍、重度な免疫不全症など）のため、治療が行えないような**ハイリスクの患者にも行える**。

③早期の社会復帰が可能

→術後、早期にリハビリテーションが開始できるため、およそ**1週間程度の入院期間で治療が完了**する[6]。

MitraClip®の実際 (図2)

①大腿静脈からシースを挿入する

⬇

②シースから心房中隔穿刺針を挿入し、心房中隔に穴を開け、右心房から左心房にガイドワイヤーを挿入する

⬇

③ガイドワイヤーを残しシースを抜去し、24Fr.のガイドカテーテルを左心房内に挿入する

⬇

④ガイドカテーテルからクリップが先端についたクリップデリバリーシステムを左心房内に挿入する

⬇

⑤クリップを僧帽弁逆流の部位まで操作し、僧帽弁の弁尖をクリップ内に収納しクリップを閉じる

⬇

⑥僧帽弁逆流が減少していることを確認し、クリップを留置する。逆流が多く残存している場合はクリップの位置を修正したり、追加のクリップを留置することもある

⬇

⑦クリップ留置位置をエコーなどで確認し、逆流の減少および僧帽弁狭窄がないことが確認できたらカテーテルを抜去し、止血処置や縫合を行い終了となる

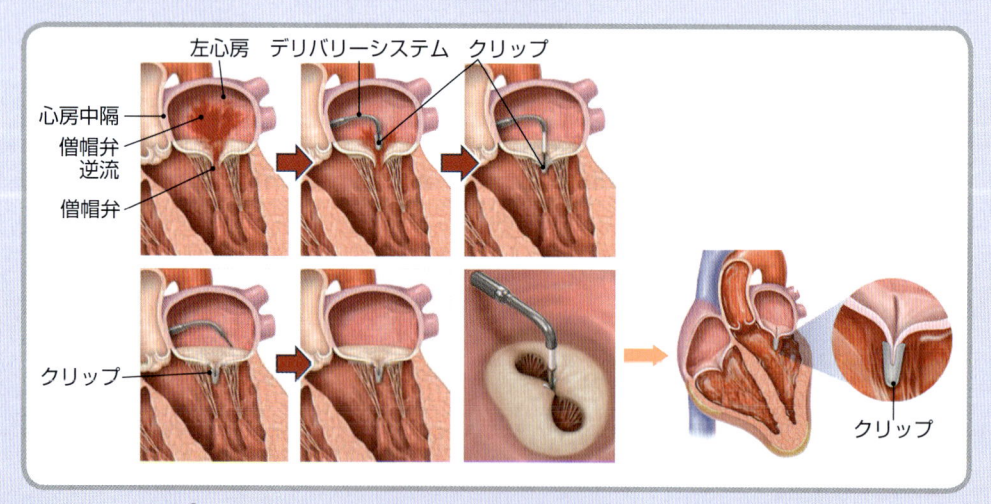

図2 MitraClip®での経カテーテル僧帽弁閉鎖術（画像提供：アボットバスキュラージャパン）

2　左心耳閉鎖術

左心耳閉鎖術とは？

　心房細動が原因で脳血栓を引き起こす**心原性の脳梗塞は、90％が左心耳内で形成された血栓**が原因であることがわかってきました[7]。左心耳閉鎖術は、左心耳を閉鎖することで**血栓の形成を抑える**ことを目的とした新しい治療法です。経皮的カテーテルによる治療であるため、**高齢者にも低侵襲で行えます**。左心耳を閉鎖しても心機能にはほぼ影響がないといわれています。

左心耳閉鎖術の実際

　先端がボール状のデバイスを大腿静脈から挿入し、右心房から心房中隔を穿刺して左心房に到達させ、左心耳の入り口でボウル状のデバイスを広げ左心耳の入り口を閉鎖します（図3）。**入り口を塞ぐことで、そこから先に血液が入らなくなり、血栓が生じにくくなる**仕組みです。

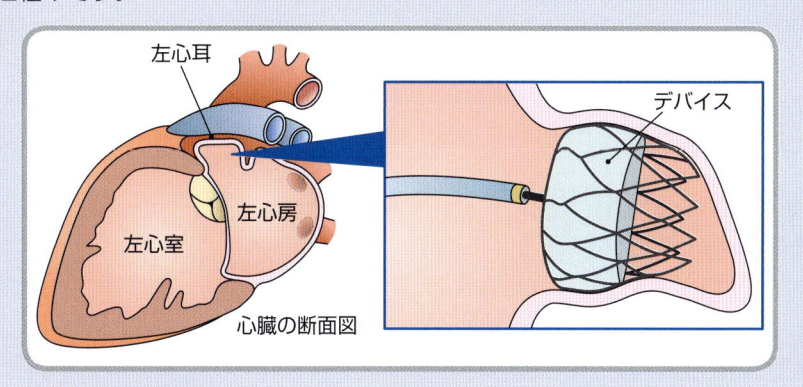

左心耳 / 左心室 / 左心房 / 心臓の断面図 / デバイス

図3 左心耳閉鎖術

引用・参考文献

1）日本循環器学会ほか．弁膜疾患の非薬物治療に関するガイドライン（2007年改訂版）．http://j-circ.or.jp/guideline/pdf/JCS2007_matsuda_h.pdf
2）Bonow, RO. et al. ACC/AHA 2006 guidelines for the management of patients with valvular heart disease: a report of the American College of Cardiology/American Heart Association Task Force on Practice Guidelines (writing Committee to Revise the 1998 guidelines for the management of patients with valvular heart disease) developed in collaboration with the Society of Cardiovascular Anesthesiologists endorsed by the Society for Cardiovascular Angiography and Interventions and the Society of Thoracic Surgeons. J Am Coll Cardiol. 48（3）, 2006, e1-148.
3）エドワーズライフサイエンス．医療従事者向けTAVIの情報サイト．http://tavi-web.com/professionals/index.html
4）日本循環器学会ほか．先天性心疾患、心臓大血管の構造的疾患（Structural heart disease）に対するカテーテル治療のガイドライン．http://www.j-circ.or.jp/guideline/pdf/JCS2014_nakanishi_h.pdf
5）補助人工心臓治療関連学会協議会インペラ部会WEBサイト．IMPELLA適正使用指針．https://j-pvad.jp/guidance/
6）社会福祉法人三井記念病院心臓大動脈センターWEBサイト．外科手術をしない僧帽弁閉鎖不全症の治療法MitraClip（マイトラ クリップ）．https://www.mitsuihosp.or.jp/mitraclip/
7）大西淳子．海外論文ピックアップ JAMA誌より：左心耳閉鎖手術で血栓塞栓症が減少．日経メディカルOnline. https://medical.nikkeibp.co.jp/leaf/mem/pub/hotnews/jama/201802/554817.html

（須合奈保）

消化器・その他の領域の治療

1 中心静脈（CV）リザーバー

さっと振り返る適応の要点

　正式には「完全皮下埋め込み式（ポート付き）カテーテル」といい、一般的には「CVリザーバー」、あるいは「CVポート」と呼ばれている。

CVリザーバー適応の要点
①CVリザーバーは頻回の静脈穿刺による苦痛の回避と安全な薬剤投与を目的に留置する
②CVリザーバー留置の適応は抗がん剤投与、輸液・中心静脈栄養、輸血、採血である
③CVリザーバー留置の相対的禁忌は出血傾向がある患者、菌血症・敗血症合併時である

①CVリザーバーは頻回の静脈穿刺による苦痛の回避と安全な薬剤投与を目的に留置する

1．留置の目的

　CVリザーバーは、化学療法などの薬剤投与、静脈栄養などで長期にわたる中心静脈アクセスが必要な患者、末梢静脈確保が困難な患者に対して、**頻回の静脈穿刺による苦痛の回避**と**安全な薬剤投与**を目的に留置します。

2．CVリザーバーの構造（図1、2）

　CVリザーバーは**ポート**と**カテーテル**で構成されています。ポートは皮下に留置されており、

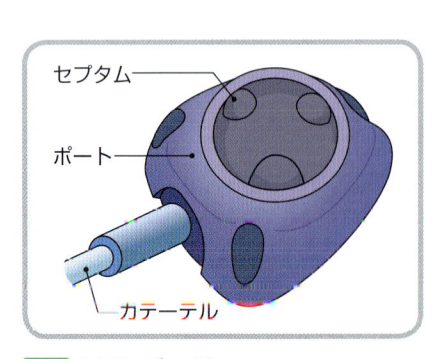

図1 CVリザーバー

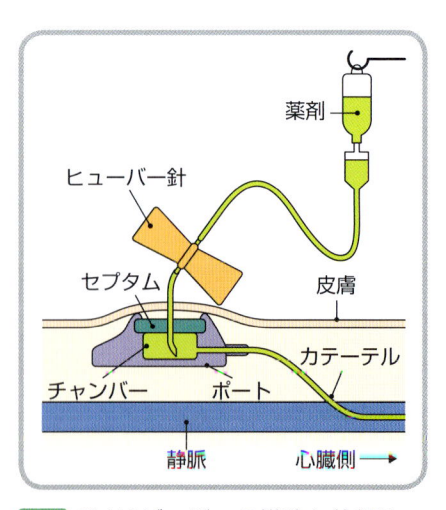

図2 CVリザーバーの構造と仕組み

カテーテルは先端が右心房入口付近まで挿入されています。リザーバーを使用するときは、**セプタム**を特殊な針（**ヒューバー針**）で穿刺して使用します。

3. ポート留置部位とカテーテル留置ルート（図3）

留置部位として、**図3**の部位が主に選択されています。過去の調査報告によると、約9割の施設で前胸部へポートを留置していますが、上腕・前腕を基本としている施設もあります。その他、極めて特殊なルートとして、経皮経肝的肝静脈ルートが用いられることがあります。

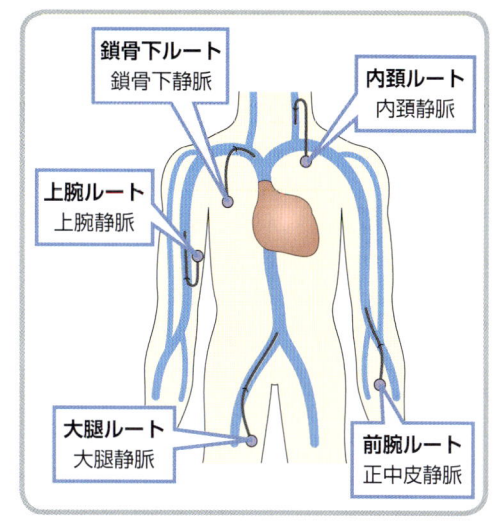

鎖骨下ルート
鎖骨下静脈

内頚ルート
内頚静脈

上腕ルート
上腕静脈

大腿ルート
大腿静脈

前腕ルート
正中皮静脈

図3 CVリザーバーの挿入ルートと留置部位

4. 穿刺ルートの決定

処置時の合併症のリスクや使用・管理上の問題を考慮して決定します。それぞれの合併症と管理上の問題点を**表1**に示します。

②CVリザーバー留置の適応は抗がん剤投与、輸液・中心静脈栄養、輸血、採血である

1. 抗がん剤投与

抗がん剤はその特性上、血管外漏出をきたすと**皮膚組織の壊死**など重篤な合併症をきたすため、確実な血管内投与が求められます。

2. 輸液・中心静脈栄養

点滴療法や**経静脈的栄養療法を持続的に必要とする症例**は、CVリザーバーを造設することで安全に薬剤投与や輸血が可能となり、穿刺の苦痛も緩和されます。また、在宅療法への移行も可能となります。

3. 採血

高齢者や**点滴治療を繰り返す患者**は、しばしば血管確保が困難になることがあります。こうした症例では、CVリザーバーを留置すると楽に採血ができ穿刺時の苦痛や恐怖心が緩和されます。

③CVリザーバー留置の相対的禁忌は出血傾向がある患者、菌血症・敗血症合併時である

1. 出血傾向

出血傾向がある場合、穿刺部位によっては**動脈の誤穿刺**により重篤な合併症をきたす危険性があります。ただし、出血傾向をきたす血液疾患の症例に対しても、薬剤投与ルートを確保するためにCVリザーバー留置が行われることがあります。このような症例でも、適応については十分

表1 挿入ルートの問題点と利点（文献1より引用・一部改変）

特徴	ルート				
	鎖骨下静脈	大腿静脈	内頚静脈	前腕静脈	上腕静脈
合併症全般	留置時の合併症が重篤化するケースがあり、死亡例の報告もある	留置時に合併症はほとんどない	報告が少なく不明	留置時の合併症はほとんどない	報告が少なく不明
気胸	あり	なし	あり	なし	なし
血胸	あり	なし	まれにあり	なし	なし
穿刺部血腫	あり	あり	あり	あり	あり
リンパ管穿刺	左側穿刺の場合にあり	なし	なし	なし	なし
止血	困難	簡単	簡単	簡単	簡単
血管穿刺	・熟練を要する ・エコーガイド下か透視下穿刺	・比較的簡単 ・穿刺困難な場合はエコーガイド下穿刺	・熟練を要する ・エコーガイド下穿刺が安全	・直視下では容易 ・困難な場合は透視下穿刺	・透視下穿刺が必要
大関節	・大関節はまたがない ・pinch-off の可能性あり	股関節をまたぐ	大関節をまたがない	・肘関節、肩関節をまたぐ ・肘部でカテーテル破損の危険性がある	・肩関節をまたぐ
深部静脈炎・血栓症	起こさない	起こさない	起こさない	頻度が高い	可能性あり
ポート留置部位	・部位決定は簡単 ・乳房の大きい肥満女性では立位でポートの位置が移動しやすい	・肥満症例では脂肪の多い場所に留置すると穿刺が困難	・部位決定が困難	・部位決定は簡単 ・半袖の着衣では留置部位が目立つ	・部位決定が難しい
ポート穿刺	簡単	肥満症例では穿刺がやや困難	簡単	簡単	左側内側に留置されている場合はやや困難
ポート穿刺時の恐怖感	強い	少ない	やや強い	少ない	少ない

な検討が必要です。

2. 菌血症・敗血症合併時

CVリザーバーのカテーテルを血管内に留置することで感染症が悪化し、病状が進行する危険性があります。菌血症・敗血症をきたしている場合は、末梢ルートによる薬剤投与を選択します。

治療の実際

実際の流れ

①物品の準備
↓
②入室、体位・ポジショニング
↓
③タイムアウト
↓
④穿刺部末梢側へのルート確保
（透視下穿刺の場合）
↓
⑤穿刺部消毒
↓
⑥局所麻酔・静脈穿刺
↓
⑦ガイドワイヤー挿入、カテーテル挿入

⑧皮下ポケット形成
↓
⑨ポートとカテーテルの接続、
ポートの埋没
↓
⑩カテーテル先端とポート埋没部の
X線撮影
↓
⑪ポート埋没部の閉創と
ポート留置部の圧迫固定
↓
⑫退室

　処置中、患者の上にはシーツがかかるため、**患者からは処置の進行状況がわかりにくく、緊張感**や**不安感**を抱きやすくなります。介助につく看護師は、**放射線被曝**に注意して患者のそばに寄り添い、**声掛け**や**タッチング**をしてリラックスさせるように心掛けます。また、患者の**訴え**や**表情**に注意し、処置の**合併症**の有無を確認します。処置中はモニターを装着し**バイタルサイン**を確認し、経過を**記録**として残しておきます。

①物品の準備

1．物品準備に際しての注意ポイント

　前投薬・前処置は特に必要ありません。術前に、処置を実施する医師に**アクセスルート**や**使用物品**を確認し、**物品を正確に準備**しておくことが重要です。準備不足によって**処置の時間を延長**させ、**患者のストレスを強めてしまうことがないよう**にしましょう。

2．使用器具

当院で使用している器具を紹介します。

・手術器械

有鈎鑷子、無鈎鑷子、外科剪刀（曲）、モスキート鉗子（直・曲）、ペアン鉗子（曲）、持針器、消毒用鉗子、タオル鉗子、薬盃（ヘパリン加生理食塩水用、造影剤用）、シャーレ（消毒液用）、バット

・使用材料

中心静脈留置用カテーテル、ポート、ガイドワイヤー（0.035インチ　アングル型ラジフォーカス®ガイドワイヤーなど）、4つ折ガーゼ、11番メス（ディスポーザブル）、18G注射針、

23G注射針、カテラン針、10mLシリンジ、20mLシリンジ、18G/21G留置針、24G留置針（末梢造影用）、ヒューバー針（20G/22G）、角針2、2-0ナイロン縫合糸、滅菌ドレープ、滅菌エコープローブカバー、パッド付きフィルムドレッシング材

・使用薬剤

1％リドカイン塩酸塩（局所麻酔用・穿刺部麻酔用）、10％ポビドンヨード、もしくは1％クロルヘキシジングルコン酸塩（消毒液）、ヘパリン加生理食塩水、造影剤（必要時）、ハイポアルコール

・機器類

エコー装置（必要時）、無影灯

②入室、ポジショニング

入室し、患者が安楽な体位になるよう、ポジショニングを行います。

ナースのすること

- CVリザーバー留置の処置は、放射線科医師が他の診療科の医師から依頼を受けて実施することが多い。この場合、CVリザーバーの留置目的や必要性について、医師の説明を十分に理解できていないことがある。処置の説明を行う医師と処置を実施する医師が異なるケースでは、入室の時点で患者が十分に処置の内容と必要性を理解していることを確認する必要がある。理解が不十分な場合は、医師に再度説明をするように依頼する
- 入室時に患者氏名、同意書内容の確認（処置名、留置部位、日付、医師の署名、患者の署名）、アレルギー情報、アクセスルートによる利点・問題点について説明を受けているか、処置の目的、処置内容について確認する
- 検査台は高い位置にあって狭く、転落の危険があるため、安全に移乗できるように患者の体を支えて介助する
- 穿刺部・ポート埋没部を確認し、それに合わせて医師が処置をしやすい体位をとる
- 処置中は安静が必要なことを患者に説明し、安楽が保持できるように体位を工夫する
- 消毒部の下側に吸水シーツを敷き、消毒液が体の下に垂れ込まないようにする

③タイムアウト

治療前にスタッフ全員で手を止め、タイムアウトを行います。

ナースのすること

- 処置にかかわるスタッフ全員で患者氏名、アレルギーの有無、同意書内容についての情報を共有する
- 共有する情報に集中することが重要なので、スタッフ全員が作業の手を止めて行う

④穿刺部末梢側へのルート確保（透視下穿刺の場合）

透視下穿刺の場合、穿刺部位より末梢側に24G留置針でルートを確保し、2倍希釈造影剤を

注入します。

ナースのすること

- ルート確保と2倍希釈液造影剤を準備する
- 実際の注入のタイミングと量は医師の指示に従う
- 医師の指示で上肢を駆血する

⑤穿刺部消毒

医師が穿刺部を消毒します。

ナースのすること

- 留置部位が手足の場合、上肢、あるいは下肢を挙上して全周性に消毒できるように介助する
- ポビドンヨードで消毒する場合は、ヨードアレルギーにも注意する
- ヨードアレルギーがある場合は、クロルヘキシジングルコン酸塩を使用する

⑥局所麻酔・静脈穿刺

リドカイン塩酸塩などで局所麻酔を行い、医師が18～21Gの留置針を用いて静脈を穿刺します。

ナースのすること

- 局所麻酔のリドカイン塩酸塩によるショックや、穿刺の痛みに伴う迷走神経反射が起こる危険性があるので、バイタルサインの変化に注意する
- 患者は仰臥位で処置部位が見えないので、処置の進行状況を把握することができない。痛みを伴う処置をする場合は、前もって声掛けをして不安感の軽減に努める
- 穿刺部の近くに動脈が走行していると、誤穿刺することがある。動脈を誤穿刺すると痛みを生じ、血腫や皮下出血が生じるので、そうした症状や変化に注意して穿刺部を観察する
- 穿刺部位の近くに神経がある場合、穿刺時に神経損傷をきたす危険性がある。穿刺時には手足のしびれや痛みの有無に注意する。鎖骨下穿刺の場合に、横隔膜神経を誤穿刺することで呼吸困難が生じたという報告もある[2]
- 動脈や神経を誤穿刺すると、多くの場合、穿刺部位を変更して留置することになる。他の部位からの穿刺に備えて準備をすると同時に、患者へ説明をして状況を理解してもらい、急な状況の変化に対する不安感の軽減に努める
- 鎖骨下・内頸静脈穿刺の場合は、穿刺部が肺に近いので気胸をきたす危険性がある。呼吸困難や胸痛などの有無に注意する
- 前腕静脈から留置する場合は、穿刺するときに上肢の駆血が必要になる。医師の指示に従って駆血と駆血解除を行う。介助時に清潔野に触れないよう注意する

⑦ガイドワイヤー挿入、カテーテル挿入

穿刺部からガイドワイヤーを挿入後、カテーテルを挿入します。

ナースのすること

- ガイドワイヤーが心臓（右心房）に深く入り過ぎると、洞結節を刺激して不整脈を誘発することもある。胸部の違和感、動悸の訴えがあれば、モニター心電図などで不整脈の有無を確認する
- 上肢から留置する場合、関節部をガイドワイヤーが通過するときに血管痛を生じることがあるので、透視画面を見てガイドワイヤーの走行を確認しながら症状の有無を確認する
- カテーテル挿入時もガイドワイヤー挿入時と同様に、心臓に深く入りすぎていないかに注意し、バイタルサインや透視画面を確認する

⑧ 皮下ポケット形成

ポートを留置するための皮下ポケットを形成します。

ナースのすること

- 皮下ポケット形成前には局所麻酔を実施する。当院ではポケット形成時の視野確保を目的として、主に1％リドカイン塩酸塩（エピネフリン含有）を使用する。穿刺部痛による迷走神経反射やリドカインによるショックの他に、含まれているエピネフリンによる血圧上昇や頻脈、不整脈などの循環動態の変化に注意する
- 皮下ポケット作製時は局所麻酔が十分に効いているか確認し、痛みの訴えや苦痛の表情が見られる場合は術者に伝える

⑨ ポートとカテーテルの接続、ポートの埋没

皮下ポケットへカテーテルを誘導し、ポートとカテーテルの接続します。その後ポートフラッシュを行い、ポートを皮下に埋没させます。

ナースのすること

- 処置前に局所麻酔をしているが、効果が不十分な場合、痛みが生じる。痛みの有無や苦痛の表情が見られないかを確認する

⑩ カテーテル先端とポート埋没部のX線撮影

カテーテル先端とポート埋没部をX線撮影し、カテーテル先端の位置を確認します（**図4**）。

ナースのすること

- カテーテル先端は透視下で気管分岐部より椎体1つ分尾側の位置が目安となる

⑪ ポート埋没部の閉創とポート留置部の圧迫固定（**図5**）

術者が埋没部を閉創し、ポート留置部を止血するため、圧迫固定します。

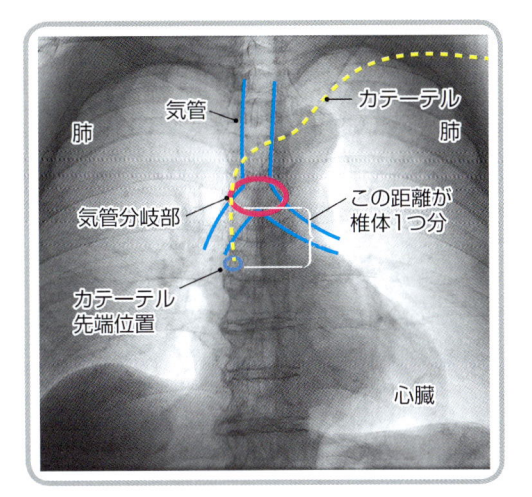

図4 カテーテル先端とポート埋没部のX線撮影

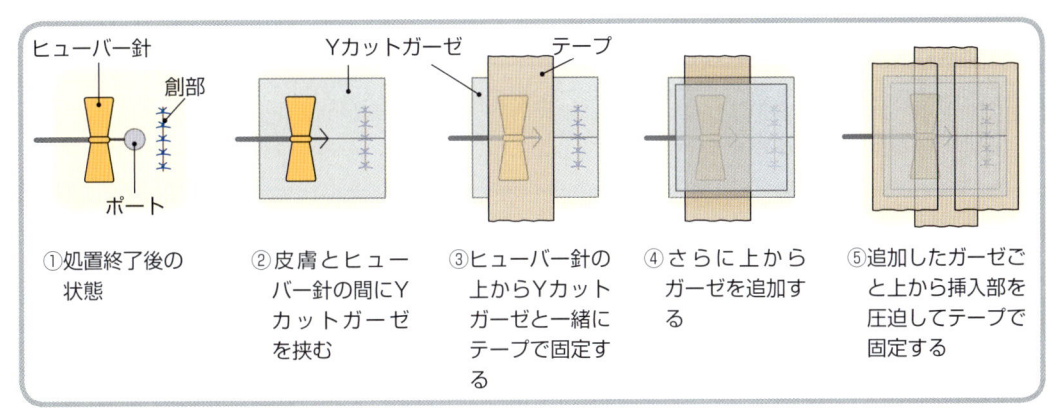

図5 ポート留置部の圧迫固定方法（当院での例）

ナースのすること

- 図5のほか、創部の保護とポート埋没部の皮下出血を抑制するために、パッド付きフィルムドレッシング材を貼付し、その上からガーゼを厚めに当てて圧迫固定する方法もある
- 止血目的もあるので、創部にやや圧がかかるようにガーゼのテープはテンションをかけて貼付する。ただし、圧迫が強すぎると神経障害を起こすことがあるので、しびれなどの神経症状に注意する
- 皮膚が脆弱であったり、テープかぶれを起こしやすい場合は、あらかじめ皮膚保護剤を使用すると皮膚トラブルが予防できる

⑫退室

バイタルサインと全身状態の観察を継続し、患者をストレッチャーに移乗して退室します。

ナースのすること

- 処置終了後もバイタルサインの確認とともに、全身状態も継続して観察する

- 検査台からの移乗時には、起立性低血圧によってふらつきやすいので、患者のそばから離れず、必要に応じて介助するなどして転倒・転落に注意する
- 外来処置の場合は、在宅での創部のケアや注意事項について説明する。パンフレットなど視覚的な資料を用いると効果的に伝えることができる

治療中の看護ポイント

①留置部位に合わせたポジショニングが必要
②声掛けをして不安感・緊張感を和らげることも必要
③処置中、特に重要な観察ポイントには、アレルギー症状と痛みがある
④処置後のセルフケアが必要
⑤使用には適切な方法と管理が重要
⑥留置時の合併症に注意し、観察を行うことで早期発見に努める
⑦使用中の合併症に注意する

①留置部位に合わせたポジショニングが必要

身体のいろいろな部位から留置することがあり、**留置部位によって処置の体位が変わってきます**。

②声掛けをして不安感・緊張感を和らげることも必要

処置は局所麻酔下で実施されるため、患者は**意識のある状態**で処置を受けることになります。医療スタッフの声、機器類の作動音などが聞こえる状態であり、見慣れない機器類やガウンやプロテクターを装着した医療スタッフに囲まれた環境で処置を行うため、**不安感**や**緊張感**を感じやすい状況にあります。処置中、痛みが生じやすい処置を行うときは、事前に声を掛けて患者が**不意に動かないように協力を得ます**。また、処置に対する緊張感や不安を表出しやすいように、**声掛け**や**タッチング**を行うことも重要な援助内容です。

③処置中、特に重要な観察ポイントには、アレルギー症状と痛みがある

1. アレルギー症状

局所麻酔の**リドカインアレルギー**や消毒液の**ヨードアレルギー**のほか、造影剤を使用する場合は**造影剤アレルギー**を起こす可能性があります。いずれのアレルギーも症状として、**発赤**、**膨隆疹**、**蕁麻疹**、**呼吸困難感**、**嗄声**、**気道狭窄**、**頻脈**などがみられます。アナフィラキシー発症時の対処ができるように、**あらかじめ薬剤や物品を準備しておく**必要があります。

2. 痛み

穿刺や切開を行う前に局所麻酔を実施しますが、**効果が不十分**な場合もあります。**痛みの訴え**

や**苦痛の表情**の有無に注意して観察します。**ガイドワイヤーが関節部位を通過する**ときにも痛みが生じる可能性があります。透視画面で**ガイドワイヤーの走行を確認しながら**、痛みの有無を確認します。

④処置後のセルフケアが必要

1. 抜糸までの期間

CVリザーバー留置は外来で実施が可能な処置です。そのため、抜糸までの期間、創部を水に濡れないように保護し、汚染があれば**患者自身で処置**をしてもらうようになります。処置後、創部の処置の方法について具体的に説明し理解してもらうことが重要です。

2. 退院後

感染徴候がみられた場合はリザーバーの抜去や抗菌薬投与などの処置や治療が必要となるので、**早期受診**が必要となります。**創部の痛み・熱感、ガーゼ汚染、発熱**など感染が疑われる症状を具体的に説明し、そうした症状を認めた場合は受診するように説明します。在宅での処置方法や注意事項については、**パンフレット**などを用い、視覚を使って説明し、在宅でも説明内容を確認できるようにする工夫が必要となります。

⑤使用には適切な方法と管理が重要

CVリザーバーはさまざまな治療目的で留置されます。その使用に当たって、適切な使用・管理方法で実施されることで、本来の治療に効果のあるものとなります。**治療にも大きな影響を及ぼす**ため、CVリザーバーを使用・管理する看護師はその方法について知っておくことが必要です。合併症やリザーバー使用不能な状態に至る事態を未然に防ぐためには、使用時の**患者の訴え**や**症状**に注意し、**少しでも異常を認めたら使用を中止**して**医師に報告**することや、**清潔操作の遵守、逆血の確認、ポンピング洗浄**[注1]、**陽圧フラッシュ**[注2] などの手技を遵守することが重要となります。

注1）ポンピング洗浄：ヒューバー針に接続したシリンジを一定の力で押すのではなく、リズミカルに押しながら注入する方法。1回に2mL程度フラッシュする。シリンジを力強く押してポンピング洗浄をすることで、ポートのチャンバー内の隅やカテーテル内に乱流が発生し、析出物が残ることなく洗浄できる。ポンピング洗浄はシリンジとヒューバー針の接続部に負荷がかかるので、ロックタイプのシリンジを使用すると接続部が外れることを防げる。また、20mL以上のシリンジだとフラッシュする力が十分に伝わらず、また10mLより小さいシリンジでは圧がかかり過ぎてシステムを破損する恐れがあるため注意する。特に、在宅で患者自身が抜針する場合は効果的なポンピング洗浄の手技が可能であることを確認する。

注2）陽圧フラッシュ：ポンピング注入の最後に、シリンジを押しながら（生理食塩水あるいはヘパリン加生理食塩水を注入しながら）ヒューバー針の接続チューブに付属するクレンメを閉じる方法。ヒューバー針の抜去時に、血液がカテーテル内に逆流することを防ぐことができる。

表2 CVリザーバー留置時に起こりうる合併症

合併症	特徴と対処
動脈穿刺・血腫形成・動静脈瘻（シャント）形成	直視下穿刺や透視下穿刺の場合、穿刺部位に近くに動脈が走行していると**動脈穿刺**の危険性がある。動脈の誤穿刺で圧迫止血が不十分であると、**血腫を形成**することがある。**出血傾向**がある症例では特に注意が必要になる。穿刺によって**動静脈瘻**を形成した場合も血腫を形成することがある。血腫を形成した場合は、**血腫の範囲をマーキング**して増大がないか継続して観察する。また、出血による**血圧の低下**や脈拍数の変動、末梢側での動脈触知の有無にも注意して観察する。**処置を継続する場合は穿刺部位を変える必要がある**ので、他の部位からの穿刺に備えて準備する。同時に、**患者へ説明**して状況を理解してもらい、**急な状況の変化に対する不安感の軽減**に努める。
神経損傷	神経損傷すると**痛み**や**しびれ**が出現する。こうした症状がみられた場合、すぐに手技を中止する。神経損傷が生じた場合、**痛みの部位・性状**の確認や**しびれ**の有無、**四肢**の場合は**可動性**、**横隔膜神経**を損傷した場合は**呼吸困難**の有無、**呼吸回数**やSpO_2などを継続して観察する。神経損傷をきたすと急激に苦痛を伴う症状が起こるので、処置に対する**恐怖感**や**不安感**が強くなることがある。声掛けをして患者の近くに寄り添って**精神的なサポート**もしていく。処置を継続する場合は穿刺部位を変える必要があるので、**動脈穿刺・血腫形成・シャント形成時と同様に対応**する。
気胸	鎖骨下穿刺や内頚穿刺の場合、穿刺時に肺を穿刺し**気胸**を起こす危険性がある。症状として、**急に咳込む**、**胸痛**、**呼吸困難**が出現する。SpO_2**の低下**に注意して**酸素投与**を行う。重症の場合は**胸腔ドレナージ**が必要になる。
胸管損傷	**左鎖骨下静脈穿刺**の場合、極めてまれに胸管を穿刺することがある。胸管を穿刺するとリンパ液が胸腔に漏出し、**乳び胸水**となる。漏出が止まらない場合は、**胸管の結紮**や**塞栓**が必要になることもある。

表3 ガイドワイヤー挿入時、カテーテル挿入時に起こりやすい合併症

合併症	特徴と対処
空気塞栓	カテーテル挿入後、ポートと接続されるまでにカテーテルが**開放状態**になると、**血管の中に空気が吸入**されることがある。**大量**に空気が吸入された場合、**チアノーゼ**、**呼吸促迫**、**血圧低下**、**心雑音**などの症状がみられる。
不整脈	ガイドワイヤーやカテーテルが心臓に深く入り**洞結節**を刺激すると、**不整脈**を起こす。ガイドワイヤーやカテーテルの操作時に**胸部の違和感**や**動悸**などの胸部症状の訴えがあれば、**モニター心電図**で観察する。併せて、**透視画面で先端を確認**し、**心臓に深く入っていない**か注意します。

⑥穿刺時の合併症に注意し、観察を行うことで早期発見に努める

留置時に起こり得る合併症を**表2**、ガイドワイヤーやカテーテルの挿入時に起こりやすい合併症を**表3**に示します。

⑦使用中の合併症に注意する

CVリザーバー使用中に起こり得る合併症を**表4**に示します。

表4 CVリザーバー使用中の合併症

合併症		特徴・対処
感染		**ポート周囲の熱感・発赤・腫脹・膿瘍形成**がみられる場合は、感染の診断が容易である。しかし、表面上は変化がなくても、**点滴**や**フラッシュ後**にリザーバーを使用すると発熱がみられる場合は、カテーテル内に感染を起こしていること（**カテーテル熱**）がある。このような場合は、**システム（ポート・カテーテル）の抜去**が必要になる。カテーテル感染を疑う場合は、**血液培養検査**や抜去した**カテーテルの培養**等の検査が必要である。
滴下不良・閉塞	カテーテルの屈曲	**前腕部**から留置されている場合、**肘関節**でカテーテルが**屈曲**しやすく、滴下不良となる可能性がある。前腕部留置の場合は、肘にかばんをかけたり、肘枕の姿勢など、**肘関節内側に強い力が加わらないように**指導する。 **鎖骨下留置**の場合は、**上肢を挙上**するとカテーテルが鎖骨と肋骨の間に挟まり、潰れてしまう（**pinch-off**という）ので、肘枕の姿勢など**上肢を上に挙げるような動作を控える**ように指導する。
	ヒューバー針の不十分な穿刺・抜去	**ヒューバー針がポートに十分に穿刺されていない**、あるいは**体位変換による皮下脂肪の厚さの変化**によってヒューバー針が抜けて滴下不良となる場合がある。ヒューバー針をポートの**セプタムに垂直にしっかり穿刺**し、**針の上からしっかりと固定**することで予防できる。
フィブリンシース		**自然滴下では注入が不良**、あるいは**用手的注入は可能であるが逆血がない**場合、カテーテルの閉塞を疑う。特に多い原因として先端に**フィブリンシース**が形成されていることが考えられる。フィブリンシースが疑われたら、**ポートからの造影**を行い、フィブリンシースが認められたら**ウロキナーゼによる溶解**が必要となる。カテーテル使用後、**陽圧フラッシュ**を励行することで予防できる。また、カテーテルの閉塞によって、**皮下に薬剤が漏出**する危険性もあるため、**ポート周囲の皮膚異常の有無**を観察しておく。
血栓性静脈炎		**前腕・上腕留置**では、カテーテルの血管内走行が長いため、**血栓性静脈炎**をきたすことがある。通常は**湿布貼付**などで対応する。
鎖骨下静脈血栓		鎖骨下静脈血栓が生じると、**留置側の上肢に無痛性の腫脹**がみられる。鎖骨下静脈血栓が疑われたら、**末梢側の静脈から造影**を行い、血栓の存在を確認する。血栓を認めた場合は、**抗血小板薬**を投与する。
カテーテル逸脱・破損・断裂		**体動**により、皮下トンネルや皮下ポケット部にカテーテルが抜けてたわみが生じると、カテーテル先端が引けてきて、**内頚静脈や奇静脈**に迷入することがある。奇静脈に迷入した場合、薬剤の注入は可能だが、**逆血がみられない**。**奇静脈血栓からの肺塞栓症**の原因になるため、**カテーテル先端の位置変更**、もしくは**抜去**が必要となる。

〈 引用・参考文献 〉

1) 森田荘二郎ほか編. IVR看護ナビゲーション. 東京, 医学書院, 2010, 292p.
2) Aggarwal, S. et al. Phrenic nerve palsy：a rare complication of indwelling subclavian vein catheter. Pediatric Nephrology. 14（3）, 2000, 203-4.
3) 栗林幸夫ほか編. IVRマニュアル. 第2版. 東京, 医学書院, 2011, 464p.
4) 森田荘二郎. 埋没型中心静脈リザーバーの管理. 改訂第6版. 高知, 高知医療センターがんセンター, 2016, 115p.
5) 森田荘二郎ほか. 看護師が知っておきたい中心静脈リザーバーの基礎知識. 総合消化器ケア. 10（2）, 2005, 96-104.
6) 森田荘二郎. CVポート 総論および前腕部留置. 日本インターベンショナルラジオロジー学会雑誌. 28（2）, 2013, 187-93.
7) 山本和宏. CVポート 上腕・前腕留置型中心静脈ポート：留置方法の工夫. 前掲書6）. 194-9.
8) 竹内義人. CVポート 鎖骨下静脈経由ポート留置の入室から退室まで. 前掲書6）. 200-3.
9) 山梨高広. CVポート留置. 消化器外科NURSING. 22（9）, 2017, 813-5.
10) 井上善文. 血管内留置カテーテル管理研究会：CVポート使用実態に関する全国アンケート調査結果. Medical Nutritionist of PEN Leaders. 1（2）, 2017, 146-61.

（今中与主安）

4章

1

中心静脈（CV）リザーバー

2 肝動脈化学塞栓療法（TACE）

さっと振り返る適応疾患の要点

肝細胞がん（hepatocellular carcinoma；HCC）

①肝組織の栄養血管は門脈と肝動脈がある。肝細胞がんは基本的に門脈血流は入らず、多くは肝動脈より栄養される

②切除、ラジオ波凝固療法の適応がない（図1）、かつ肝障害度（表1）AまたはBで肝機能が保たれている肝細胞がんの場合、TACEの適応になる

③TACEの禁忌は重篤な出血傾向、全身状態や肝腎機能の高度障害時、門脈血流が著しく低下している場合、重篤な造影剤アレルギーが認められる場合である

④TACEは根治を目指す治療である一方で、時に遺残・再発が生じるため、繰り返し行われることがある

①肝組織の栄養血管は門脈と肝動脈がある。肝細胞がんは基本的に門脈血流は入らず、多くは肝動脈より栄養される

肝動脈を塞栓すれば、**肝細胞がんのみ**が壊死し、ほかの肝組織は**門脈**により血流が保たれます。言い換えれば、**動脈血流が豊富な肝細胞がん**に対しての肝動脈化学塞栓療法（transcatheter arterial chemoembolization；TACE）の**治療効果は高い**ですが、早期肝細胞がんは動脈血が少なく、**門脈血**が栄養していることが多いため、TACEの**治療効果は不十分**となります。

②切除、ラジオ波凝固療法の適応がない（図1）、かつ肝障害度（表1）AまたはBで肝機能が保たれている肝細胞がんの場合、TACEの適応になる

切除やラジオ波凝固療法（RFA）などの局所療法の適応がなく、肝機能が維持されている場合に（一般的には肝障害度AまたはB、あるいはChild-Pugh分類AまたはB）が適応となります。

遠隔転移のあるものは原則適応となりませんが、肝病変が予後を左右すると考えられる場合には、適応となる場合があります。

③TACEの禁忌は重篤な出血傾向、全身状態や肝腎機能の高度障害時、門脈血流が著しく低下している場合、重篤な造影剤アレルギーが認められる場合である

重篤な出血傾向を有している場合は、穿刺部の圧迫止血に時間を要し、帰室後に穿刺部からの出血リスクが高いため、禁忌です。

全身状態が不良、**肝腎機能が高度に障害**されている場合もTACEを実施できません。

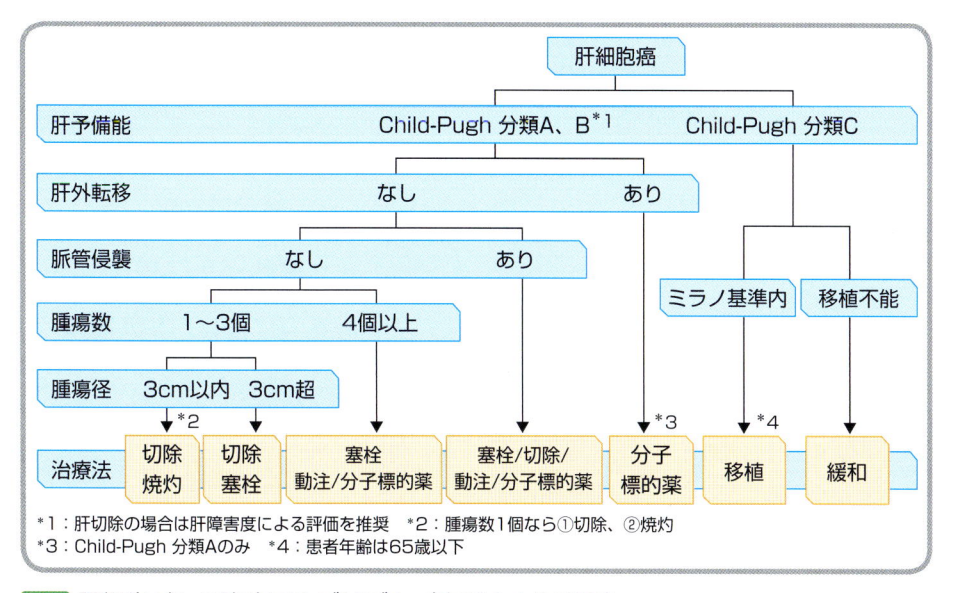

図1 肝細胞がんの治療アルゴリズム（文献1より引用）

表1 肝障害度（A、B、C）（文献2より引用）

肝障害度 項目	A	B	C
腹水	ない	治療効果あり	治療効果少ない
血清ビリルビン値（mg/dL）	2.0未満	2.0〜3.0	3.0超
血清アルブミン値（g/dL）	3.5超	3.0〜3.5	3.0未満
ICG R$_{15}$（%）	15未満	15〜40	40超
プロトロンビン活性値（%）	80超	50〜80	50未満

註：2項目以上の項目に該当した肝障害度が2カ所に生じる場合には高い方の肝障害度をとる。
たとえば、肝障害度Bが3項目、肝障害度Cが2項目の場合には肝障害度Cとする。
また、肝障害度Aが3項目、B、Cがそれぞれ1項目の場合はBが2項目相当以上の肝障害と
判断して肝障害度Bと判定する。

　門脈腫瘍栓の存在や、高度の門脈圧亢進症などにより**門脈血流が著しく低下している**場合にTACEを行うと、治療後にほかの肝組織の血流が保たれなくなります。

　TACEでは血管透視のために必ず造影剤が用いられるため、**重篤な造影剤アレルギー**を有している場合も禁忌です。

④TACEは根治を目指す治療である一方で、時に遺残・再発が生じるため、繰り返し行われることがある

　TACEの適応になる肝細胞がんでは、側副血行路が発達していたり、治療のときに見えなかった微小な腫瘍が存在するなどの理由で、時にがんの遺残や再発が生じます。そのため、TACEを繰り返し行うことも少なくありません。TACEを繰り返し行うと、肝予備能が徐々に低下する、治療抵抗性が生じる、頻回の治療により患者の心理的負担が増加するなど、さまざまな影響が生じます。

治療の実際

実際の流れ

①患者入室
↓
②検査台への移乗
↓
③生体監視モニター装着
↓
④タイムアウト
↓
⑤消毒
↓

⑥局所麻酔
↓
⑦穿刺、シース挿入
↓
⑧治療（CT撮影、DSA撮影、抗がん剤をはじめとした各種薬剤投与）
↓
⑨治療終了、カテーテル、シース抜去
↓
⑩退室

①患者入室

患者確認は、**患者本人**に**名前**、**生年月日**を名乗ってもらったうえで、**ネームバンド**で確認します。**病棟からの申し送り**を受けます。

ナースのすること

- 入室時、患者へあいさつ、自己紹介を行い、患者の表情や顔色を観察し、不安や緊張、苦痛を緩和する
- 事前に室内の環境整備をし、室温等にも気を配る

②検査台への移乗

検査台からの**転落を防止**し、点滴ルート・尿道カテーテル・ドレーン等が**引っかかり、抜けないように**に注意します。

ナースのすること

- 点滴刺入部に発赤や疼痛がないかを観察し、CT撮影時は両上肢を挙上するため、点滴ルートの長さが十分かを確認する
- 患者は前投薬の効果により傾眠状態で、説明がうまく伝わらない可能性もあるため、注意深く観察を行いながら移動の介助を行う

③生体監視モニター装着

必ず、血圧計、脈拍計、SpO_2モニターを装着します。必要時には心電図モニターの装着と酸素投与を行います。

ナースのすること

- 患者に触れる際は声を掛けてから行う
- 両大腿動脈・両足背動脈の触知確認、左右差の確認を行う

　触知不可であれば内顆動脈、膝窩動脈の触知、左右差の確認を行い、消えないように油性

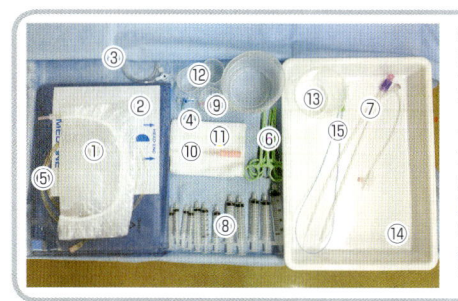

①X線装置受像体カバー：X線装置受像体に掛ける滅菌カバー、②滅菌ドレープ：消毒後、患者に掛けるドレープ、③CTエクステンションチューブ：CTインジェクターに接続、④三方活栓：抗がん剤をエマルジョンするために使用、⑤DSAチューブ：DSAインジェクターに接続、⑥鉗子：消毒に使用したり、CTやDSAのチューブを動かないようにドレープに挟んで使用する、⑦シース：基本は3Fr.だが、使用するカテーテルによって5Fr.を使うときもある、⑧注射器：血管造影ではロック付きの注射器を使用（20mL、10mL、5mL、2.5mL）、⑨局所麻酔針・皮膚切開針、⑩穿刺針、⑪ガーゼ、⑫造影剤・消毒綿球を入れるカップ、⑬ヘパリン加生理食塩水を入れるカップ、⑭ヘパリン加生理食塩水を入れるバット、⑮ガイドワイヤー

図2 静岡県立静岡がんセンターで使用しているTACEセット

ペン等で穿刺部位のマーキングを行う

- 点滴流量、尿量の観察、皮膚状態等の全身の観察を行う

④タイムアウト

安全に治療を遂行するため、**患者名**、**予定治療**、**手技名**、**アプローチ部位**、**同意書の受け取り確認**、**造影剤や薬剤アレルギー**・**麻薬使用**・**既往歴**・**抗凝固薬服用の有無**と、**休薬指示の確認**、**前投薬の有無**等を確認します。

ナースのすること

- 医師、診療放射線技師と患者の情報共有を図る
- 治療に必要なデバイスや薬剤を事前準備する

⑤消毒

参考として、静岡県立静岡がんセンターで使用しているTACEセットを**図2**に示します。患者に**清潔区域**の説明をし、**突然動くことがないように**に伝えます。

ナースのすること

- アプローチ部位以外は不必要な露出を避け、保温に注意する
- 大腿動脈アプローチ時は前貼りを使用し、アプローチ部位の下に消毒よけのシーツを敷く
- 消毒薬は事前に温めておく（36 - 37℃の体温程度）
- 消毒後は術野に患者の手が触れないよう、訴えは声に出して伝えてもらうよう説明する

⑥局所麻酔

リドカインアレルギーが生じていないか観察します。リドカインアレルギーでは、アナフィラキシー症状として、顔面浮腫、血圧低下、気道浮腫による呼吸困難・喘鳴、頻脈、嘔気等が出現します。また、リドカインが誤って血管内へ投与されたときの症状として振戦、痙攣、興奮状態、頻脈、頻呼吸等の中毒症状が出現します。

ナースのすること

- 患者の表情や顔色、バイタルサインの変動を観察する
- 疼痛を伴うため、患者のそばに付き添い、治療中は不安が伴うため声を掛け、患者の不安

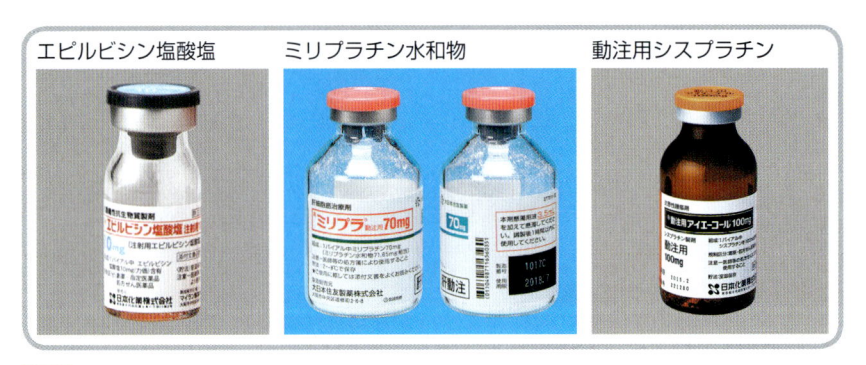

図3 TACE時に使用する抗がん剤

シスプラチンは腎毒性があるため、腎機能が低下しているときには使用できない。またシスプラチンは事前のハイドレーションが必要になる。抗がん剤の使い分けはさまざまで、施設によって異なる。なお、ミリプラチンの適応は肝細胞がんにおけるリピオドリゼーション（肝動注）で、厳密にはTACEの適応外。

を軽減する

⑦穿刺、シース挿入

穿刺やシース挿入に伴う痛みにより**迷走神経反射**を起こす可能性があるため、血圧や脈拍の低下など症状がないか観察します。

ナースのすること

- 患者の表情・バイタルサインの変動を観察する
- シース挿入時は圧迫感を伴うため、患者のそばに付き添い声掛けを行う

⑧治療（CT撮影、DSA撮影、抗がん剤をはじめとした各種薬剤投与）

滅菌期限切れ（使用期限切れ）の確認、必要定数が揃っているか、必要なデバイスが準備されているかを確認するなど、医師に指示されたデバイスの管理を行います。抗がん剤は**曝露対策**を行い、取り扱いに注意しましょう。TACE治療に使用する抗がん剤は**図3**を参照してください。塞栓物質については1章3-0（p.18）をご参照ください。

ナースのすること

- 脈拍とSpO₂は常に測定、血圧は入室時、CT撮影後、DSA撮影後、鎮痛薬や抗がん剤投与開始前後等、適宜測定する
- 治療中は透視が出ていないときに（必要時は一時透視を切ってもらう）、医師や診療放射線技師と看護のタイミングを図り、治療の妨げにならないよう、点滴交換や患者への声掛けを行い、自身の被曝防護に留意する
- CT撮影時は上肢挙上をするため、術野が不潔にならないように介助する
- 治療の流れを予測し、必要なデバイスや薬剤を事前に準備しておく
- 適宜患者の観察、声掛けを行う
- 観察項目

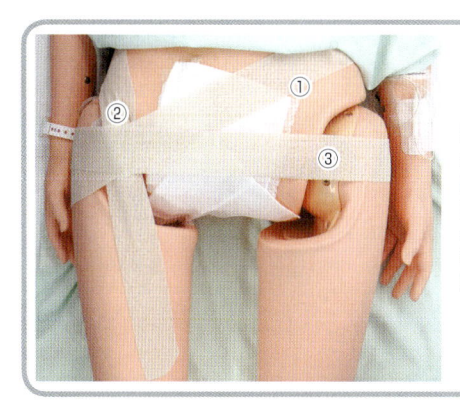

テープの固定方法：①左腸骨から右大腿外側にかけて貼る ②右腸骨から右大腿内側にかけて貼る ③枕子の上を枕子に対して平行に貼る
圧迫止血の注意点：①テープによる圧迫がきついと足背動脈が触れない ②虚血による疼痛が出現する可能性がある ③枕子が外側にずれると神経圧迫症状が出現し、しびれや痛みが出現する ④枕子が内側にずれると静脈還流を妨げ、血栓の原因になる。圧迫解除時に血栓が飛び、肺梗塞の原因になる

図4 止血時の固定方法の例

造影剤アレルギー症状：嘔気、咽頭違和感、皮膚掻痒感等

抗がん剤アレルギー、治療による合併症：悪心・嘔吐、冷汗、疼痛、腹痛、血圧低下、迷走
神経反射等

⑨終了、カテーテル、シース抜去

10〜15分の**用手圧迫**を行い、止血を確認した後に**穿刺部を保護**し、**枕子**を置き**テープ固定**
を行います **（図4）**（1章3-6 ［p.35］ も参照）。

ナースのすること

- 必要時、皮膚被膜材を使用する
- ハイポアルコールを準備する
- 清拭タオルは温めておく（36〜37℃の体温程度）
- アルコール過敏症の患者には体温程度に温めた生理食塩水で代用し、清拭する
- 足背動脈の触知を確認し、左右差の有無の観察を行う
- 点滴流量・尿量の観察、皮膚状態等の全身の観察を行う

⑩退室

退室時には患者本人へ**労いの声掛け**を行い、**病棟看護師へ申し送り**をします。

ナースのすること

- 治療の経過、使用薬剤、IN-OUT量、患者からの訴え、バイタルサインの経過、副作用（造影剤や抗がん剤）や合併症症状（塞栓に伴う疼痛）、安静時間等を申し送る

治療中の看護ポイント

①治療に対する不安の軽減を図る
②継続した看護を提供するために、患者の情報収集を行う
③患者の安全・安楽を図る
④治療介助・看護師が必要とする知識、技術を身につける

①治療に対する不安の軽減を図る

1. 初回治療の印象が後の闘病生活に影響する

　肝細胞がんでは**長期間にわたり繰り返し**TACE を行う患者が多いです。**初回のTACE治療の印象が後々の闘病生活に影響する可能性がある**ため、看護師は患者が長い闘病生活を送っていることを理解し、患者の援助を行います。

2. 患者に治療のイメージを持ってもらう

　術前訪問を行い、患者と面識を持ち、少しでも**緊張の緩和を図りましょう**。初回TACE 治療時は**治療の流れ**や**血管撮影室の特徴**等を説明し、イメージを持ってもらい、患者が最適な状況でIVRを受けることができるようにします。

②継続した看護を提供するために、患者の情報収集を行う

　繰り返しTACE 治療を行う場合には、看護記録等で**前回治療時の経過や状況**について情報収集を行い、病棟との連携を図り、**継続した看護**を提供します。

③患者の安全・安楽を図る

1. 患者の精神的負担を減らす

　局所麻酔により**意識下にある**患者が**自身の訴えを声に出して言える環境を作りましょう**。特に初回のTACEでは、見知らぬ治療室の中で機械類やスタッフに囲まれ、患者は不安を抱えている状態です。多くの場合、患者は治療中意識下にあるため、スタッフの言動に対し敏感になっています。不要な会話や物音に注意し、治療の流れ等を適宜説明し、患者の精神的負担を減らすよう配慮しましょう。

2. 異常の発見・緊急時の対応

　異常の早期発見、**副作用や合併症の出現時**、**緊急時**は医師へ速やかに報告し、患者の安全管理を行います。

④治療介助で看護師が必要とする知識、技術を身につける（表2）

表2 治療介助で看護師が必要とする知識、技術

必要な知識・技術	詳細
血管解剖、臓器の位置関係	TACE治療に必要な**解剖**を理解することで、**関連痛等の合併症**の早期発見につなげる（例：下横隔動脈塞栓では肩に疼痛が出現する等）。
治療の流れと方法、デバイスの名称、サイズ、使用方法	**手技の流れ**を把握して、治療の進み具合を理解し、**必要な薬剤**を準備する。**必要なデバイス**を予測し、多数あるデバイスの**保管場所**や**残数確認**を行い、必要時に使えるようにする（1章3-5［p.32］も参照）。
造影剤に関する知識	使用造影剤を理解し、**必要造影剤を準備**する。**アレルギー症状**の特徴を理解し、症状出現時には速やかな対応を行う。
薬剤（前投薬、治療薬）の作用、副作用	・**局所麻酔時、血管拡張時、塞栓薬注入時**は**ショック**が生じる頻度が高くなる。 ・鎮痛薬の**ペンタゾシン**使用時は血管痛が生じるため、使用時は**疼痛**が生じることを説明する。 ・抗がん剤の**エピルビシン塩酸塩**使用時は**尿が赤色**に変化することがあるが、血尿との区別のため、定期的に尿性状を観察する。 ・**動注用シスプラチン**使用時は、ほかの抗がん剤に比べて**ショックを起こしやすく**、**腎毒性**があるため、尿量に注意して観察を行う。
合併症の種類、症状の徴候と出現時の処置	治療に伴う疼痛、迷走神経反射、ショックの徴候である**嘔気**、**生あくび**、**冷汗**、**血圧低下**等、患者の変化を見逃さないようにする。
放射線被曝防護	被曝防護の3原則（**時間・距離・遮蔽**）を理解し、患者の観察・看護をおろそかにせず、**自身の不要な放射線被曝を避ける**（1章1-2［p.13］も参照）。
急変、緊急時に対応できる知識・看護技術	造影剤や抗がん剤による急変が起きたときに適切な対応ができるよう、**日ごろの物品の点検**、**配置場所の把握**、**他職種を交えた急変時シミュレーション**を行う。

【 引用・参考文献 】
....

1）日本肝臓学会編. 肝癌診療ガイドライン2017年度版. 東京, 金原出版, 2017, 68.
2）日本肝癌研究会編. 臨床・病理 原発性肝癌取扱い規約. 第6版補訂版. 東京, 金原出版, 2019, 116p.

（矢野裕美）

4章

2

肝動脈化学塞栓療法（ＴＡＣＥ）

3 経皮経肝門脈枝塞栓術（PTPE）

さっと振り返る適応疾患の要点[1]

肝内胆管がん（胆管細胞がん）・胆道がん・肝細胞がん

①PTPEは肝拡大右葉切除などの大量の肝切除に際し術前治療として行われる[2〜8]

②PTPEは、1）肝切除術後の肝不全を予防する術前処置、2）経門脈性腫瘍の散布防止、3）門脈塞栓術との併用による、より完全な阻血による抗腫瘍効果の発揮、4）門脈腫瘍栓の肝門側への進展阻止、などを目的に行われる[2〜6]

③PTPEは、1）胃食道静脈瘤を合併している場合、2）腹水貯留症例、3）出血傾向を有する場合に禁忌である

PTPEの目的

PTPE（percutaneous transhepatic portal vein embolization：経皮経肝門脈枝塞栓術）は肝拡大右葉切除などの**大量の肝切除**に際し、**術前治療**として行われます。切除予定肝区域の**門脈枝を塞栓**し、残存予定の非塞栓肝区域を**代償性に再生・肥大**させることで（**図1**）、術後の残肝負荷軽減による合併症の減少や術後肝不全を予防します。

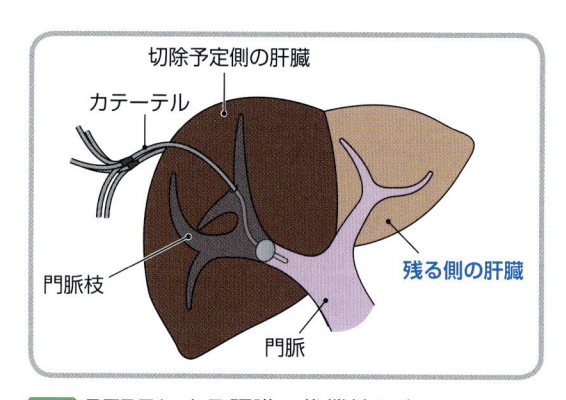

図1 PTPEによる肝臓の代償性肥大

適応に関しては残る側の肝臓の比率で判断し、**正常肝**では残す肝体積が**40％**、**障害肝**では**50％より少ない場合**、術後の肝不全を回避するためにPTPEが考慮されます[4, 7]。

切除術前療法としてPTPEを実施する場合、非塞栓肝葉の肥大に要する時間とその間の腫瘍拡大を考慮し、**切除術の2〜4週間前**に施行する[9]ことを原則としています。肝細胞がんの場合、腫瘍増大が早いケースでは、**PTPEのさらに約2週間前**に、**肝動脈塞栓療法**（transcatheter arterial embolization；**TAE**）を行います[2, 5]。

PTPE の塞栓物質 （表1）

　PTPEでは、局所麻酔下のエコーガイド下に肝臓の門脈を経皮経肝的に直接穿刺し、カテーテルを切除予定の肝臓の門脈まで進め、**表1**の塞栓物質を用いて門脈枝を塞栓します**（図2）**。

表1 PTPEの塞栓物質

種類	材質
短期間塞栓物質	・ゼラチンスポンジ ・フィブリン糊
半永久的塞栓物質	・金属コイル ・シアノアクリレート ・無水エタノール

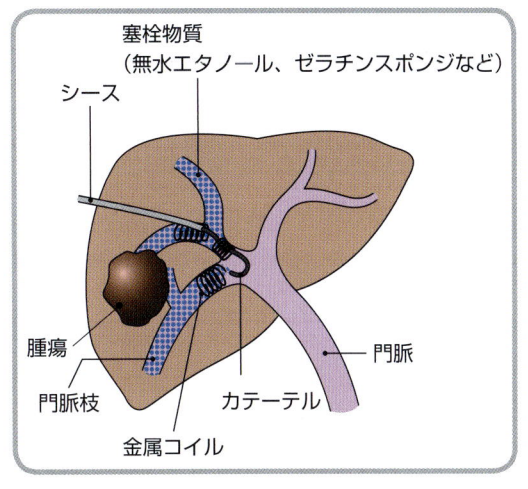

図2 PTPEによる門脈枝の塞栓

治療の実際 （図3）

実際の流れ

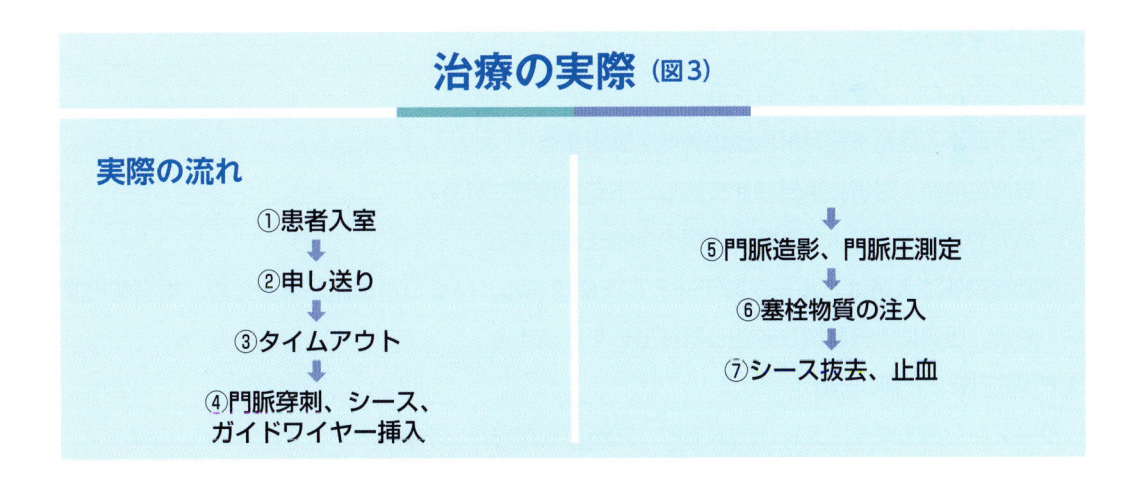

①患者入室　→　②申し送り　→　③タイムアウト　→　④門脈穿刺、シース、ガイドワイヤー挿入

⑤門脈造影、門脈圧測定　→　⑥塞栓物質の注入　→　⑦シース抜去、止血

①患者入室　②申し送り

　患者入室時に病棟から申し送りを受けます。

ナースのすること

- 患者確認・患者署名・同意日・治療日・治療名・医師署名の有無を確認する
- 既往歴を確認し、合併症の予測、禁忌薬剤などをチェックする
- 麻痺等の有無を確認し、術中の必要体位保持が可能か判断する

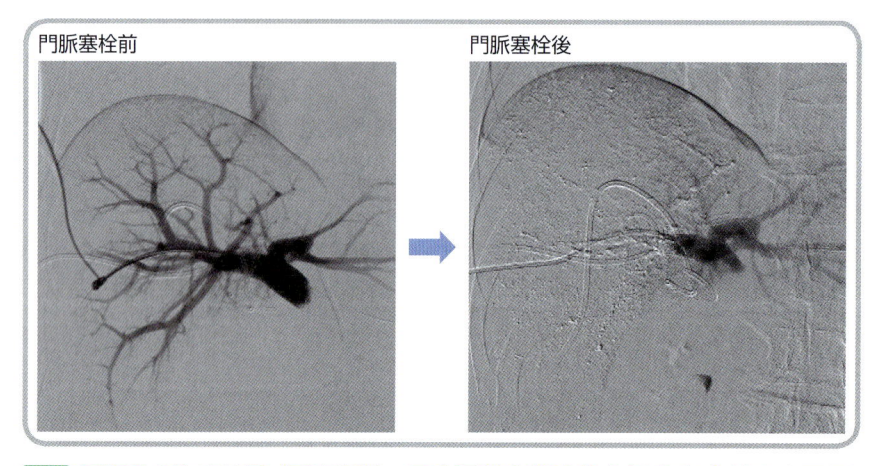

門脈塞栓前　　　　　　門脈塞栓後

図3 PTPEの治療効果（写真提供：日本医科大学武蔵小杉病院 金城忠志医師）

門脈塞栓前後の門脈血流の造影画像。門脈塞栓後、切除予定の肝右葉の血流は消失した。

③タイムアウト

スタッフ全員でタイムアウトを行います。患者が安全・安楽に治療を受けられるように、看護師はコーディネーターとしての役割を担います。

④門脈穿刺、シース、ガイドワイヤー挿入

エコーガイド下に門脈を直接穿刺し、造影・治療用のガイドワイヤー・シースを挿入します。

ナースのすること

- バイタルサインをチェックする
- 痛みによる迷走神経反射出現の有無を確認する
- 局所麻酔時、患者に声掛けを実施し、不安の軽減に努める
- 痛みや体位保持による苦痛の出現の有無を確認する
- 塞栓物質注入時はバルーンカテーテルを使用する。いくつか種類があるため、物品を出す場合、医師に十分確認してから器械出しを実施する

⑤門脈造影、門脈圧測定

シースから造影剤を注入し、門脈造影・門脈圧測定を行います。

ナースのすること

- バイタルサインをチェックする
- 造影剤による副作用出現の有無を確認する

⑥塞栓物質の注入

シースから塞栓物質を注入します。

ナースのすること

- バイタルサインをチェックする

- 塞栓物質による疼痛や腹痛の有無を確認する

⑦シース抜去、止血

塞栓物質が問題なく注入されたことを確認後、シースを抜去し、穿刺部を圧迫止血します。

ナースのすること

- バイタルサインをチェックする
- 穿刺部からの出血を早期に発見する

治療中の看護ポイント[2〜8]

① 体位に合わせたポジショニングが必要
② 患者の協力を得られるよう声を掛ける
③ 同一体位保持や肝穿刺・シース挿入・塞栓物質により、苦痛・疼痛が出現する可能性がある
④ 塞栓中の観察ポイント
→「塞栓に伴う腹痛はほとんどない」「無水エタノール使用時は、薬剤注入時に疼痛を伴う」ことが塞栓中の観察ポイントである。
⑤ 治療後に起こりうる合併症
→ 腹腔内出血・胆道出血、気胸、対側門脈血栓症、穿刺部胆汁漏などが起こり得る。
⑥ 治療後の観察事項の申し送り
→ 治療後には塞栓後症候群の症状がないかを申し送る。

①体位に合わせたポジショニングが必要

大半の例では右枝塞栓による左葉肥大を目指します。残存肝を保護するため、右枝を穿刺することになります。右側から穿刺する場合は右側を上側とし、術者が穿刺しやすいよう、体位に合わせた枕や装身具をセッティングします。

②患者の協力を得られるよう声を掛ける

エコー下で肝臓を見る場合、患者の呼吸の大きさによって肝臓の位置が変動します。そのため、患者になるべく小さく浅い呼吸をするよう、理解と協力を得ることが必要です。

③同一体位保持や肝穿刺・シース挿入・塞栓物質により、苦痛・疼痛が出現する可能性がある

治療中、バイタルサインのみならず患者の表情や苦痛・疼痛の表出に注意します。

④塞栓中の観察ポイント

1．塞栓に伴う腹痛はほとんどない

術中の急変（腹痛や腹部膨満などの**腹部症状**、**血圧低下**、**冷汗**、**徐脈**、**SpO₂低下**等）は合併症出現の可能性を考えます。

2．無水エタノール使用時は、薬剤注入時に疼痛を伴う

エタノール注入中から注入後数分間は頻回な血圧測定を行うことが望ましいです。

⑤治療後に起こりうる合併症

特に注意が必要な合併症は**腹腔内出血**・**胆道出血**です。門脈穿刺部は最後に塞栓物質で閉塞させます。ゼラチンスポンジを折りたたんで押し込むようにしながら穿刺孔を塞ぎますが、穿刺部から腹腔内に出血を生じる可能性があります。早期発見のために**バイタルサイン**、**患者の表情**が変化していないかの観察が重要です。

その他、**気胸**、**対側門脈血栓症**、**穿刺部胆汁漏**などが起こり得ます。

⑥治療後の観察事項の申し送り

治療後には**一過性の発熱**・**腹痛**・**肝機能障害**といった**塞栓後症候群**の症状を認めます。また塞栓物質に**無水エタノール**を使用した場合に、一時的に**アルコール酔い**と同様の症状を呈することがあること、**体温変化**、**出血によるバイタルサインの変化**、**嘔気・嘔吐・腹痛の有無**といった観察事項を申し送ります。

❱ 引用・参考文献 ❰

1）持田智編．"肝がん"．専門分野Ⅱ 成人看護⑤消化器．東京，メヂカルフレンド社，2018，288-300，（新体系 看護学全書）．
2）脊山泰治ほか．門脈枝塞栓術．肝胆膵．61（4），2010，523-33．
3）大谷和広ほか．胆管がん．外科治療．104（2），2011，142-8．
4）久保正二ほか．障害肝に対する経皮経肝的門脈塞栓術の適応・指標と限界（Q&A）．日本医事新報．4747，2015，58-9．
5）松岡利幸．"肝内門脈枝塞栓術（PTPE）"．IVRマニュアル．第2版．東京，医学書院，2011，188-190．
6）清水利香子．"経皮経肝的門脈塞栓術（PTPE）看護の実際"．IVR看護ナビゲーション．東京，医学書院，2010，133-5．
7）阪本良弘．PTPE．消化器外科NURSING．19（10），2014，1011-3．
8）鈴木耕次郎．門脈塞栓術．消化器外科NURSING．20（3），2015，199-201．
9）日本インターベンショナルラジオロジー学会ガイドライン委員会編．経皮経肝門脈塞栓術（PTPE）ガイドライン．埼玉，日本インターベンショナルラジオロジー学会，2017，24p．

（増島ゆかり）

4 PTO・B-RTO・TIPS

PTO・B-RTO・TIPS とは？

PTO（percutaneous transhepatic obliteration：**経皮経肝静脈瘤塞栓術**）

B-RTO（balloon-occluded retrograde transvenous obliteration：**バルーン下逆行性経静脈的塞栓術**）

TIPS（transjugular intrahepatic portosystemic shunt：**経頚静脈的肝内門脈静脈短絡術**）

PTOとB-RTOは、**静脈瘤を塞栓し門脈大循環シャントを遮断する**塞栓療法です。静脈瘤を中心に門脈大循環シャントを考えると、門脈から静脈瘤までを「静脈瘤の供血路」、静脈瘤から大循環までを「静脈瘤の排血路」と定義できます。PTOは**供血路（門脈）側**からカテーテルを挿入し治療する方法で、B-RTOは**排血路（下大静脈）側**から逆行性にカテーテルを挿入する治療法です。

TIPSは、**既存の門脈大循環シャント以外の部位に新たに短絡路（シャント）を作製する**治療法です。**肝静脈から門脈にステントを留置**し、シャントから門脈血を大循環（下大静脈）へ流出させ、門脈圧を低下させます。門脈圧亢進に起因する難治性腹水や、難治性食道静脈瘤などに有効な治療法です**（図1）**。

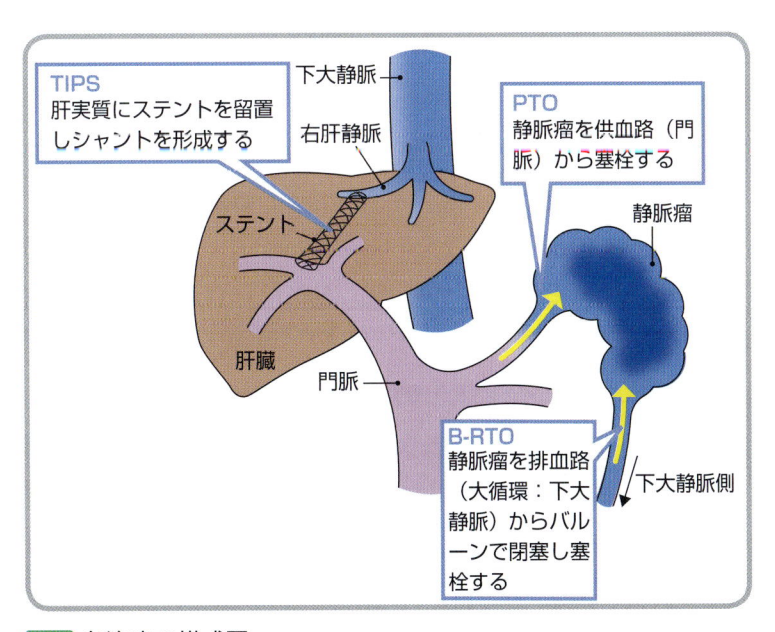

図1 各治療の模式図

さっと振り返る適応疾患の要点

食道、胃、十二指腸、直腸などの静脈瘤

①門脈圧亢進症によって静脈瘤が形成される

→静脈瘤ができやすい場所は食道、胃、十二指腸、直腸などである。

②検査は、内視鏡検査による静脈瘤の確認、造影CT（MDCT）による血行動態の把握、血液検査などが行われる

③静脈瘤の主な治療方法は、食道静脈瘤にはEISやEVL、胃静脈瘤にはB-RTO、十二指腸静脈瘤・直腸静脈瘤にはPTOやB-RTOが行われることが多い

肝性脳症

①肝硬変により門脈大循環シャントが形成され、高アンモニア血症となることから起こる

難治性肝性胸腹水

①肝庇護薬や利尿薬投与、減塩食摂取、アルブミン投与などによっても効果がなく、穿刺排液を必要とする腹水をいう

②大量の腹水は患者のADL・QOLの低下につながる

食道、胃、十二指腸、直腸などの静脈瘤

①門脈圧亢進症によって静脈瘤が形成される

　門脈とは、腸で吸収された栄養素を肝臓に運ぶ血管のことを指します。肝硬変（B型・C型肝炎ウイルス性、アルコール性など）によって肝臓が硬くなると、門脈圧が高くなり、門脈から運ばれた血液がうまく肝臓に流れることができず行き場を失い、**細い静脈へ逆流**します。それによって**血管が拡張し、こぶができた状態**が静脈瘤です。消化管にできる初期の静脈瘤には自覚症状はありません。しかし、静脈瘤を放置し進行してしまうと、**破裂**や**出血**を引き起こし、致死的になる場合があります。

②検査は、内視鏡検査による静脈瘤の確認、造影CT（MDCT）による血行動態の把握、血液検査などが行われる

　静脈瘤を確認するために、**上部・下部消化管内視鏡検査**を行います。検査では、**静脈瘤の大きさ**や、**色調**を確認します。その他、ダイナミック造影CTにて**静脈瘤本体や供血路、排血路などの形態**を評価します。このとき作成した画像から、供血路側から治療するのか、排血路側からアプローチするのかを検討します。同時に**腹水の有無**なども評価します。また、CTで**肝細胞がんの有無**も併せて評価します。**血液検査**を行い、血球一般検査、凝固能、肝機能、腎機能、感染症の評価をしておきます。

③静脈瘤の主な治療方法は、食道静脈瘤にはEISやEVL、胃静脈瘤にはB-RTO、十二指腸静脈瘤・直腸静脈瘤にはPTOやB-RTOが行われることが多い

　検査終了後に、それぞれの静脈瘤に合った治療方法を決定します。**食道静脈瘤**の内視鏡的治療は、内視鏡的食道静脈瘤硬化療法（endoscopic injection sclerotherapy；**EIS**）や内視鏡的静脈瘤結紮術（endoscopic variceal ligation；**EVL**）があります。**胃静脈瘤**は、**破裂例**や**破裂既往例**、**増大し破裂する危険性のある症例**が適応となります。

肝性脳症

①肝硬変により門脈大循環シャントが形成され、高アンモニア血症となることから起こる

　腸管より吸収された**アンモニア**は通常、門脈を通って肝臓に入り、代謝・解毒されます。しかし肝硬変などにより門脈大循環シャントが形成されると、**肝臓で代謝や解毒が行われず**、シャントを介してアンモニアが大循環に流れていきます。その結果、血中アンモニア濃度の上昇が起こり、アンモニアが脳まで到達すると**肝性脳症**を引き起こします。肝性脳症の症状は**意識障害**、**異常行動**、**はばたき振戦**などです。B-RTOやPTOは、胃腎シャントを含む、**門脈大循環シャントによる肝性脳症の患者**に適応となります。

難治性肝性胸腹水

①肝庇護薬や利尿薬投与、減塩食摂取、アルブミン投与などによっても効果がなく、穿刺排液を必要とする腹水をいう

　肝性腹水は肝硬変の合併症の一つで、**門脈圧亢進**により腹腔内の水分吸収が低下することや、低アルブミン血症により**腹水が貯留**します。腹水のなかでも水分制限や利尿薬、アルブミン製剤の投与など、**内科的治療ではコントロールできないもの**や、**副作用のために利尿薬の増量が困難**な腹水の症状を、難治性肝性腹水といいます。

②大量の腹水は患者のADL・QOLの低下につながる

　大量の腹水は腹部膨満による**食欲不振**、横隔膜挙上による**呼吸困難**などを誘発し、患者は**行動制限**や**睡眠障害**を起こします。TIPSはADL・QOLの向上のための、**門脈圧亢進に起因する難治性腹水患者**に対する根本的な治療法の一つです。しかし現在は**保険適用外**の治療です。その他、腹腔内の腹水を静脈内へ還流させる**腹腔・静脈シャントバルブ設置術**（デンバーシャント術）は保険適用の治療です。

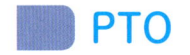 **PTO**

PTOの治療の実際

実際の流れ

①患者入室後、タイムアウト

↓

②エコーガイド下に経皮的門脈穿刺を
行い、シースを挿入

↓

③血管造影用カテーテルを挿入し、
門脈造影・門脈圧測定を実施（図2）

↓

④供血路より静脈瘤を塞栓

↓

⑤シース挿入部をゼラチンスポンジで
塞栓しながら抜去

①患者入室後、タイムアウト

　タイムアウトでは治療にかかわる医師、看護師、診療放射線技師が手を止めて、確認作業を行います。**患者にも参加してもらい、本人確認、治療の説明、同意書の確認、術式、左右を含む穿刺部位**を確認します。**治療にかかわるすべての職種**で確認をすることで、事故防止に努めます。患者の特記事項（難聴、腰痛、原疾患以外の疾患など）を確認します。タイムアウト終了後、安全に検査台へ患者を誘導します。

ナースのすること

- タイムアウトを実施する
- モニターの装着、穿刺部位の準備を実施する
- 検査時の注意事項を説明する

②エコーガイド下に経皮的門脈穿刺を行い、シースを挿入

　局所麻酔を行い、エコーガイド下にて門脈を穿刺し、5Fr.ロングシースを挿入します。シースがグリソン鞘を通過するときに**疼痛**を伴います。X線透視にてワイヤー操作確認を行うまで、安全に穿刺ができるよう、患者の**急な体動**に備えて近くで観察します。

ナースのすること

- 出血によるバイタルサインの変化がないか確認する
- リドカイン塩酸塩等によるアレルギー症状の有無を確認する
- 清潔操作でエコーの準備を行う
- 疼痛の有無や程度に応じて必要時、鎮痛薬を投与する

③血管造影用カテーテルを挿入し、門脈造影・門脈圧測定を実施（図2）

　ピッグテール型カテーテルを挿入し、門脈造影にて**供血路の確認**を行います。術前の**門脈圧測**

定を行います。

ナースのすること

- 造影剤アレルギー症状の有無を確認する
- 門脈圧測定を介助する

④供血路より静脈瘤を塞栓

　マイクロカテーテルもしくはバルーンカテーテル（塞栓物質使用時に供血路を塞ぐため）を供血路に進めて、**塞栓物質**（金属コイル・モノエタノールアミンオレイン酸塩［EO］・無水エタノールなど）にて静脈瘤を塞栓します。塞栓時に**疼痛**が出現するため、穿刺前に**鎮静・鎮痛薬**（ペンタゾシン・ヒドロキシジン塩酸塩）を**筋肉注射もしくは静脈注射**します。塞栓後、**門脈造影**にて塞栓効果を確認します。その後、**門脈圧測定**を行います。

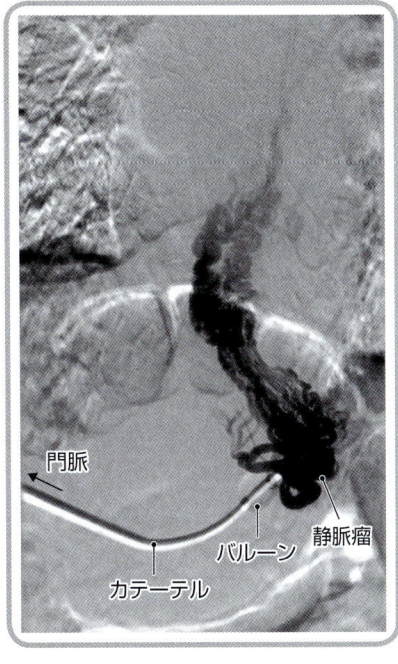

図2 PTOの造影画像

ナースのすること

- 塞栓物質を準備する
- 塞栓物質によるアレルギー症状や合併症の有無を確認する
- 疼痛に応じて鎮静・鎮痛薬を投与する
- 門脈圧測定の介助をする

⑤シース挿入部をゼラチンスポンジで塞栓しながら抜去

　出血予防のため、挿入していたシース内に**ゼラチンスポンジ**（ゼルフォーム®）を使用して、穿刺経路をゼラチンスポンジを積み上げるように塞栓しながら、シースを抜去します。シース挿入部を**ドレッシング材**にて保護します。

ナースのすること

- 出血によるバイタルサインの変化がないか確認する
- 塞栓物質を準備する
- 身体に付着した消毒液を除去する

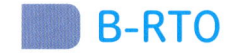 **B-RTO**

B-RTOの治療の実際

実際の流れ

①患者入室後、タイムアウト
↓
②左大腿動脈穿刺、右大腿静脈穿刺
↓
③バルーンカテーテルを排血路に挿入し、
バルーン閉塞下逆行性静脈造影
（B-RTV）を行う（図3）
↓
④硬化剤（モノエタノールアミン
オレイン酸塩）の投与

⑤動脈シースを抜去し、静脈シースと
バルーンカテーテルは留置したままに
しておく
↓
⑥翌日、造影にて静脈瘤の硬化状況を
判定し、シースを抜去

①患者入室後、タイムアウト

PTOの記載を参照してください。

ナースのすること

- タイムアウトを実施する
- モニターの装着、穿刺部位の準備を行う
- 患者に検査時の注意事項を説明する

②左大腿動脈穿刺、右大腿静脈穿刺

1. 左大腿動脈穿刺

　局所麻酔を行い、左大腿動脈を穿刺し4Fr.**シース**を挿入します。**血管造影用カテーテル**を挿入し、腹腔動脈造影および上腸管膜動脈造影から経動脈的門脈造影を行い、**供血路から排血路までの血行動態**を把握します。

2. 右大腿静脈穿刺

　局所麻酔を行い、右大腿静脈を穿刺し、8Fr.ガイディングシースを胃静脈瘤の排血路である胃腎シャントへ挿入します。

ナースのすること

- 局所麻酔・造影剤によるアレルギー症状を確認する

③バルーンカテーテルを排血路に挿入し、バルーン閉塞下逆行性静脈造影（B-RTV）を行う（図3）

　側副血行路の有無を含め、**流出路の血行動態**を把握します。**太い側副血行路**があれば、マイクロカテーテルを挿入し、金属コイルなどで塞栓を行います。

ナースのすること

- 必要時に塞栓物質を準備する

④硬化剤（モノエタノールアミンオレイン酸塩）の投与

非イオン性ヨード造影剤（Ｉ）と、**硬化剤**の10％モノエタノールアミンオレイン酸塩（**EO**：オルダミン®）を等倍に希釈した溶液（5％**EOI**）をゆっくりと注入します。**静脈瘤本体から供血路の一部**が描出されるまで注入します。注入量は**5％EOI 30mL**を上限とします。

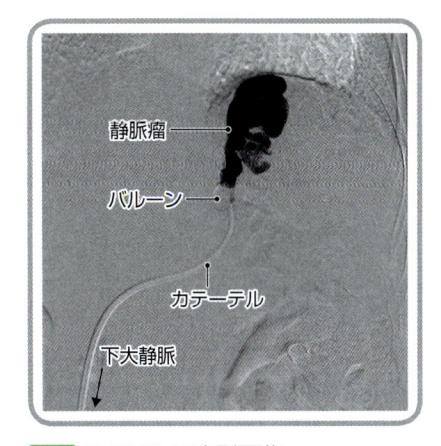

図3 B-RTOの造影画像

静脈瘤 ー
バルーン ー
カテーテル
下大静脈

ナースのすること

- 5％EOI注入直前にハプトグロビン製剤2,000単位を点滴投与する（p.215参照）
- 5％EOIによるアレルギー症状や副作用（主に血尿など）の有無を確認する

⑤動脈シースを抜去し、静脈シースとバルーンカテーテルは留置したままにしておく

動脈シースと血管造影用カテーテルを抜去します。静脈瘤内の硬化剤を**数時間〜翌朝まで静脈瘤内へ停滞させる**ため、静脈内へ挿入したガイディングシースとバルーンカテーテル（システム）は**そのまま留置**します。

ナースのすること

- 動脈シース抜去後に固定を介助する
- ガイディングシースを清潔に固定するための介助を行う（**図4**）

⑥翌日、造影にて静脈瘤の硬化状況を判定し、シースを抜去

留置していたバルーンカテーテルから少量の**造影剤**を注入し、**静脈瘤の硬化状況**を判定します。硬化が**良好**であればシステムを**抜去**します。硬化が**不良**であればさらに**硬化剤を追加**し、数時間以上後、透視下にてシースを抜去します。

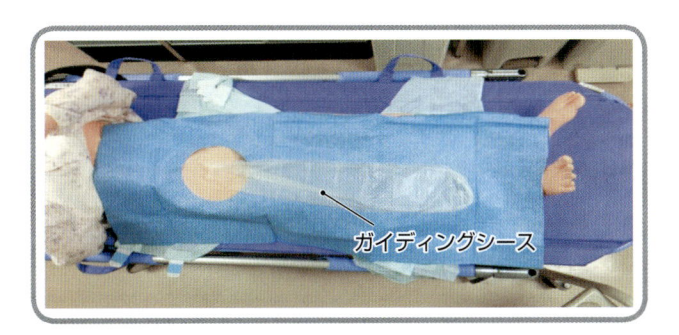

ガイディングシース

図4 ガイディングシースの固定

ナースのすること

- 必要時に硬化剤を準備する
- 身体に付着した消毒液を除去する
- シース抜去後に硬化剤、血栓の逸脱による肺塞栓を起こす危険性があるため、バイタルサイン・呼吸状態に注意する

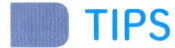 TIPS

TIPSの治療の実際

実際の流れ

①患者入室後、タイムアウト

↓

②鎮静開始

↓

③右大腿動脈穿刺、右内頚静脈穿刺

↓

④右肝静脈から右門脈前区域枝を穿刺し、門脈造影・門脈圧測定・右房圧測定を実施

↓

⑤バルーンPTA（経皮的血管形成術）、ステント留置、バルーンPTA

↓

⑥門脈圧測定・右房圧測定を実施

↓

⑦シースを抜去

①患者入室後、タイムアウト

PTOの記載を参照してください。腹水にて**仰臥位が困難**な場合は、治療に影響のない程度で、**頭側を挙上**した体位をとります。

ナースのすること

- タイムアウトを実施する
- 安楽な体位を工夫する
- モニターの装着、穿刺部位の準備を実施する
- 患者に治療時の注意事項を説明する

②鎮静開始

治療には疼痛を伴うため、医師の指示の下、あらかじめ**鎮静薬（デクスメデトミジン塩酸塩**［プレセデックス®］200μg/50mLシリンジ）を投与します。

ナースのすること

- バイタルサイン、特に循環動態の変化を観察する
- 鎮静効果の程度を観察する

③右大腿動脈穿刺、右内頸静脈穿刺

1．右大腿動脈穿刺

　局所麻酔を行い、右大腿動脈を穿刺し、4Fr.シースを挿入します。血管造影用カテーテルを挿入し、腹腔動脈造影を行います。門脈穿刺時のメルクマール（目印）になるように**右肝動脈前区域枝内**にマイクロガイドワイヤーを挿入します。

2．右内頸静脈穿刺

　局所麻酔を行い、右内頸静脈を穿刺し、Rösch-Uchida（ロ シュ ウチダ）経頸静脈経肝門脈アクセスキットを使用し、付属の10Fr.シースを挿入し、**右肝静脈内**に留置します。

ナースのすること

- ・局所麻酔・造影剤によるアレルギー症状の有無を確認する

④右肝静脈から右門脈前区域枝を穿刺し、門脈造影・門脈圧測定・右房圧測定を実施

　右肝動脈前区域枝内に留置したマイクロガイドワイヤーを目印とし、アクセスキットで**肝実質から右門脈前区域枝を穿刺**します。肝実質から門脈を穿刺する際、**疼痛**が出現するため、穿刺前に**鎮痛薬（フェンタニルクエン酸塩）**を使用します。血管造影カテーテルを挿入し、**門脈造影**と**門脈圧測定**を行います（**図5**）。

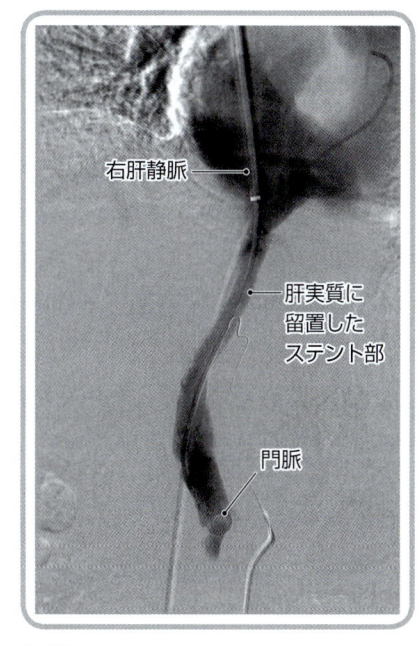

図5 TIPSの造影画像

（図中ラベル）右肝静脈／肝実質に留置したステント部／門脈

ナースのすること

- ・鎮静薬（フェンタニルクエン酸塩）を投与する
- ・門脈圧・右房圧測定の介助をする

⑤バルーンPTA（経皮的血管形成術）、ステント留置、バルーンPTA

　ステントをTIPSルート内に留置します。PTAバルーンで十分にステントを拡張させるために、**複数回PTA**を行います。その際、**疼痛**が出現するため、必要時に**鎮痛薬（フェンタニルクエン酸塩）**を投与します。

ナースのすること

- ・疼痛の有無を確認し、鎮痛薬を投与する

⑥門脈圧測定・右房圧測定を実施

　TIPS前後での**門脈圧・右房圧較差**を確認します。圧較差が**15mmHg以下**を一応の目安とします。

ナースのすること

- ・門脈圧・右房圧測定の介助をする

⑦シースを抜去

　右大腿動脈、右内頚静脈に挿入した**シースを抜去**します。**動脈は枕子にて圧迫固定**します。**静脈**は太いシースを使用するため、必要時に**軽く圧迫固定**します。

ナースのすること

- 動脈圧迫固定を介助する
- 身体に付着した消毒液を除去する

治療中の看護ポイント

PTO・B-RTO・TIPS共通の看護ポイント
①入室時に治療中の仰臥位が保てるか確認する
②撮影時の息止めができるか確認する
③バイタルサインだけではなく患者の観察を行う

PTO特有の看護ポイント
①穿刺時の疼痛の観察を行う
②塞栓時の疼痛の観察を行う
③PTOの手技による合併症の有無を観察する

B-RTO特有の看護ポイント
①血尿の観察を行う
②B-RTOの手技による合併症の有無を観察する

TIPS特有の看護ポイント
①鎮静薬・鎮痛薬を使用するため、バイタルサインの観察を十分に行う
②TIPSの手技による合併症の有無の観察を行う

■ PTO・B-RTO・TIPS共通の看護ポイント

①入室時に治療中の仰臥位が保てるか確認する

　治療中は**数時間仰臥位**となるため、入室時に長時間仰臥位が保てるかを確認し、困難な場合は治療中に支障のない範囲で安楽な体位を工夫します。

②撮影時の息止めができるか確認する

　腹部血管造影は**息止め**で撮影したり、手技の安全上、呼吸を止めてもらったりすることがあります。**呼吸困難**のある患者、**高齢**の患者で呼気止めができない場合は、負担にならないよう、撮影や手技に影響がない程度で**小さな呼吸**をしてもらうなどで対応します。必要時は、酸素の投与を考慮します。

③バイタルサインだけではなく患者の観察を行う

声を掛けて患者を観察するということは、基本でありながら最も重要な患者観察の一つです。治療中はモニター類に目が行きがちですが、**患者の訴え**や**動き**、**表情**などを注意深く観察しましょう。特に**肝性脳症**の患者は、**意識レベル**や**言動**などに注意し、安全に治療が行えるように観察を行います。

■ PTO特有の看護ポイント

①穿刺時の疼痛の観察を行う

穿刺時の疼痛に伴い体が動くと、安全に穿刺ができず、合併症を起こす危険があります。エコーガイド下にて穿刺をすることにより、**放射線被曝がないため、患者の近くに寄り添って**疼痛の緩和を実施したり、急な体動に備えることができます。

②塞栓時の疼痛の観察を行う

EOI注入時には**上腹部痛**、無水エタノール注入時には**血管痛**が強く出やすくなっています。患者に疼痛がないか確認し、必要時は鎮痛薬の追加投与を行います。

③PTOの手技による合併症の有無を観察する

PTOでは**腹腔内出血**、**肝裂傷**、**門脈血栓症**、**肺塞栓**などに注意します。

■ B-RTO特有の看護ポイント

①血尿の観察を行う

硬化剤のモノエタノールアミンオレイン酸（10％オルダミン®）は**血管内皮傷害作用**、**血栓形成作用**を持ち、**溶血**の原因となります。そのため、硬化剤投与前に**ハプトグロビン製剤**2,000単位を投与し、溶血により生じた遊離ヘモグロビンと結合させることで、腎機能障害を抑制します。入室時と硬化剤投与時の尿の色調を観察し、**血尿**があれば**ハプトグロビン製剤の追加投与**を行います。

②B-RTOの手技による合併症の有無を観察する

B-RTOでは**肺塞栓症**、**腹腔内出血**、**静脈瘤破裂**、**肺水腫**、**門脈血栓症**などに注意します。

■ TIPS特有の看護ポイント

①鎮静薬・鎮痛薬を使用するため、バイタルサインの観察を十分に行う

デクスメデトミジン塩酸塩による**徐脈**や**血圧低下**、フェンタニルクエン酸塩による**呼吸抑制**が現れる可能性があるため、**バイタルサインの観察**を十分に行います。

徐脈に対しては、**薬剤の減速または中止**、**抗コリン薬**（アトロピン硫酸塩水和物など）**の投与**を行います。呼吸抑制に対しては**酸素投与**を実施しましょう。

鎮静・鎮痛状況を確認し、**撮影時に息止めがしっかり行えない場合**や、**疼痛によって安静が保てない場合**は、医師に報告し**薬剤量を増減**します。

②TIPSの手技による合併症の有無の観察を行う

　TIPSでは**腹腔内出血**、**門脈損傷**、**敗血症**などに注意します。

◤ 引用・参考文献 ◢

1） 加古泰一ほか. B-RTO（バルーン閉塞下逆行性経静脈的塞栓術）. 消化器外科NURSING. 23（3）, 2018, 234-7.
2） 廣田省三. "バルーン閉塞下逆行性経静脈的塞栓術（B-RTO）, 同時性バルーン閉塞下塞栓術（DBOE）". IVRマニュアル. 第2版. 東京, 医学書院, 2011, 168-84.
3） 日本消化器病学会編. 肝硬変診療ガイドライン2015. 改訂第2版. 東京, 南江堂, 2015, 222p.

（駒井るみ）

さっと振り返る適応疾患の要点[1]

上大静脈症候群

①上大静脈の狭窄・閉塞によって生じる

→上大静脈症候群は肺がんなどの**胸部の悪性腫瘍に伴う合併症の一つ**である。

②肺がんによるものが全体の約80％を占める

→主な原因は、**肺がんによる上大静脈の閉塞**もしくは**圧排**で、全体の約60〜80％を占める[2,3]。その他、悪性リンパ腫、血栓性静脈炎、胸部大動脈瘤、縦隔腫瘍、転移性肺がん、甲状腺悪性腫瘍、リンパ節転移などがある。

③主な症状は、呼吸困難感、顔面・頚部・上肢・上胸部の浮腫や発赤を伴う腫脹である

→その他、咳嗽発作（がいそう）、頭痛、チアノーゼ、視力障害、眼球突出、めまい、耳鳴り、意識障害などの神経症状がある。

④検査・診断は画像診断が中心である（図1、2）

→**胸部単純X線撮影**、**血管造影**、**造影CT**、**MRI**、**エコー**などが行われる。

⑤原因疾患の治療と症状緩和を目的として治療が行われる

→**腫瘍**によって血管が詰まっている場合は、**化学療法**や**放射線療法**などの腫瘍に対する治療を行う。**血栓**が詰まっている場合は、**血栓溶解療法**や、頻度は低いが血栓除去術が行われることもある。対症療法として**ステント留置術**がある。

⑥上大静脈ステントの留置は速やかで持続的な症状改善があり、患者のQOL向上が期待できる

→**成功率95％以上**とされ、90％以上の症例で症状が消失する[4,5]。

①上大静脈の狭窄・閉塞によって生じる

　上大静脈が右肺もしくはリンパ節病変からの直接浸潤または壁外性の機械的圧迫で**閉塞**し、**上大静脈より遠位の静脈圧が上昇することで起こる諸症状**のことを上大静脈症候群といいます。

②肺がんによるものが全体の約80％を占める

　上大静脈症候群の原因は約50％が**非小細胞肺がん**、約25％が**小細胞肺がん**です。上大静脈症候群は肺がん患者の**2〜4％**に生じます[6,7]。

③主な症状は、呼吸困難感、顔面・頚部・上肢・上胸部の浮腫や発赤を伴う腫脹である

　主な症状は**呼吸困難感**、**顔面浮腫**、**頭痛**、**上肢浮腫**、**咳嗽**、**嚥下困難**です。まれに**脳浮腫**を生

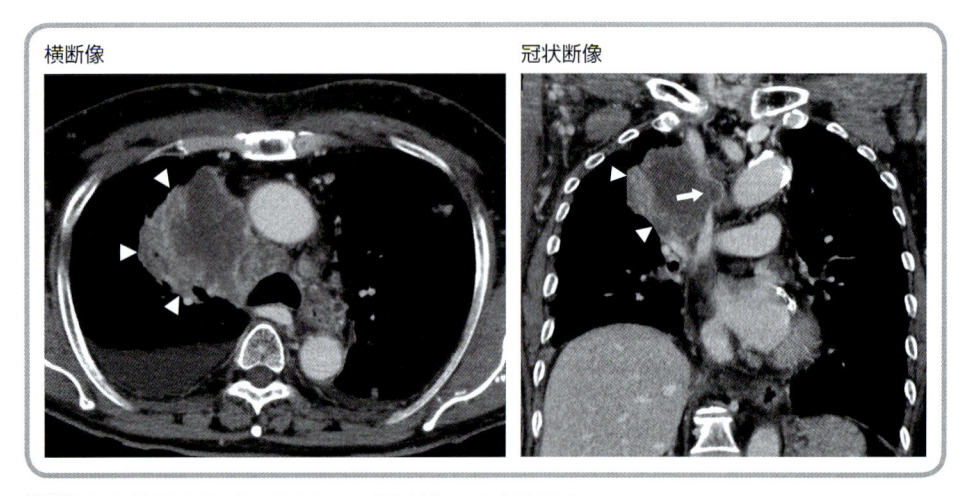

図1 上大静脈症候群の造影CT（横断像、冠状断像）

70歳代男性、肺扁平上皮がん。上大静脈症候群をきたし放射線治療を行ったが、顔面と上肢の浮腫、呼吸困難感の症状改善が乏しい症例。右肺上葉の腫瘍（▷）が上大静脈に浸潤し、上大静脈が閉塞している（⇨）。

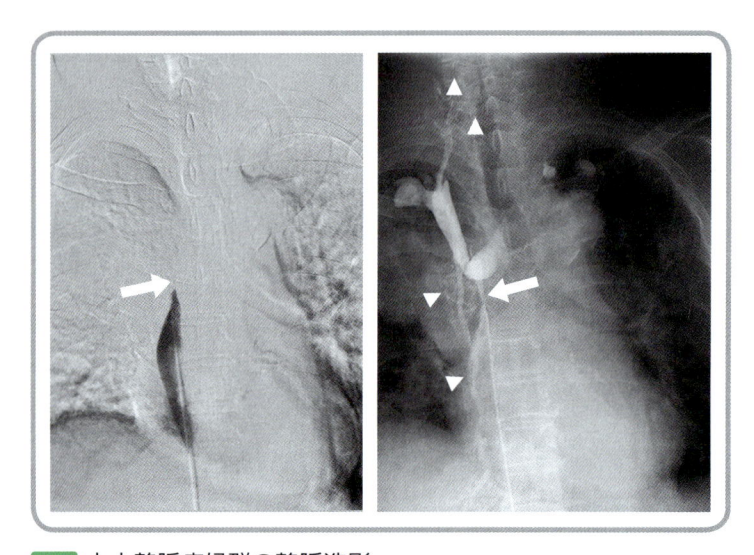

図2 上大静脈症候群の静脈造影

図1と同じ症例。上大静脈は閉塞しており（⇨）、鎖骨下静脈の造影では側副血行路（▷）が認められる。

じることもあり、症状として**錯乱**や**昏睡**が現れることもあります。**循環不全**をきたし、死亡する場合もあります。自覚症状として現れやすいのは**呼吸困難感**です。診断には**顔面浮腫**や**頚部・前胸壁の静脈拡張**が身体所見として用いられます。

④検査・診断は画像診断が中心である（図1、2）

　画像診断のなかで、**造影CT**は上大静脈の**閉塞範囲**や**側副血行路・静脈内血栓の有無**など、上大静脈症候群自体の診断だけでなく、**原因疾患の特定**にも役立ちます。異常所見は**胸部単純X線撮影**でも発見できます。患者に**造影剤アレルギー**があり、造影CTが行えない場合は、**MRI**にて診断が可能です。

⑤原因疾患の治療と症状緩和を目的として治療が行われる

　腫瘍に対する治療は、**組織学的診断**や**病期診断**などの結果を踏まえ、**化学療法**や**放射線療法**を行います。**血栓**に対しては薬物による**血栓溶解療法**、まれに血管内カテーテルによる**血栓除去療法**などが行われます。

　その他、リンパ腫や胸腺腫に対しては**ステロイド投与**を行います。無治療でも側副血行路が発達し、**自然軽快**することも多いです。**手術適応のない悪性腫瘍**や、**化学療法や放射線治療の効果が乏しい**場合に、対症療法として**上大静脈ステント留置**が選択されます。

⑥上大静脈ステントの留置は速やかで持続的な症状改善があり、患者のQOL向上が期待できる

　発症早期での治療実施は**合併症の軽減**につながりますが、切迫状況下にはより十分なインフォームドコンセントを得る必要があります。

治療の実際 (図3)

実際の流れ

①患者入室
↓
②体位保持調整
↓
③モニター装着
↓
④タイムアウト
↓
⑤前投薬投与
↓
⑥穿刺箇所の消毒・局所麻酔
　（頸部・鼠径部）
↓
⑦穿刺・ガイドワイヤー挿入
↓
⑧イントロデューサー（シース）挿入
↓
⑨上大静脈造影・中心静脈圧と
　腕頭静脈圧測定（必要時）
↓

⑩狭窄部位突破
↓
⑪バルーン拡張
↓
⑫ステントデリバリー
　イントロデューサー（シース）挿入
↓
⑬ステント留置
↓
⑭上大静脈造影
↓
⑮バルーン拡張（必要時）
↓
⑯イントロデューサー（シース）抜去
↓
⑰圧迫止血
↓
⑱患者退室

①患者入室

　上大静脈症候群により呼吸困難感や咳嗽が生じ、死に対する**恐怖感や不安感の強い**患者が多いです。また顔面・上肢浮腫により**ボディイメージが変化**します。そのため患者は**身体的にも精神的にも危機的**な状況で入室します。スムーズかつ安全に手技を遂行し、急変時にも対応できるよ

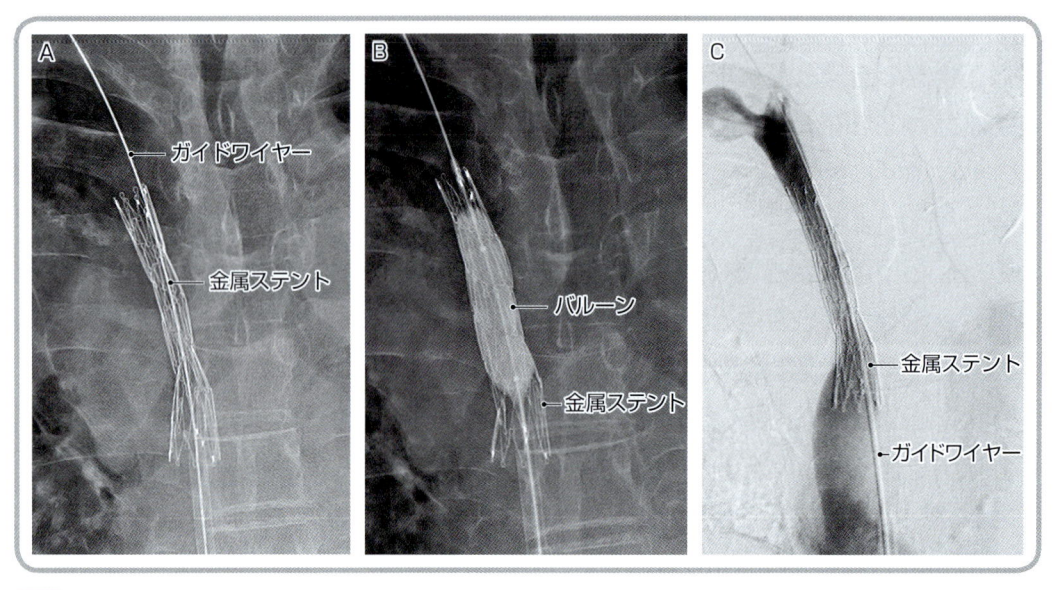

図3 上大静脈症候群のIVR

図1と同じ症例。閉塞部にガイドワイヤーを通して金属ステント（テーパー型12〜18mm径80mm長）を留置し（A）、バルーンカテーテル（15mm径40mm長）で後拡張を行った（B）。上大静脈の造影は良好となり、側副血行路は消失した（C）。なお、留置時にステントが逸脱しないよう、内頚静脈から大腿静脈にガイドワイヤーを通し、プルスルーの状態にしている。IVR後、症状は改善し、4日後に退院となり、化学療法が開始された。

う万全の事前準備が重要になります。

ナースのすること

- 使用デバイス（**表1**）の準備と確認を行う
- 救急カートを準備する
- 病棟看護師から申し送りを受ける

②体位保持調整

臥位による**呼吸困難感**の増強や**脳浮腫**の助長を起こさないために、頭部挙上（30〜45°程度）の**セミファウラー位**が好まれます。

ナースのすること

- ストレッチャーから検査台への移乗を介助する
- 体位保持を介助する

③モニター装着

ステント展開とともに静脈環流量が増加するため、術中の**循環動態**の変化や、**疼痛・出血**、**肺血栓塞栓症**や**静脈損傷**などの合併症の早期発見に努めます。

ナースのすること

- 心電図、血圧計、SpO₂モニターの装着・確認を行う

表1 使用デバイスの例（医師の指示のもと）

- シースイントロデューサー：14Fr.、60〜90cmのもの
- 造影カテーテル：ピッグテール、マルチパーパス型、コブラ型など
- ガイドワイヤー：ラジフォーカス®、アンプラッツ™エクストラスティッフ0.035インチ260cm
- ダイレーター（各種）
- プルスルー法の場合は回収用カテーテル：アンプラッツ™グースネックスネア
- 血管用拡張バルーンカテーテル：8〜12mm径で4cm程度
- 金属ステント：Z型、S.M.A.R.T®、Luminex、Wallstent™など

④タイムアウト

医師、診療放射線技師、看護師、臨床検査技師など、**術中に治療にかかわる全職種**が患者の状況や治療内容を把握することで、速やかで安全な手技の遂行を目指します。

ナースのすること

- 治療内容を確認する
- 他職種と患者情報を共有する

⑤前投薬投与

患者の緊張や不安を和らげ、手技を行ううえで安全で安楽な体位を保持するために、**鎮静薬**が使用されます（**意識レベルの低下がみられる患者を除く**）。主な使用薬剤として、ジアゼパムやミダゾラムを使用しますが、**呼吸抑制**の出現に十分注意する必要があります。

ナースのすること

- 医師の指示のもと、鎮静薬、鎮痛薬を投与する

⑥穿刺箇所の消毒・局所麻酔（頚部・鼠径部）

頚部と**鼠径部**の消毒を行います（高度狭窄の場合、大腿部から頚部までガイドワイヤーを通して固定するプルスルー法を用いるため）。局所麻酔薬として１％リドカイン塩酸塩が用いられますが、**リドカインアレルギー**のある患者は、**プロカイン塩酸塩**を使用する場合があります。

ナースのすること

- 消毒液（クロルヘキシジングルコン酸塩またはポビドンヨード）を検査台に準備する
- 術野を確保する
- 局所麻酔薬を準備する
- 局所麻酔薬投与による反応を確認する

⑦穿刺・ガイドワイヤー挿入

エコーガイド下で**大腿静脈**を穿刺します。**高度狭窄**を認める場合は、**頚静脈**の穿刺も行います。穿刺後、血管造影用ガイドワイヤー（アングル型ラジフォーカス®ガイドワイヤー）を用いて経路確保を行います。

ナースのすること

- 穿刺部位の状況を観察する
- 疼痛や出血の有無を確認する

⑧イントロデューサー（シース）挿入

５～8Fr.の血管用シースを使用します。

ナースのすること

- 挿入部位の状況を観察する
- 疼痛や出血の有無を確認する

⑨上大静脈造影・中心静脈圧と腕頭静脈圧測定（必要時）

閉塞部位と**閉塞の長さ**を確認します。静脈圧測定により**圧較差**を求めます。特に**中心静脈圧**は心機能評価に重要な指標となります。

ナースのすること

- 造影剤投与による反応を確認する

⑩狭窄部位突破

血管造影用ガイドワイヤー（アングル型ラジフォーカス®ガイドワイヤー）とマルチパーパス型やコブラ型6.5Fr.シーキングカテーテルなどを用いて狭窄を突破します。高度狭窄の場合は頚静脈と大腿静脈の間にプルスルールート（貫通する導線）を作製し、この際、アンプラッツ™グースネックスネアを用いてアンプラッツ™ガイドワイヤーを留置します。

ナースのすること

- 肺血栓塞栓症の症状の出現に注意する

⑪バルーン拡張

造影で評価した血管径に合わせてバルーン拡張を行います。バルーン拡張中に疼痛や呼吸症状等の異変が生じやすいため、十分注意する必要があります。

ナースのすること

- 疼痛の有無を確認する（必要時、鎮痛薬の追加投与）
- 呼吸状態を確認する

⑫ステントデリバリーイントロデューサー（シース）挿入

各種ダイレーターを用いて拡張し、ステントデリバリーイントロデューサー（14Fr.のロングシース）を**大腿静脈**から挿入します。

ナースのすること

- 挿入部位の疼痛や圧迫感の有無を確認する

⑬ステント留置

ステント留置前に位置合わせを行い、留置するステントの特性（**ショートニング**［ステントが縮むこと］や**ジャンピング**［ステントがシースから飛び出し位置がずれること］）を予想し、留置予定部位から大きく逸脱しないように留置します。

ナースのすること

- 疼痛の有無を確認する
- 身体を動かさないよう説明し、身体を保持する
- バイタルサインの変動に注意する

⑭上大静脈造影

ステント留置後、**上大静脈の狭窄の解除、血流の再開、側副血行路の減少**を確認します。

⑮バルーン拡張（必要時）

静脈還流の改善が不十分な場合に、バルーン拡張を再度行い、ステントの形状を整えます。

⑯イントロデューサー（シース）抜去

大腿静脈もしくは頚静脈に留置していたシースを抜去します。

ナースのすること

- 疼痛や出血、血腫の有無を確認する

⑰圧迫止血

医師による**用手圧迫止血**を行います（静脈のため**約5分**程度）。

ナースのすること

- 圧迫に伴う疼痛の有無を確認する
- 圧迫に要した時間を確認する
- 圧迫固定を介助する

⑱患者退室

患者の状態の安定を確認し、退室します。

ナースのすること

- 退室前最終バイタルサインを確認する
- 患者を労う
- 病棟看護師へ申し送りを行う

治療中の看護ポイント

上大静脈ステントは**緩和IVR**であるため、特に**精神面での全人的なケア**が求められる。

①上大静脈ステント挿入の入室時、申し送りを受ける際に適切に観察する

②心身ともにつらく苦しい患者に寄り添い、精神面のフォローを行う

③患者と医師にとって安全で安楽なセミファウラー位へ体位調整を行う

④呼吸状態・意識レベルに注意を払い、慎重に鎮静薬の投与を行う

⑤狭窄部位のバルーン拡張・ステント留置時の疼痛や体動を予測して、安全にステント留置が行えるよう介助する

⑥肺血栓塞栓症の早期発見に努める

⑦ステント留置に伴う合併症を理解したうえで手技中のモニターを行う

⑧術後合併症の早期発見と予防について申し送る

⑨終了時には患者と効果を喜び、労う

①上大静脈ステント挿入の入室時、申し送りを受ける際に適切に観察する

1. 観察ポイント

- 呼吸状態（呼吸数、深さ、リズム、喘鳴・咳嗽の有無、呼吸困難の有無、SpO$_2$、酸素投与）
- 意識レベル 　・精神状況 　・尿道カテーテルの留置（循環血流量の把握のため）
- 末梢ルート確保（腫瘍による閉塞の可能性があるため、上肢は避ける）

2. 患者の精神的サポートと急変時対応の準備

　急速な病状の進行により現状を受容できていない患者も多いですが、患者に対し状況説明を行いながら**安心感**を得られるようにサポートします。また、術中の急変時にも**迅速に**対応できるようにします。

②心身ともにつらく苦しい患者に寄り添い、精神面のフォローを行う

　上大静脈症候群の患者は、呼吸困難や咳嗽により**「苦しい」という言葉以外の訴えもなく**、顔面浮腫により表情も乏しいため、**感情表出が少ない**ことも多いです。患者の**危機的な状況**を察し、**支持・共感的**にかかわり、患者を励まし続けることが重要です。

③患者と医師にとって安全で安楽なセミファウラー位へ体位調整を行う

　検査台に安楽クッションを用いて傾斜を作り、**セミファウラー位**を保持します。**呼吸状態の安定・患者の安楽**を確認するだけでなく、検査台の高さ調節や穿刺部を伸展させることで、**術者の手技のやりやすさ**を配慮することも重要です。

④呼吸状態・意識レベルに注意を払い、慎重に鎮静薬の投与を行う

1. 観察ポイント

- 呼吸状況 　・意識レベル

2. ケアポイント

　呼吸困難感が強くパニックを起こし、**同一体位が保持できず**危険と判断された場合は、バイタルサインを確認後、速やかに**鎮静薬**を投与することがあります。患者の状況に合わせ、**使用のタイミング**にも注意を払う必要があります。

⑤狭窄部位のバルーン拡張・ステント留置時の疼痛や体動を予測して、安全にステント留置が行えるよう介助する

1. 観察ポイント

- 表情 　・訴え 　・疼痛部位 　・疼痛の種類と程度 　・バイタルサインの変動

2. ケアポイント

　手技開始時の局所麻酔時の痛みに対する**患者の反応を評価**し、その後の**疼痛時の表出方法を予測**します。医師に患者の状況を報告し、バルーン拡張やステント留置前に効果的な**鎮痛薬の事前投与**を行いましょう。

　拡張時に疼痛（前胸部や背部、右肩放散痛）や胸部圧迫感が出現することを、患者に**事前に説**

明します。痛みは伴いますが**一時的であり必ず軽快する**こと、**症状を改善するために不可欠な工程**であることを伝えます。タッチングで落ち着く場合もあれば、痛みにより体動がみられる際に鎮静薬で抑える場合もあります。

　がん性疼痛のためにオピオイドを使用している患者も少なくありません。IVRで使用しやすいとされる**ペンタゾシン**はオピオイドと拮抗するため、オピオイドを使用している患者に併用してはなりません。

　オピオイドを使用している患者は、オピオイドの注射薬（フェンタニルクエン酸塩やペチジン塩酸塩）を準備します。

⑥肺血栓塞栓症の早期発見に努める

1. 観察ポイント

- 急激なSpO_2の低下　　・呼吸困難感の増強　　・意識レベルの低下
- 胸痛　　・チアノーゼ　　・バイタルサイン

2. ケアポイント

　バイタルサインの変化に気付いたときは、速やかに医師に報告し、**バイタルサインの連続測定**と、医師の指示の下、酸素投与を行います。

　カテーテル操作時には血栓遊離による**肺血栓塞栓症**が起こる可能性があるため、上記の症状の出現に注意します。

⑦ステント留置に伴う合併症を理解したうえで手技中のモニターを行う

1. 観察ポイント

- 自覚症状の有無　　・心電図　　・呼吸状態　　・循環動態
- ステント留置後の効果の程度　　・バイタルサイン　　・一般状態

2. 合併症

　ステント関連の合併症として、**違和感、疼痛、不整脈、呼吸・循環合併症、血栓症、塞栓症、留置ステントの閉塞・逸脱・感染・破損、静脈損傷、心タンポナーデ**などがあることを理解し、モニタリングを行います。

⑧術後合併症の早期発見と予防について申し送る

1. 観察ポイント

- 自覚症状の有無　　・呼吸状態
- 循環動態（輸液量・尿量のIN-OUTバランス、血圧、脈拍など）
- 穿刺部位のチェック（出血、血腫、下肢腫脹の有無）

2. ケアポイント

　ギャッチアップ**30～45°以上**、圧迫固定**2時間**、症状安静**2時間**、**利尿薬**（フロセミド）や**昇圧薬**（ドパミン塩酸塩）投与の指示が出ることがあります。

バイタルサインのチェック（帰室時、治療後30分・1時間・2時間、その後は適宜）など、観察を重点的に行うよう、病棟看護師に申し送ります。

　術後も**肺血栓塞栓症**や**肺水腫**に注意が必要です。静脈穿刺を行いますが、**抗凝固療法**を行っていた患者は**再出血**のリスクもあることを理解しておきましょう。

⑨終了時には患者と効果を喜び、労う

　手技終了時には**上肢や顔面の浮腫に改善**がみられ、皮膚に**しわ**を確認できたり、**開眼**できるようになるなどの症状改善の効果を実感できる場面があります。**患者と効果を喜ぶ**とともに、**十分に労いましょう**。

◤ 引用・参考文献 ◢

1）安田武洋. 日経メディカルオンライン. がん診療UP TO DATE：Ⅵ章オンコロジック・エマージェンシー　1. 上大静脈症候群. https://medical.nikkeibp.co.jp/leaf/all/canceruptodate/utd/201310/533634.html
2）Rice, TW. et al. The superior vena cava syndrome：clinical characteristics and evolving etiology. Medicine. 85（1）, 2006, 37-42.
3）Chee, CE. et al. Superior vena cava syndrome: an increasingly frequent complication of cardiac procedures. Nat Clin Pract Cardiovasc Med. 4（4）, 2007, 226-30.
4）Nagata, T. et al. Follow-up results of 71 patients undergoing metallic stent placement for the treatment of a malignant obstruction of the superior vena cava. Cardiovasc Intervent Radiol. 30（5）, 2007, 959-67.
5）Wilson, LD. et al. Clinical practice. Superior vena cava syndrome with malignant causes. N Engl J Med. 356（18）, 2007, 1862-9.
6）Armstrong, BA. et al. Role of irradiation in the management of superior vena cava syndrome. Int J Radiat Oncol Biol Phys. 13（4）, 1987, 531-9.
7）Perez-Soler, R. et al. Clinical features and results of management of superior vena cava syndrome secondary to lymphoma. J Clin Oncol. 2（4）, 1984, 260-6.
8）竹内義人ほか. 悪性大静脈症候群のエビデンス. 日本インターベンショナルラジオロジー学会雑誌. 25（5）, 2010, 499-501.
9）森文子ほか編. オンコロジックエマージェンシー. 東京, 日本看護協会出版会, 2016, 54-60,（がん看護実践ガイド）.
10）栗林幸夫ほか編. IVR看護ナビゲーション. 東京, 医学書院, 2010, 100-5.

（安藤智子）

執筆者一覧

1章 1~3

野口純子
総合病院厚生中央病院 INE

1章 4~6

浅井望美
国立がん研究センター中央病院 看護部
17B病棟 副看護師長／INE

1章 7

渡邉香留
旭川医科大学病院 手術部ナースステーション INE

2章 1

祇園由美
岡山大学病院 放射線部 看護師長

平松匡文
岡山大学病院 脳神経外科 准教授

2章 2

中谷春美
東京大学医学部附属病院 看護部 診療検査部 INE

2章 3

高松幸子
昭和大学江東豊洲病院 看護部 放射線室 INE

神谷雄己
昭和大学江東豊洲病院 脳神経内科 診療科長

2章 4

高橋美香
社会医療法人医仁会中村記念病院 看護管理室
看護師長／脳卒中リハビリテーション看護認定看護師

2章 5

竹脇奈々
国立研究開発法人国立循環器病研究センター
カテーテル室 副看護師長

3章 1

澤海綾子
新久喜総合病院 血管造影室 副主任／INE

3章 2

檜本美由紀
兵庫県立姫路循環器病センター 外来放射線科
看護師／INE

3章 3

井手佐智子
広島市立広島市民病院 看護部 放射線科
血管造影室 主任看護師／INE

3章 4

松橋正子
北海道大学病院 中央診療検査 I
ナースセンター 副看護師長

3章 5

伊波 稔
沖縄県立南部医療センター・こども医療センター
5階西病棟 副看護師長

3章 6

須合奈保
社会福祉法人三井記念病院 中央手術部
副主任／看護師／周術期管理チーム看護師

4章 1

今中与主安
高知県・高知市病院企業団立高知医療センター
救命救急センター中央診療 看護師／INE

4章 2

矢野裕美
静岡県立静岡がんセンター 中央診療
画像診断科 INE

4章 3

増島ゆかり
日本医科大学武蔵小杉病院
放射線科・血管内低侵襲センター INE

4章 4

駒井るみ
兵庫医科大学病院 看護部 放射線医療センター 看護師

4章 5

安藤智子
国立がん研究センター中央病院 外来2領域
IVRセンター 看護師

※INE：インターベンションエキスパートナース

INDEX 索引

メディカルスタッフのための血管内治療シリーズ メディカテ②
全身疾患・血管内治療の流れと看護のキホン早見帳

2019年9月1日発行　第1版第1刷

編　者　野口 純子
発行者　長谷川 素美
発行所　株式会社メディカ出版
　　　　〒532-8588
　　　　大阪市淀川区宮原3-4-30
　　　　ニッセイ新大阪ビル16F
　　　　https://www.medica.co.jp/
編集担当　柴田智美／山川賢治
装　幀　神原宏一
本文イラスト　谷村圭吾
印刷・製本　株式会社廣済堂

ISBN978-4-8404-6919-7　　　　　　　　　　　　　Printed and bound in Japan

当社出版物に関する各種お問い合わせ先（受付時間・平日9：00〜17：00）
●編集内容については、編集局 06-6398-5048
●ご注文・不良品（乱丁・落丁）については、お客様センター 0120-276-591
●付属のCD-ROM、DVD、ダウンロードの動作不具合などについては、デジタル助っ人サービス 0120-276-592